Erscheinungsweise und Einteilung.

Die zweite Auflage erscheint in **Lieferungen** und in **Bänden**. Der **Preis jeder Lieferung** beträgt M. 2.—. Um ein schnelles Erscheinen zu ermöglichen, wird mit dem Druck der einzelnen Kapitel, **gleichviel welchem Bande sie angehören, sofort** nach Einlieferung des Manuskripts begonnen.

Die dritte Auflage erscheint nur in vollständigen, einzeln käuflichen Bänden.

Die Kapitel sind unter die Mitarbeiter wie folgt verteilt:

Erster Teil. Anatomie und Physiologie.

Band I, 1. Abteilung. (*Vergriffen.*)

Kap. I: **Makroskopische Anatomie des Auges.** Prof. *Merkel* in Göttingen und Prof. *Kallius* in Greifswald. (*Lieferung 29/31 [Schluß].*)

„ II: **Mikroskopische Anatomie der äußeren Augenhaut und des Lidapparates.** Prof. *Hans Virchow* in Berlin. (*Lieferung 103/104, 126/127, 184/187 [Schluß].*) Anhang: **Verhalten der Kammerbucht bis zur Geburt.** Prof. *R. Seefelder* in Leipzig. (*Lieferung 195 [Schluß].*)

Band I, 2. Abteilung.

„ III: **Mikroskopische Anatomie des Uvealtractus und des Glaskörpers.** Prof. *Wolfrum* in Leipzig.

„ IV: **Mikroskopische Anatomie der Linse und des Strahlenbändchens.** Prof. *Oscar Schultze* in Würzburg. (*Lieferung 17 [Schluß].*)

„ V: **Mikroskopische Anatomie des Sehnerven und der Netzhaut.** Prof. *Greeff* in Berlin. (*Lieferung 17, 20/22 [Schluß].*)

„ VI: **Die Wurzelgebiete der Augennerven, ihre Verbindungen und ihr Anschluß an die Gehirnrinde.** Prof. *Bernheimer* in Innsbruck. (*Lieferung 15/16 [Schluß].*)

„ VII: **Mikroskopische Anatomie und Physiologie der Tränenorgane.** Prof. *Schirmer* in (*Lieferung 75/76 [Schluß].*)

Band II, 1. Abteilung. (*Vergriffen.*)

„ VIII: **Entwicklungsgeschichte des menschlichen Auges.** Prof. *Nussbaum* in Bonn. (*Lieferung 14/15 [Schluß].*) (*In 3. Auflage erschienen, s. dort.*)

„ IX: **Die Mißbildungen und angeborenen Fehler des Auges.** Prof. *von Hippel* in Göttingen. (*Lieferung 18/19 [Schluß].*)

„ X: **Organologie des Auges.** Prof. *Pütter* in Göttingen. (*Lieferung 162/166 [Schluß].*) (*In 3. Auflage erschienen, s. dort.*)

Band II, 2. Abteilung. (*Vergriffen.*)

„ XI: **Die Zirkulations- und Ernährungsverhältnisse des Auges.** Prof. *Leber* in Heidelberg. (*Lieferung 52/58 [Schluß].*)

Band III.

„ XII: **Physiologische Optik** (Lichtsinn, Farbensinn). Prof. *Hering* in Leipzig. *Lieferung 101, 115, 212, 331/333 [Schluß].*) Anhang: **Die Veränderungen der Netzhaut durch Licht.** Prof. *Garten* in Gießen. (*Lieferung 119/121, 128/129 [Schluß].*)

„ XIII: **Physiologische Optik (Raumsinn).** Prof. *Hofmann* in Marburg. (*Lieferung 322/330.*)

Zweiter Teil. Pathologie und Therapie.

Band IV, 1. Abteilung. (*Vergriffen.*)

„ I: **Die Untersuchungsmethoden.** Dr. *Landolt* in Paris. Anhang: **Semiologie der Pupillarbewegung.** Dr. *Heddaeus* in Eisenach. (*Lieferung 50/51, 59/60, 63/66, 72/74 [Schluß].*) (*In 3. Auflage erschienen, s. dort.*)

Band IV, 2. Abteilung. (*III. Kapitel vollständig.*)

„ II: **Operationslehre.** Erscheint 1918/19 in 2 Bänden, bearbeitet von *Th. Axenfeld, A. Birch-Hirschfeld, R. Cords, A. Elschnig, B. Fleischer, E. Franke, K. Grunert, O. Haab, L. Heine, J. van der Hoeve, J. Igersheimer, J. Köllner, H. Kuhnt, R. Kümmell, G. Lenz, W. Löhlein, H. Pagenstecher, C. F. Sattler, K. Stargard, K. Wessely.*

„ III: **Augenärztliche Heilmittel.** Prof. *Snellen jr.* in Utrecht. (*Lieferung 100 [Schluß].*) Nachtrag I. **Die nicht medikamentöse Therapie der Augenkrankheiten.** Prof. *Hertel* in Straßburg. (*Lieferung 176/177, 316/321 [Schluß].*) Nachtrag II: **Abriß der Brillenkunde.** Dr. *Oppenheimer* in Berlin. (*Lieferung 102 [Schluß].*)

Band V, 1. Abteilung, 1. Teil. (*Vergriffen.*)

„ IV: **Krankheiten der Conjunctiva.** †Prof. *Saemisch* in Bonn. (*Lieferung 77/80, 84/90 [Schluß].*)

Band V, 1. Abteilung, 2. Teil.

„ IV: **Krankheiten der Cornea und Sklera.** †Prof. *Saemisch* in Bonn und Prof. *Aurel v. Szily* in Freiburg i. Br

Band V, 2. Abteilung. (*Vergriffen.*)

„ V: **Krankheiten der Augenlider.** †Prof. *von Michel* in Berlin. (*Lieferung 148/159 [Schluß].*)

Band V, 3. Abteilung.

„ VI: **Die Erkrankungen des Uvealtractus und des Glaskörpers.** Prof. *Krückmann* in Berlin und Prof. *Gilbert* in München. **Glaskörper.** Dr. *Hans Lauber* in Wien. (*Bis jetzt erschienen: Lieferung 135/137, 193/194.*)

Fortsetzung auf der dritten Seite des Umschlags

HANDBUCH DER GESAMTEN AUGENHEILKUNDE

BEGRÜNDET VON **A. GRAEFE** UND **TH. SAEMISCH**

FORTGEFÜHRT VON **C. HESS**

ZWEITE, NEUBEARBEITETE AUFLAGE

HERAUSGEGEBEN UNTER MITARBEIT VON

C. ADAM-Berlin, TH. AXENFELD-Freiburg i. B., K. BEHR-Kiel, BERN-HEIMER-Wien †, A. BIELSCHOWSKY-Marburg, A. BIRCH-HIRSCHFELD-Königsberg i. Pr., A. BRÜCKNER-Berlin, R. CORDS-Köln, A. ELSCHNIG-Prag, O. EVERSBUSCH-München †, A. FICK-Zürich, B. FLEISCHER-Tübingen, E. FRANKE-Hamburg, S. GARTEN-Leipzig, W. GILBERT-München, ALFR. GRAEFE-Halle †, R. GREEFF-Berlin, A. GROENOUW-Breslau, K. GRUNERT-Bremen, O. HAAB-Zürich, E. HEDDAEUS-Dresden, L. HEINE-Kiel, E. HERING-Leipzig †, E. HERTEL-Berlin, C. von HESS-München, E. von HIPPEL-Göttingen, J. HIRSCHBERG-Berlin, F. HOFMANN-Marburg A. L., J. van der HOEVE-Leiden, J. IGERSHEIMER-Göttingen, E. KALLIUS-Breslau, J. KÖLLNER-Würzburg, A. KRAEMER-San Diego †, E. KRÜCKMANN-Berlin, H. KUHNT-Bonn, R. KÜMMELL-Erlangen, E. LANDOLT-Paris, F. LANGENHAN-Hannover, H. LAUBER-Wien, TH. LEBER-Heidelberg †, G. LENZ-Breslau, W. LÖHLEIN-Greifswald, F. MERKEL-Göttingen, J. von MICHEL-Berlin †, I. W. NORDENSON-Stockholm, M. NUSSBAUM-Bonn †, E. H. OPPENHEIMER-Berlin, A. PÜTTER-Bonn, M. von ROHR-Jena, TH. SAEMISCH-Bonn †, H. SATTLER-Leipzig, C. H. SATTLER-Königsberg i. Pr., H. SCHMIDT-RIMPLER-Halle a. S. †, OSCAR SCHULTZE-Würzburg, R. SEEFELDER-Innsbruck, H. SNELLEN jun.-Utrecht, K. STARGARDT-Bonn, W. STOCK-Jena, A. v. SZILY-Freiburg i. B., W. UHTHOFF-Breslau, H. VIRCHOW-Berlin, A. WAGENMANN-Heidelberg, K. WESSELY-Würzburg, M. WOLFRUM-Leipzig

VON

TH. AXENFELD UND A. ELSCHNIG

C. H. SATTLER, PULSIERENDER EXOPHTHALMUS

II. TEIL, KAPITEL XIII, BAND IX, 1. ABT., 2. TEIL

MIT 33 TEXTABBILDUNGEN

SPRINGER-VERLAG BERLIN HEIDELBERG GMBH

1920

© Springer-Verlag Berlin Heidelberg 1920
Ursprünglich erschienen bei Julius Springer in Berlin 1920
Softcover reprint of the hardcover 2nd edition 1920

ISBN 978-3-662-34233-6   ISBN 978-3-662-34504-7 (eBook)
DOI 10.1007/978-3-662-34504-7

Inhaltsverzeichnis.

Kapitel XIII.

Pulsierender Exophthalmus.

Von

Prof. C. H. Sattler

in Königsberg i. Pr.

Mit 33 Abbildungen im Text.

Eingegangen im April 1917.

I. Einleitung.

Allgemeine Charakterisierung des Krankheitsbildes.

§ 1. Der Name »Pulsierender Exophthalmus« bezeichnet die am meisten in die Augen fallenden Symptome eines Krankheitsbildes, gibt aber keinerlei Hinweis auf das diesen Symptomen zugrunde liegende Leiden.

In der überwältigenden Mehrzahl der Fälle werden die Erscheinungen des pulsierenden Exophthalmus hervorgerufen durch eine Ruptur der Arteria carotis interna im Sinus cavernosus, also durch ein Aneurysma arteriovenosum; es strömt das unter hohem Druck stehende arterielle Blut aus der Karotis durch den Sinus und durch die Vena ophthalmica sup. in das orbitale Venengeflecht. Der Augapfel wird nach vorn gedrängt und jede neue Blutwelle läßt ihn sichtbar oder nur fühlbar pulsieren. Als drittes Kardinalsymptom tritt hinzu das laute aneurysmatische Geräusch, das den Patienten meist sehr belästigt. Die Venen werden natürlich durch den hohen auf ihren Wandungen lastenden Blutdruck stark ausgedehnt und so ist als viertes wichtiges Symptom eine starke Stauung in den Venen, der Netzhaut, der Bindehaut und der Lider fast stets festzustellen, manchmal entwickeln sich die auf der Stirne sich verzweigenden Äste der Vena ophthalmica superior zu stark pulsierenden Geschwülsten.

Allerdings gibt es auch ganz vereinzelte Fälle von sicher nachgewiesenem Aneurysma arteriovenosum der Karotis im Sinus cavernosus, bei welchen sich ein pulsierender Exophthalmus nicht ausbildet, dadurch daß die Vena ophthalmica dem Blutstrom nicht zugänglich ist oder die Patienten vor Ausbildung eines pulsierenden Exophthalmus durch Verblutung in die Schädelhöhle ad exitum kommen

Meist ist die Ruptur der Karotis auf ein Trauma zurückzuführen, weniger häufig tritt sie spontan (Aneurysmenbildung — Arteriosklerose, Schwangerschaft usw.) auf. Man unterscheidet daher zweckmäßig einen »traumatischen« und einen »spontanen« oder »idiopathischen« pulsierenden Exophthalmus; beide Arten sind in ihrem Symptomenkomplex einander ähnlich, zeigen aber in Beginn, Verlauf, Prognose und Therapie Verschiedenheiten.

Ein großer Teil der Fälle von pulsierendem Exophthalmus besonders aus früherer Zeit sind als »Aneurysma der Arteria ophthalmica« beschrieben worden. Wenn auch Pulsation, Vortreibung und Geräusch in manchen Fällen auf ein Aneurysma der Arteria ophthalmica sich zurückführen lassen könnten, so sind die starken Stauungserscheinungen in den Venen dadurch kaum zu erklären. Jedenfalls ist ein Aneurysma der Arteria ophthalmica bezw. ein nach deren Ruptur auftretender retrobulbärer Bluterguß (Aneurysma spurium) als Ursache des pulsierenden Exophthalmus äußerst selten.

Pulsation und Vortreibung des Augapfels kann ferner — allerdings verhältnismäßig selten — durch Geschwülste, die reich an arteriellen Gefäßen sind, wie manche Sarkome, durch ein Angioma arteriale racemosum (Aneurysma cirsoideum) der Augenhöhle, ferner durch eine Encephalocele orbitae (Defekt im Orbitaldach; fortgeleitete Hirnpulsation) hervorgerufen werden. Während bei letzterer ein Geräusch im allgemeinen nicht nachweisbar ist, kann bei sehr gefäßreichen Geschwülsten manchmal ein wenn auch schwaches Geräusch festgestellt werden.

Für die Prognose und Therapie der Erkrankung ist es natürlich außerordentlich wichtig, in jedem Fall das den Exophthalmus und die Pulsation veranlassende Grundleiden kennen zu lernen und besonders das Bestehen von Tumoren oder Meningocele auszuschließen. Es ist daher zweckmäßig, diese letzteren vom eigentlichen Krankheitsbild des pulsierenden Exophthalmus abzutrennen.

Bezeichnung und Einteilung des Krankheitsbildes nach dem zugrunde liegenden Leiden.

§ 2. Schon H. Sattler hat in der ersten Auflage dieses Handbuches (1880) solche »Tumoren, welche unter dem Krankheitsbild des pulsierenden Exophthalmus verlaufen«, dem »typischen Krankheitsbild« des Exophthalmus pulsans gegenübergestellt. Viel weiter geht E. Keller (1889), der unter »Exophthalmus pulsans« nur diejenigen Erkrankungen versteht, welche klinisch auf eine Ruptur der Arteria carotis interna im Sinus cavernosus zurückzuführen sind.

H. Slomann (1898) dagegen unterscheidet zwischen einem echten pulsierenden Exophthalmus, zu dem er die Fälle von Ruptur der Carotis interna im Sinus cavernosus und von Aneurysma der Arteria ophthalmica rechnet, und einen Exophthalmus pulsans spurius. Zu diesem letzteren gehören erstens die Fälle, in denen sich Gehirnpulsation durch einen Defekt im Orbitaldach fortpflanzt (z. B. Encephalocele orbitae) und zweitens die Fälle von sehr gefäßreichen Neubildungen, welche wieder in gutartige arterielle Gefäßgeschwülste (Angiome) und in bösartige gefäßreiche Tumoren eingeteilt werden. Diese Einteilung erscheint mir ganz zweckmäßig.

Die Bezeichnung »Varicoaneurysma« an Stelle des Namens pulsierender Exophthalmus, die POIRIER (1890) vorschlägt, und die auch GOJTAN (1897) empfiehlt, läßt nicht erkennen, daß das am stärksten in Mitleidenschaft gezogene Organ das Auge ist.

KREUTZ (1903) möchte den Ausdruck »pulsierender Exophthalmus« als Krankheitsbezeichnung nicht mehr verwendet sehen, da damit nur Symptome genannt seien; die wissenschaftliche Nomenklatur verlange dagegen heute eine Bezeichnung, aus der die Natur der Erkrankung ersichtlich sei.

Ich persönlich bin der Ansicht, daß in den (relativ seltenen) Fällen, in denen man als Ursache eines pulsierenden Exophthalmus einen gefäßreichen Tumor oder eine Encephalocele orbitalis diagnostizieren kann, das Grundleiden das wichtigere ist. In solchen Fällen soll man die Krankheit nach diesem bezeichnen, also z. B. »Encephalocele orbitalis mit Vortreibung und Pulsation des Augapfels« oder »gefäßreiches Sarkom der Schläfengrube mit pulsierendem Exophthalmus«.

Für das typische durch Aneurysma der Arteria carotis im Sinus cavernosus hervorgerufene Krankheitsbild, bei welchem das Auge in hervorragendem Maße mit beteiligt ist, soll man die alt eingebürgerte charakteristische Bezeichnung »pulsierender Exophthalmus« beibehalten. Man kan dem Kausalitätsbedürfnis noch Genüge tun durch einen Zusatz; beispielsweise: »infolge Ruptur der Carotis im Sinus cavernosus«.

Wollte man den Namen pulsierender Exophthalmus durch die umständliche Bezeichnung »Ruptur der Arteria carotis interna im Sinus cavernosus« ersetzen, so wird zwar die Krankheitsursache angegeben, aber man würde sich kein Bild von der Erkrankung machen können, denn es braucht eine Ruptur der Carotis im Sinus cavernosus noch keinen Exophthalmus und keine Pulsation zu veranlassen. (Z. B. in den Fällen GUIBERT [1895] und NUEL [1901][1]).)

In der folgenden Abhandlung wird eine strenge Trennung der Tumoren usw., die unter dem Bilde des pulsierenden Exophthalmus einhergehen, und des eigentlichen pulsierenden Exophthalmus durchgeführt. Es wird in den verschiedenen Kapiteln zunächst und in erster Linie der echte pulsierende Exophthalmus behandelt, in zweiter Linie werden die pulsierenden Tumoren und die Cephalocele orbitae, die mit Pulsation und Vortreibung des Augapfels einhergehen, besprochen. Bezüglich der letzten Gruppe verweise ich auch auf die Bearbeitung der Tumoren der Orbita und der Cephalocele durch BIRCH-HIRSCHFELD in diesem Handbuch Band IX Kapitel 13.

---

1) Näheres über die Fälle GUIBERT und NUEL siehe unter Nr. 31 und 32 der Tabellen über die Sektionsfälle Abschnitt VIII, S. 130.

Der Symptomenkomplex des traumatischen und des idiopathischen pulsierenden Exophthalmus stimmen so weit miteinander überein, daß die Symptomatologie dieser beiden Formen gemeinsam dargestellt werden kann. Unterschiede zwischen diesen beiden Formen finden sich wesentlich nur bezüglich der Ätiologie, des Beginns, der Prognose, der pathologischen Anatomie und der Indikationsstellung zur Therapie.

II. Allgemeine Angaben über:

1. bisher erschienené wichtigere und zusammenfassende Arbeiten über pulsierenden Exophthalmus, die Zahl und den Wert der bisher veröffentlichten Fälle von pulsierenden Exophthalmus,
2. Häufigkeitsverhältnis zwischen traumatischen, spontanen Fällen und pulsierenden Tumoren bzw. Encephalocele orbitae,
3. Alter und Geschlecht,
4. Ein- bzw. Doppeltseitigkeit des Leidens.

Bisher erschienene wichtigere und zusammenfassende Arbeiten über pulsierenden Exophthalmus. Die Zahl und der Wert der bisher publizierten Fälle.

§ 3. Die erste genauere und zutreffende Schilderung eines Falles von echtem pulsierendem Exophthalmus gab vor mehr als einem Jahrhundert Benjamin Travers (1813). In seiner Erklärung des Falls als Aneurysma arteriovenosum in der Orbita kam er der Wahrheit schon ziemlich nahe.

Die Diagnose einer Ruptur der Arteria carotis im Sinus cavernosus als Ursache des pulsierenden Exophthalmus wurde zum erstenmal von Nélaton gestellt und danach durch Autopsie bestätigt (veröffentlicht 1856 in der Dissertation von Henry).

Auf den jahrzehntelangen Widerstreit der Meinungen über das dem pulsierenden Exophthalmus zugrunde liegende Leiden wird im Kapitel Pathogenese genauer eingegangen. Hier will ich nur erwähnen, daß Nélatons Schüler Delens (1870) in seiner trefflichen Thèse eine Reihe früherer als intraorbitale Aneurysmen beschriebene Beobachtungen als Aneurysma arteriovenosum im Sinus cavernosus gedeutet hat, eine Anschauung, der sich dann Rivington (1875) und Schläfke (1879) anschlossen.

Die erste gründliche und sehr eingehende Bearbeitung des pulsierenden Exophthalmus stammt von H. Sattler (1880). Er stellte 106 bis dahin in der Literatur niedergelegte Beobachtungen in genauen Tabellen zusammen. Auf dieser grundlegenden· Darstellung in der ersten Auflage dieses Handbuchs Band VI, 2, Seite 745—948, in der außer der Symptomatologie, Ätiologie, pathologischen Anatomie und der Therapie besonders die Pathogenese ausführlich dargestellt ist, fußen die meisten seitdem erschienenen Arbeiten, in denen teilweise die von Sattler begonnene tabellarische Zusammenstellung fortgesetzt ist.

So führt E. Keller (1898) die Tabellen von 1880—1898 fort (102 Fälle),
H. Reuchlin (1902) von 1898—1902 (36 Fälle) und
G. E. De Schweinitz & T. B. Holloway (1908) von 1901—1907 (80 Fälle).

Es wäre dies eine fortlaufende tabellarische Reihe von 324 Fällen von pulsierendem Exophthalmus, einschließlich der verschiedenen Arten von pulsierenden Tumoren, und Meningocele aus der Zeit von 1813—1907. Doch bei genauem Studium der Literatur zeigt sich, daß in die Tabellen sich zahlreiche Irrtümer eingeschlichen haben. So ist eine Anzahl von gleichen durch verschiedene Autoren beschriebenen Fällen doppelt angeführt; ferner sind vereinzelte Fälle in die Tabellen aufgenommen, die mit pulsierendem Exophthalmus (im weitesten Sinne des Wortes d. h. mit Einschluß der pulsierenden Tumoren) nichts zu tun haben, während andererseits manche wichtige Fälle übersehen sind   Einzelne Fälle sind, wie sich beim Vergleich mit der Originalmitteilung ergibt, falsch referiert.

Nach kritischer Sichtung der 324 bis 1907 in den fortlaufenden Tabellen von Sattler, Keller, Reuchlin, sowie De Schweinitz & Holloway aufgeführten Fälle und nach Streichung derjenigen, über die auch in der Originalliteratur nur kurze, völlig ungenügende Angaben gemacht sind, bleiben noch 261 verwertbare Fälle übrig. Ich selbst habe aus der gesamten Literatur bis 1914 120 noch nicht in diesen Tabellen aufgeführte Fälle von pulsierendem Exophthalmus gefunden, unter denen 91 genügend genau beschrieben sind, um sie statistisch verwerten zu können.

Meine folgenden statistischen Angaben über pulsierenden Exophthalmus stützen sich also auf im ganzen 352 Fälle. Der Übersichtlichkeit halber habe ich mir über den größeren Teil dieser Fälle selbst ausführliche Tabellen angelegt, auf deren Wiedergabe ich hier verzichten möchte, da sie zuviel Raum in Anspruch nehmen würden.

Die wichtigsten seit der Sattlerschen Monographie erschienenen zusammenfassenden Arbeiten sind die obenerwähnten von Keller (1898) und von De Schweinitz & Holloway (1907). Unter anderen größeren Arbeiten, welche eine Literaturübersicht bringen, ist in erster Linie noch zu nennen die sehr gute dänische Abhandlung von H. C. Slomann (1898), der die Sattlerschen Tabellen von 1880—1898 fortführt (98 Fälle). Ferner die Dissertation von Erdmann, Müller (1891), der 62 Fälle aus den Jahren 1880—1889 zusammengestellt hat.
Weiterhin sind noch französische Arbeiten zu erwähnen, zunächst die von Le Fort (1890), der 110 Fälle bis 1890 referiert, die mit wenig Ausnahmen schon von Sattler berücksichtigt waren. Die Arbeiten von Houillon (1903) — 88 Fälle aus den Jahren 1890—1903 — und von Rascalau (1901) sind so außerordentlich nachlässig und voll der gröbsten Fehler, daß ein näheres Eingehen auf ihre Ergebnisse sich nicht lohnt.
Die große Zusammenstellung von 247 Fällen von pulsierendem Exophthalmus durch Lagrange (1904) ist im wesentlichen weiter nichts als eine gekürzte und um viele Fehler vermehrte Abschrift der 244 von Sattler, Keller und Reuchlin tabellierten Fälle.

Ich möchte weiter noch hinweisen auf die russische Abhandlung von GINZ-BURG (1910), der 100 Fälle von 1899—1910 bringt, sowie auf PENNA's (1918) tabellarische Zusammenstellung von 31 Fällen aus den Jahren 1910—1917.

Häufigkeitsverhältnis zwischen traumatischen, idiopathischen Fällen und pulsierenden Tumoren bzw. Encephalocele orbitae.

§ 4. Unter den 352 von mir zusammengestellten hinreichend genau beschriebenen Fällen bestand in 91 % ein echter traumatischer oder spontaner pulsierender Exophthalmus (322 Fälle); in 9 % war die Pulsation des vorgetriebenen Augapfels durch einen Tumor oder eine Meningocele orbitalis veranlaßt (30 Fälle).

Beim eigentlichen pulsierenden Exophthalmus (322 Fälle) war das Verhältnis der traumatischen zu ·den idiopathischen Fällen etwa 3 zu 1 (76,4 % zu 23,6 %); 246 Fälle zu 76 Fällen.

Die Unterscheidung, ob es sich um einen traumatischen oder spontanen pulsierenden Exophthalmus handelt, ist fast stets leicht. Nur in ganz wenigen Fällen, in denen bei Patienten mit Erkrankung des Gefäßsystems oder bei Schwangeren der pulsierende Exophthalmus nach einem verhältnismäßig leichten Trauma aufgetreten ist, könnte man im Zweifel sein. Meiner Meinung nach müssen bei einem traumatischen Fall Symptome eines Schädelbruchs oder einer tiefdringenden Verletzung vorhanden sein. Ein geringeres Trauma dürfte wohl nur als auslösendes Moment für Ruptur einer schon schwer erkrankten (arteriosklerotischen) Karotis zu betrachten sein.

So z. B. glaube ich, daß die schon 72 jährige Patientin HIRSCHFELDS (1858), die durch Hinfallen eine Verwundung an der Nasenwurzel sich zuzog und 4 Wochen später an pulsierendem Exophthalmus erkrankte, als idiopathischer Fall zu betrachten ist. Bei der Sektion 2 Monate nach dem Unfall sollen die Schädelknochen intakt gewesen sein.

In 2 dem echten pulsierendem Exophthalmus zuzuzählenden Fällen war das Leiden durch Aneurysma arteriovenosum zwischen Karotis und Vena jugularis am Hals hervorgerufen.

Unter den 30 Fällen von »falschem« pulsierendem Exophthalmus war in 10 Fällen mit völliger Sicherheit ein gefäßreicher, bösartiger Tumor die Ursache (7 Sektionen, 1 Operationsbefund).

In 9 Fällen war sicher Gehirnpulsation durch einen Defekt im Dach der Augenhöhle auf den Augapfel übertragen, meist bestand Encephalocele (7 Sektionen, 1 Operationsbefund, 1 Röntgenbefund).

In 4 Fällen handelte es sich wahrscheinlich um ein Angioma arteriale racemosum (kein Sektionsbefund).

In 7 Fällen schließlich ist die Diagnose aus der Beschreibung bei fehlendem Sektionsbefund nicht mit Sicherheit zu stellen; wahrscheinlich handelte es sich auch um Encephalocele oder Rankenangiom, da die Erkrankung angeboren war.

Beim »echten« pulsierenden Exophthalmus liegen Sektionsbefunde zur Feststellung des dem pulsierenden Exophthalmus zugrunde liegenden Leidens nur verhältnismäßig selten vor (30 Sektionen unter 322 Fällen von pulsierendem Exopthalmus).

Hinsichtlich der geographischen Verbreitung des Leidens ist nichts Besonderes zu erwähnen.

Alter und Geschlecht.

(§ 5). Vergleicht man das Alter und das Geschlecht der Fälle von traumatischem und der von spontanem pulsierendem Exophthalmus, so findet sich ein wesentlicher Unterschied zwischen diesen beiden Gruppen. Es geht dies am besten aus der folgenden Tabelle hervor.

Alter zur Zeit des Beginns des pulsierenden Exophthalmus.

	Eigentlicher pulsierender Exophthalmus										Pulsation und Exophthalmus hervorgerufen durch						
	Traumatische Fälle								Spontane Fälle		Gefäßreiche maligne Tumoren		Fortgeleitete Hirnpulsation bei Defekt im Orbitaldach		Wahrscheinlich Angioma arteriale racemosum		Nicht völlig sicher feststellbare Ursache
Alter	Schädelbruch		Schuß-verletzung		Stich-verletzung		Zusammen										
	M.	W.	M.	W.	M.	W.	M.	W.	M.	W.	M.	W.	M.	W.	M.	W.	
0—4	1	—	—	—	4	2	5	2	—	—	—	—	1	2	2	2	7
5—9	—	—	—	—	5	4	5	4	—	1	—	—	—	—	—	—	—
10—14	10	4	2	—	2	—	14	4	—	1	—	—	1	1	—	—	—
15—19	17	5	6	1	—	—	23	6	1	2	—	—	—	—	—	—	—
20—24	30	3	3	—	—	—	33	3	—	6	1	—	—	1	—	1	—
25—29	17	3	—	—	—	1	17	4	2	6	—	1	1	—	—	—	—
30—34	19	2	3	1	—	—	22	3	—	5	—	—	—	—	—	—	—
35—39	13	3	—	—	—	—	13	3	1	8	—	—	—	—	—	—	—
40—44	12	7	2	1	1	—	15	8	—	9	2	2	1	—	—	—	—
45—49	11	2	—	—	—	1	11	3	1	8	—	—	—	—	—	—	—
50—54	5	5	—	—	—	—	5	5	—	2	1	—	—	—	—	—	—
55—59	3	3	—	—	—	—	3	3	3	1	—	—	1	—	—	—	—
60—64	—	—	—	—	—	—	—	—	1	2	—	—	—	—	—	—	—
65—69	—	—	—	—	—	—	—	—	—	5	1	—	—	—	—	—	—
70—74	—	—	—	—	—	—	—	—	—	2	—	—	—	—	—	—	—
75—79	—	—	—	—	—	—	—	—	—	1	—	—	—	—	—	—	—
80—84	—	—	—	—	—	—	—	—	—	3	—	—	—	—	—	—	—
Zahl der Fälle	138	37	16	3	12	8	166	48	9	62	5	3	5	4	2	3	7
Durchschnittsalter	34		25		7		28½		44		42		22		5		Unter 1 Jahr

Das Durchschnittsalter von 216 traumatischen Fällen ist $28^1/_2$ Jahre. Auf 166 Männer kommen 48 Weiber ($29^1/_2 \%$).

Die traumatischen Fälle teile ich nach der Art des Zustandekommens der Karotisverletzung ein:

1. in Fälle mit Schädelbasisbruch 146 Fälle mit Altersangabe,
2. Schußverletzungen   19 »   »   »
3. direkte Stichverletzungen   20 »   »   »

Es versteht sich von selbst, daß das männliche Geschlecht schweren, mit Schädelbasisbrüchen einhergehenden Verletzungen in höherem Maße ausgesetzt ist, als das weibliche Geschlecht, und daß gerade im kräftigsten Mannesalter die Verletzungen am häufigsten auftreten. Es sind dementsprechend unter 176 Fällen 131 (d. h. $^3/_4$) im Alter zwischen 15 und 45 Jahren; das Durchschnittsalter ist 31 Jahre.

Auf 138 Verletzte männlichen Geschlechts kommen 38 weiblichen Geschlechts (27,5 %).

Unter den Fällen mit Schädelbasisbruch befinden sich fast gar keine jüngeren Kinder, wohl weil das jugendliche Schädelskelett noch elastisch ist und nicht so leicht bricht; eine Ausnahme bildet ein 4jähriges Mädchen (Fall II. von Usher 1904), bei welchem sich 14 Tage nach einem Sturz, der von Bewußtlosigkeit und Nasenbluten gefolgt war, ein typischer pulsierender Exophthalmus entwickelte.

Auch im höheren Alter sind traumatische Fälle nur selten. Unter 176 Fällen ist kein Patient über 60 Jahre, sofern man die 72jährige Patientin Hirschfelds (1858: puls. Exo. nach Hinfallen) zu den spontanen Fällen rechnet.

Unter den 19 Fällen, in denen eine Schußverletzung zu pulsierendem Exophthalmus geführt hatte, ist das Durchschnittsalter 25 Jahre; auf 16 Männer kommen 3 Frauen.

Die direkten Stichverletzungen der Karotis, welche pulsierenden Exophthalmus zur Folge hatten, betreffen fast ausschließlich Kinder. Unter 20 Fällen sind 17 unter 12 Jahre alt. Das Durchschnittsalter ist 7 Jahre. Die jüngsten Fälle sind 4 Kinder von 4 Jahren.

Knaben und Mädchen sind etwa gleichhäufig verletzt (unter 15 Fällen mit Geschlechtsangabe 8 männliche und 9 weibliche Individuen).

Der seltener vorkommende spontane pulsierende Exophthalmus tritt in wesentlich höherem Lebensalter auf als der traumatische und es wird das weibliche Geschlecht in überwiegendem Maße von dem Leiden befallen.

Das Durchschnittsalter von 70 idiopathischen Fällen ist 44 Jahre. Die 3 ältesten Fälle sind 80, 81 und 84 Jahre alte Frauen (Cantonnet & Cerise 1907, Brandes 1901, Weinkauff 1910). Der jüngste ist ein Mädchen von nur 8 Jahren, bei dem die Erscheinungen in typischer Weise während der Rekonvaleszenz von einer schweren fieberhaften Erkrankung sich ausbildeten (NOYES 1881).

Unter 71 Patienten mit idiopathischem pulsierendem Exophthalmus sind 62 weiblichen Geschlechts und nur 9 männlichen Geschlechts. Es wird also das weibliche Geschlecht beim spontanen pulsierenden Exophthalmus in 87 % der Fälle betroffen. (Beim traumatischen dagegen nur in $29^1/_2$ % !)

Das Durchschnittsalter beim männlichen Geschlecht ist etwas höher ($47^1/_2$ Jahre) als beim weiblichen (43 Jahre), wohl deswegen, weil beim männlichen Geschlecht Arteriosklerose, beim weiblichen Geschlecht außer der Arteriosklerose noch Schwangerschaft einen wesentlichen Faktor in der Ätiologie spielt. Die Einflüsse der Schwangerschaft müssen wohl auch zur Erklärung der Prädisposition des weiblichen Geschlechts für den spontanen pulsierenden Exophthalmus mit herangezogen werden (vgl. Abschnitt III. Ätiologie, S. 16).

Bei dem »falschen« pulsierenden Exophthalmus sei bezüglich des Alters nur erwähnt, daß das Durchschnittsalter bei 8 Fällen· maligner pulsierender Tumoren 42 Jahre und bei 7 Fällen von Cephalocele orbitae 12 Jahre zur Zeit des Auftretens von Pulsation und Exophthalmus beträgt. Cephalocele und Rankenangiom der Orbita kommen wohl vielfach angeboren vor.

Ein- bzw. Doppelseitigkeit des Leidens.

§ 6. Unter 175 durch Sturz, Stoß oder Schlag (Schädelbasisbruch) herbeigeführten Fällen von traumatischem pulsierenden Exophthalmus trat bei etwa $^1/_5$ der Fälle (36 Fälle) die Erkrankung doppelseitig auf. Bei den 139 einseitigen Fällen war 65 mal die rechte und 74 mal die linke Seite betroffen.

Unter 19 Fällen von pulsierendem Exophthalmus durch Schußverletzung waren zwei doppelseitig, 12 rechts und 5 links.

Unter 18 Fällen von puls. Exophth. infolge direkter Stichverletzung waren zwei doppelseitig, 5 rechts und 11 links.

Bei den idiopathischen Fällen ist das doppelseitige Auftreten von pulsierendem Exophthalmus viel seltener als bei den traumatischen. Unter 60 Fällen waren nur 5 doppelseitig, also noch nicht $^1/_{10}$ aller Fälle; 27 mal trat das Leiden rechts und 28 mal links auf.

Ich halte es nicht für einen Zufall, daß beim idiopathischen pulsierenden Exophthalmus doppelseitige Fälle noch nicht halb so häufig als beim traumatischen beobachtet worden sind, sondern ich glaube, daß die weniger elastische und vielfach arteriosklerotische Gefäßwandung der an spontanem pulsierenden Exophthalmus erkrankenden Patienten die Erklärung für diese Tatsache gibt, denn die Entwicklung eines pulsierenden Exophthalmus am zweiten Auge rührt fast niemals von einer Ruptur der zweiten Karotis her, sondern von einem Überströmen der arteriellen Blutwelle durch die Sinus intercavernosi und durch den zweiten Sinus cavernosus in das Venensystem der anderen Augenhöhle. (Näheres über die doppelseitigen Fälle S. 85).

Das Leiden befällt die linke und die rechte Seite, wie ja auch anders kaum zu erwarten ist, etwa gleich häufig (insgesamt 109 rechtsseitige und 118 linksseitige Fälle).

Daß bei Schußverletzungen in mehr als der doppelten Zahl die rechte Seite betroffen ist (12 rechts gegenüber 5 linksseitigen), läßt sich verstehen, wenn man berücksichtigt, daß Selbstmörder meist ihre rechte Hand zum Schießen benützen.

III. Ätiologie des eigentlichen pulsierenden Exophthalmus.

Wie schon anfangs erwähnt unterscheidet man beim eigentlichen pulsierenden Exophthalmus auf Grund der Ätiologie traumatische (durch Verletzung herbeigeführte) und idiopathische (spontan eingetretene) Fälle.

A. Traumatische Fälle.

§ 7. Die Verletzungen, die zum traumatischen pulsierenden Exophthalmus führen, lassen sich in zwei Gruppen teilen:

Die erste Gruppe wird von denjenigen Verletzungen gebildet, welche direkt einen Riß in der Arteria carotis innerhalb des Sinus bewirken können, wie z. B. Stich- und Schußverletzungen.

Zur zweiten Gruppe gehören die verletzenden Gewalten, welche einen Schädelbruch veranlassen und dadurch sekundär eine Verletzung der Wand der Arteria carotis im Sinus cavernosus herbeiführen, z. B. Verletzungen durch Sturz, Stoß, Schlag, durch Überfahrenwerden, durch Querpressung des Schädels usw.

Es gibt natürlich auch Übergangsfälle zwischen diesen beiden Gruppen, insofern, als z. B. bei Stich- und Schußverletzungen auch Frakturen am Schädel entstehen und deren Splitter die Verletzung der Arterie herbeiführen können. Wenn auch diese Einteilung bei manchen Fällen etwas willkürlich sein mag, so ist sie doch im Interesse der Übersichtlichkeit des großen Materials beizubehalten.

Unter 256 Fällen von traumatischem pulsierenden Exophthalmus finde ich 64, also $1/4$ aller Fälle, in denen die verletzende Gewalt direkt die Arteria carotis im Sinus cavernosus betroffen haben kann, während in den übrigen 192 Fällen das Trauma vermutlich zunächst einen Schädelbruch zur Folge hatte.

Wenn hier die Rede immer von Verletzung der Arteria carotis im Sinus cavernosus ist, so können sich die Ausführungen auch auf die Verletzung der Arteria ophthalmica innerhalb der Orbita beziehen, deren Aneurysmenbildung bezw. Zerreißung in außerordentlich seltenen Fällen Ursache eines pulsierenden Exophthalmus sein kann.

1. Fälle von traumatischem pulsierenden Exophthalmus infolge anscheinend direkter Verletzung der Arteria carotis im Sinus cavernosus (Schuß-, Stich- und Operationsverletzungen).

a) Schußverletzungen.

Unter den Fällen von direkter Verletzung handelt es sich in etwas über der Hälfte (34 Fälle) um Schußverletzungen[1]).

Nicht nur Infanterie-, Artillerie- und Revolver- sondern auch Schrotschußverletzungen sind als Ursache von pulsierendem Exophthalmus beschrieben worden.

Als Ort des Einschusses kommen sämtliche Teile des Kopfes in Betracht, die alle einzeln aufzuzählen keinen großen Wert hätte. Ich erwähne nur, daß Einschüsse in Schläfe, Stirn, im Gesicht und in der Ohrengegend am häufigsten sind.

Auch nach Schuß in den Mund ist pulsierender Exophthalmus beobachtet worden. In einem Fall von Durchschuß durch den Schädel (ELSCHNIG 1915) war der Einschuß 3 cm über der rechten Ohrmuschel; der Schußkanal ging durch den linken harten Gaumen und durch den Zungenrand; der Ausschuß war unter dem Kinn nahe dem vorderen Ende des Unterkiefers.

In einer großen Anzahl von Fällen konnte durch Röntgenaufnahme die Lage des Geschosses genau bestimmt werden. Gewöhnlich fand sich das Geschoß oder ein Geschoßsplitter in der Gegend des kleinen Keilbeinflügels, des Türkensattels oder der Felsenbein-Pyramidenspitze.

Zu den Schußverletzungen habe ich auch einen Fall gezählt, bei dem infolge einer Explosion ein Gewehrbruchstück in den Schädel eingedrungen war und pulsierenden Exophthalmus hervorgerufen hatte (BECKER 1907).

b) Stichverletzungen.

Hierbei sind zu unterscheiden: Stichverletzungen mit spitzen Gegenständen, welche ohne Knochenzertrümmerung direkt durch die Orbita und die Fissura orbitalis superior die Karotiswand eröffnen können, und Stichverletzungen mit Stockenden, welche gleichzeitig eine Knochenzertrümmerung bewirken.

Unter 27 (28) Fällen von pulsierendem Exophthalmus infolge von Stichverletzungen sind 25 durch spitze Gegenstände und nur 2 (3) durch Eindringen von Stockenden in Nasenhöhle bzw. Augenhöhle veranlaßt.

---

1) Während des Krieges 1914/18 sind noch eine größere Zahl hier nicht mitgezählter Fälle von pulsierendem Exophthalmus nach Schädelschüssen zur Beobachtung gekommen (BECK, CANTONET, ELSCHNIG 1915; AUGSTEIN 1916; CAILLAUD 1917; SALUS, FOWELIN und IDELSON 1918 u. a.).

1. Stichverletzungen durch spitze Gegenstände.

Unter 25 Fällen solcher Stichverletzungen der Karotis war das verletzende Instrument

7mal eine Stricknadel,

7mal eine Regenschirmspitze,

6mal eine Heugabelzinke,

2mal eine Scherenspitze,

1mal ein spitzer Bleistift,

in 2 Fällen von Stichverletzungen ist das verletzende Instrument nicht näher angegeben[1]).

Wie schon oben erwähnt, handelt es sich bei diesen Fällen fast ausschließlich um kleine Kinder. Unter den 17 Fällen von pulsierendem Exophthalmus bei Kindern unter 10 Jahren sind 15 durch Stichverletzung veranlaßt.

In allen Fällen erfolgt die Verletzung mit dem spitzen Gegenstand durch die Orbita. Genauere Angaben über den Ort des Einstichs finde ich 16mal:

12mal war der Einstich in der Nähe des inneren Augenwinkels, jedenfalls auf der nasalen Seite der Orbitalöffnung: in den übrigen 4 Fällen lag der Einstich in der temporalen Hälfte der Orbitalöffnung. Bei 2 von diesen letzten Fällen ist das Auftreten von Nasenbluten nach der Verletzung erwähnt, so daß auch bei diesen vermutlich die nasale Orbitalwand verletzt wurde. Die eingedrungene Regenschirmspeiche kann so fest sitzen, daß sie nur mit beträchtlicher Kraft wieder herausgezogen werden kann (FRYER 1897).

Betrachtet man die knöcherne Orbita von vorn, so erscheint sie durch ihre trichterförmige Gestalt und durch ihre glatten Wandungen wie geschaffen dazu, das verletzende Instrument, sofern es tief genug eindringt, durch die Fissura orbitalis superior gerade auf den Sinus cavernosus hinzuleiten. Bei einem Einstich längs der nasalen Orbitalwand liegt die Fissura orbitalis superior noch besser im Weg und ist noch breiter zugänglich als bei Einstich am temporalen Orbitalrande.

Erst nach Betrachtung dieser anatomischen Verhältnisse versteht man die verhältnismäßig große Häufigkeit dieser Art von direkter Verletzung der Arteria carotis.

---

1) Stricknadel: PASSAVANT-WECKER (1867), BOUVIN (1896), CRAMER (1897), SCHOELER (1900), NICOLINI (1901), AUBARET (1902), SCHWALBACH (1905).

Regenschirmspitze: HART (1872), PRITCHARD (1890), FRYER (1897), SCHREIBER (1898/99), NUEL (1901), GIBSON (1905), EVANS (1906).

Heugabel: ECKERLEIN (1887), MÜLLER, ERDMANN (1891), REIF (1899), HARTRIDGE (1903), BUCHTEL (1913), FERUGLIO (1913).

Scherenspitze: COPPEZ (1903), ZENKER (schriftliche Mitteilung 1905).

Bleistift; KÖNIGSHÖFER (1908).

Stich ohne nähere Angabe des Instruments: CANT (1898), BART (1900).

Auch Sektionsbefunde beweisen, daß die Carotis von der Orbita aus verletzt werden kann:

Im Falle NUELS (1901.) war bei einem 14jährigen Knaben der Einstich mit einer Regenschirmrippe am inneren Augenwinkel erfolgt. Bei der 3 Monate später vorgenommenen Sektion konnte die doppelte Perforation der Karotis festgestellt werden.

In einem traurigen, von v. HOFMANN (1889) sezierten Fall war bei einer Fechtübung die Säbelklinge ohne die Lider zu verletzen zwischen Augapfel und innerem Augenwinkel in die Augenhöhle eingedrungen und hatte deren Wand in der Gegend des kleinen Keilbeinflügels durchbohrt, den Sinus cavernosus eröffnet, die Karotis sowie den Nervus abducens durchtrennt und den Tod herbeigeführt.

2. Entwicklung von pulsierendem Exophthalmus infolge Verletzung durch eine in die Orbita oder in die Nase eindringende Schirmspitze.

Die bisher besprochenen Stichverletzungen erfolgten durch spitze Intrumente, welche eine Knochenfraktur zwar veranlassen konnten, aber immerhin lang und dünn genug waren, um ohne wesentliche Knochenzertrümmerung ihren Weg durch die Orbita und die Fissura orbitalis superior zu finden. Die Seite der Erkrankung scheint in diesen Fällen der Seite der Verletzung meist zu entsprechen.

Bei den Verletzungen der Karotis durch eine dicke Regenschirmspitze dürfte es wohl ohne Knochenzertrümmerung nicht abgehen, da die Fissura orbit. sup. für das Hindurchgleiten einer Schirmspitze etwas klein ist. Es besteht daher auch die Möglichkeit oder sogar Wahrscheinlichkeit, daß die Karotis nicht durch die Schirmspitze, sondern durch Knochensplitter verletzt wird, wie es sich auch im Sektionsbefund (HENRY 1856) gezeigt hat.

In dem Falle HENRYS (1856) aus der Klinik NÉLATONS drang eine Regenschirmspitze durch das linke Unterlid von außen nach innen; es erfolgte äußerst heftiges Nasenbluten und es entwickelte sich in den nächsten Tagen auf der rechten, also der entgegengesetzten Seite, ein pulsierender Exophthalmus; nach 3 Monaten erfolgte der Exitus. Bei der Sektion ergab sich, daß die Keilbeinhöhle zertrümmert war und ein mehr als 1 cm langer Knochensplitter, welcher der Wand des Keilbeinkörpers anzugehören schien, in der äußeren Wand des Sinus cavernosus saß.

Im Fall von GALLOZZI (1903) drang die eiserne Spitze eines Regenschirms tief in die linke Nasenhöhle. Der Patient war bewußtlos. 40 Tage später begannen die Erscheinungen eines pulsierenden Exophthalmus auf der rechten Seite. Nach Karotisligatur erfolgte bedeutende Besserung.

In einem dritten Fall (CALDERARO 1901; 30jährige Frau; Verletzung mit der eisernen Spitze eines schweren Regenschirms an der rechten Augenbraue) scheint die Spitze nicht sehr tief eingedrungen zu sein. Es ist möglich, daß durch das Trauma ein Schädelbasisbruch und dadurch sekundär der pulsierende Exophthalmus auf der linken (gegenüberliegenden) Seite veranlaßt wurde (nach der Verletzung leichte Betäubung, sofort Geräusch im linken Ohr, starke Blutung aus der Nase, welche Tamponade der Nase notwendig machte).

Dieser Fall ist nicht mit Sicherheit zu den eigentlichen Stichverletzungen zu rechnen, sondern wohl eher zu der Gruppe der nach Schädelbruch auftretenden Fälle von pulsierendem Exophthalmus.

In allen diesen 3 Fällen trat der pulsierende Exophthalmus auf der der Verletzung gegenüberliegenden Seite auf.

3. Pulsierender Exophthalmus infolge Nebenverletzungen bei Operationen.

Offenbar durch direkte Verletzung der Arteria carotis interna trat pulsierender Exophthalmus auf in einem Fall von Terc (1903) nach Exstirpation des Ganglion Gasseri nach Krause.

In einem Fall von Tansley (1897) entwickelte sich der pulsierende Exophthalmus bei einer Siebbeinoperation. Der Arzt fand bei der Sondierung der Nase eines Kollegen rauhen Knochen (dead bone) und faßte diesen mit der Zange. Beim Versuch der Extraktion entstand plötzlich eine äußerst heftige lebensgefährliche Blutung. Sofortige Ausbildung des pulsierenden Exophthalmus; später Heilung nach Karotisligatur, doch Verlust des Sehvermögens auf dem erkrankten Auge.

Verletzung der Karotis im Sin. cavernosus bei Einstich zur Alkoholinjektion ins Ganglion Gasseri nach Härtel sah Neugebauer (1918). Aus 7 cm tief eingeführter Nadel heftige arterielle Blutung. Hochgradiger Exophthalmus, starke Blutunterlaufung des Auges. Abducenslähmung. Erblindung unter Opticusatrophie.

2. Fälle von traumatischem pulsierenden Exophthalmus im Anschluß an Schädelbasisfraktur.

a) Art des Trauma.

In ³⁄₄ aller Fälle von traumatischem pulsierenden Exophthalmus ist durch die Verletzung anscheinend eine Schädelbasisfraktur entstanden und durch diese ist sekundär die Schädigung der Carotis interna im Sinus cavernosus eingetreten, welche dann zum pulsierenden Exophthalmus führte.

Unter den 192 Fällen von traumatischem pulsierenden Exophthalmus, die anscheinend mit Schädelbasisbruch einhergegangen sind, war die Ursache:

> Sturz 108 mal,
> Schlag oder Stoß 66 mal,
> Querpressung des Schädels 11 mal,
> Überfahrenwerden 7 mal.

Es ist also die häufigste Ursache der zu pulsierendem Exophthalmus führenden Schädelbasisfraktur ein Sturz; meist handelt es sich um Herabstürzen aus beträchtlicher Höhe.

Unter den 66 Verletzungen durch Schlag oder Stoß handelt es sich in 6 Fällen um Hufschlagverletzungen, in mehreren Fällen war die Verletzung durch Gegenfliegen von Steinen, Holzstücken oder den Kopf eines Hammers veranlaßt. Bei einem Patienten war die Ursache ein Sprung ins Wasser im Schwimmbad von 2 m Höhe (FRANK 1895, KRAUPA 1911).

Bei den Fällen von Querpressung des Schädels handelt es sich meist um Einklemmung zwischen zwei Wagen (Puffer) oder um Verschüttung in Bergwerksbetrieben.

Daß in diesen Fällen durch das Trauma wohl meist ein Schädelbruch eingetreten ist, läßt sich aus dem Vorhandensein sonstiger Symptome (Blutung aus· Mund, Nase und Ohren, Bewußtlosigkeit, Taubheit, Erbrechen) sicher erschließen. Weiterhin hat man in einzelnen Fällen im Röntgenbild, in anderen bei der Sektion die Zeichen eines Schädelbasisbruches auffinden können. Auch die Fälle, in denen auf der Röntgenplatte oder auf dem Sektionstisch nach länger bestandenen Leiden Spuren einer Schädelfraktur nicht mehr festgestellt werden konnten, beweisen noch nicht, daß nicht doch anfangs infolge des Traumas eine leichte Fissur oder Fraktur vorhanden war.

b) Beziehung zwischen Ort der Verletzung und Seite der Erkrankung.

Unter 52 Fällen von traumatischem pulsierendem Exophthalmus nach Sturz, Schlag oder Stoß (Schädelbruch), in welchen das Trauma nur auf eine Seite eingewirkt hat, trat die Erkrankung 42 mal auf der Seite des Trauma und 10 mal auf der gegenüberliegenden Seite auf.

Das Auftreten von pulsierendem Exophthalmus auf der Gegenseite ist in der Mehrzahl der Fälle dadurch zu erklären, daß infolge einer Querfraktur der ganzen Schädelbasis die Karotis der gegenüberliegenden Seite verletzt wird. Es kann aber auch wie im Fall von PINCUS (1907, Krankengeschichte S. 82) die Karotis auf der Seite des Traumas verletzt sein, und doch der pulsierende Exophthalmus auf der Gegenseite zur Entwickelung kommen, wahrscheinlich, wenn der Zugang aus dem Sinus cavernosus in die Orbita auf der verletzten Seite verlegt ist (durch Splitter?) Infolgedessen strömt das arterielle Blut nach Erweiterung der Sinus intercavernosi in den Sinus cavernosus und die Orbitalvenen der Gegenseite.

B. Idiopathische Fälle.

§ 8. In der Mehrzahl der idiopathischen Fälle ist eine allgemeine Erkrankung oder eine Störung des Allgemeinbefindens nachweisbar, welche in ursächlichem Zusammenhang mit dem pulsierenden Exophthalmus zu stehen scheinen. Als auslösendes Moment kommt bisweilen irgendeine kleine Erschütterung z. B. Husten, eine leichte Anstrengung oder etwas Ähnliches in Betracht.

In vielen Fällen ist über das Allgemeinbefinden des Patienten nichts erwähnt; nur ganz selten werden die Patienten ausdrücklich als sonst gesund bezeichnet.

1. Allgemeinbefinden.

Unter den 41 Fällen von idiopathischem pulsierendem Exophthalmus, in denen über den Allgemeinzustand Angaben gemacht sind, fand sich:

Schwangerschaft 11 mal,
Beginn, während oder unmittelbar nach der Entbindung 6 mal,
starke und unregelmäßige Menses 1 mal,
Erkrankung der Zirkulationsorgane 12 mal
              (darunter 9 mal Arteriosklerose),
Kropf 1 mal,
Typhus 1 mal,
Rekonvaleszenz von einer schweren fieberhaften Erkrankung 1 mal,
Malaria 1 mal,
Anämie 1 mal,
Lues 1 mal,
»Zucker und Eiweiß im Urin« 1 mal,
»dekrepid« 2 mal,
»zartes Aussehen« 2 mal.

Ein Fall mit gleichzeitig bestehendem Morbus Basedowii (44 jährige Frau; BOSSALINO 1901) scheint zu den traumatischen Fällen (Sturz von einer Treppe) gezählt werden zu müssen.

Es dürfte wohl in allen diesen Fällen die Widerstandsfähigkeit der Gefäßwandungen vermindert gewesen sein, worauf auch die bei den Sektionen idiopathischer Fälle in der Regel gefundenen Gefäßwanderkrankungen und Aneurysmenbildungen an der Karotis hinweisen. Hierbei ist auch noch einmal auf das hohe Alter mancher Patienten mit idiopathischem pulsierenden Exophthalmus (unter 70 Fällen sind 3 über 80 Jahre alt) zu erinnern.

Von besonderem Interesse ist, daß in einem so großen Prozentsatz der Fälle der idiopathische Exophthalmus während der Schwangerschaft oder des Wochenbettes aufgetreten ist: 17 mal unter 61 weiblichen Patienten d. i. 28 % (SATTLER 1880 30,3 %, LE FORT 1890 28,5 %, KELLER 1898 25 %, DE SCHWEINITZ & HOLLOWAY 1908 28,5 %). In allen Fällen stand die Schwangerschaft in der zweiten Hälfte, meist im 8. — 9. Monat. Die Mehrzahl der Frauen war schon wiederholt (3—4 mal) schwanger gewesen.

Dreimal begannen die Erscheinungen des pulsierenden Exophthalmus während der Wehentätigkeit. Nach den Anstrengungen der Geburtsarbeit erreichte das Krankheitsbild für gewöhnlich den Höhepunkt seiner Entwicklung. Dreimal trat der pulsierende Exophthalmus einige Stunden nach der Niederkunft auf.

In einem Fall (MORTON 1865) war schon seit dem 2. Schwangerschaftsmonat ein schwaches Geräusch in der Schläfe gemerkt worden, welches allmählich an Stärke zunahm; kurz vor der Entbindung leitete ein plötzlicher Knall die stürmische Entwickelung der übrigen Symptome ein.

Auf das Bestehen weiterer Zusammenhänge zwischen den weiblichen Geschlechtsorganen und dem pulsierenden Exophthalmus weisen die Fälle von Golowin (1900) und Dibernado (1913) hin.

Golowins Patientin war mit 13 Jahren (zur Zeit des Eintritts der Pubertät) spontan an pulsierendem Exophthalmus verbunden mit häufigen starken Nasenblutungen erkrankt. Fünf Wochen nach Operation des pulsierenden Exophthalmus (Resektion von 4—5 erweiterten Venen in der Orbita) trat bei der jetzt 19jährigen Patientin die Menstruation auf und wiederholte sich von da in regelmäßigen Zwischenräumen. Golowin meint, »die Affektion der Carotis communis wurde durch Störungen des Blutumlaufes infolge der fehlenden Menstruation vorbereitet«.

Im Falle Dibernados, in dem es sich um ein im 3. Lebensjahre entstandenes Aneurysma arteriovenosum zwischen Carotis communis und Vena jugularis handelt, trat plötzlich im Beginn der Pubertät (im 14. Lebensjahr) Exophthalmus, Pulsation und starkes Nasenbluten auf, während bis dahin nur verhältnismäßig geringe Venenerweiterungen im Gesicht bestanden hatten.

(Über die Menses als auslösendes Moment siehe weiter unten.)

2. Auslösendes Moment.

Als auslösendes Moment für das Einsetzen des Leidens kommen, wie es scheint, besonders solche Ereignisse, die eine vorübergehende Stauung und Blutdrucksteigerung im Kopf hervorrufen, in Betracht.

Ein Hustenanfall findet sich 6 mal als Veranlassung angeführt (Durchschnittsalter 52 Jahre). Pressen beim Stuhlgang ist in 2 Fällen von dem Auftreten eines spontanen pulsierenden Exophthalmus gefolgt.

Im Anschluß an besonders starke Anstrengungen bei der Arbeit entwickelte sich in 5 Fällen der typische Symptomenkomplex — z. B. nach Heben eines schweren Korbes, beim Waschen der Wäsche, bei anstrengendem Fensterputzen oder beim Schuhausziehen in gebückter Haltung (die letzte eine Mutter von 15 Kindern; Nunneley 1859).

Prämenstruale Kongestion ist wahrscheinlich in dem Fall von Eissen (1890; 21 jähriges Mädchen) als Veranlassung des Leidens mit in Betracht zu ziehen.

Ein leichter Stoß gegen die Schläfe ist in 2 Fällen, Hinfallen in 1 Fall dem Ausbruch des Leidens vorangegangen.

In 3 Fällen findet sich die Angabe, daß heftiges Erbrechen die Krankheit ausgelöst habe. Es ist diese Möglichkeit analog der auslösenden Wirkung von Hustenanfällen natürlich nicht zu bestreiten; doch muß man bedenken, daß Erbrechen nicht selten zu den Anfangssymptomen des pulsierenden Exophthalmus gehört. Es ist daher wohl manchmal nicht sicher zu entscheiden, ob das Erbrechen das erste Symptom der plötzlich entstandenen Karotisruptur, oder ob es als auslösendes Moment zu betrachten ist.

IV. Beginn.

A. Traumatische Fälle.

§ 9. Bei den durch Trauma hervorgerufenen Fällen von pulsierendem Exophthalmus können zunächst die reinen Folgen des Traumas (meist Schädelbasisbruch) mit den eigentlichen Initialsymptomen des pulsierenden Exophthalmus zusammenfallen und diese mehr oder weniger verdecken. Welche Symptome nun auf den Schädelbruch zurückzuführen sind, läßt sich in denjenigen Fällen leichter erkennen, in denen zwischen dem Schädelbruch und dem Ausbruch des pulsierenden Exophthalmus längere Zeit verstrichen ist.

a) Schädelbasisbruchsymptome.

1. Bewußtlosigkeit und Erbrechen.

Diese cerebralen Erscheinungen sind in der Regel auf den Schädelbruch und nicht auf den pulsierenden Exophthalmus zurückzuführen.

Die Bewußtloßigkeit hält einige Stunden oder Tage, bisweilen sogar 1—2 Wochen an und häufig folgt vor der Wiederkehr des Bewußtseins ein wiederum auf mehrere Stunden oder Tage sich ausdehnendes Stadium eines halbbewußten, somnolenten Zustandes, in welchem die Kranken mit schwachem Puls teilnahmlos daliegen, auf Fragen unzusammenhängend Antwort geben und klagen. In vereinzelten Fällen findet sich statt des Bewußtseinsverlustes nur eine starke Benommenheit, sehr selten scheint das Bewußtsein gar nicht gestört gewesen zu sein, es finden sich dann aber andere Schädelbruchsymptome.

Manchmal tritt bald nach dem Unfall Erbrechen ein, das mitunter mehrere Tage anhält.

Bewußtlosigkeit und Erbrechen kann aber auch ohne vorausgegangenes Trauma als reine Folge der Karotisruptur im Sinus cavernosus eintreten, wie manche Fälle von spontanem pulsierenden Exophthalmus zeigen.

2. Blutung aus Mund, Nase und Ohren

ist ein in der Mehrzahl der Fälle von traumatischem pulsierenden Exophthalmus erwähntes Schädelbruchsymptom, welches für die Diagnose eines Schädelbruches größere Bedeutung besitzt als die cerebralen Störungen.

Die Blutung aus den Ohren kann mehrere Stunden oder Tage anhalten. Statt des Blutes kann auch Cerebrospinalflüssigkeit aus den Ohren (z. B. Wilder 1897) oder aus der Nase (z. B. Lebon 1902; mehrere Tage lang) abfließen.

3. **Eine blutunterlaufene Schwellung an den Augenlidern** oder der Bindehaut

gilt gleichfalls als Zeichen eines Schädelbruchs speziell einer Beteiligung der Orbitalwandung an der Fraktur. Sie kommt häufig in den Fällen von traumatischem pulsierenden Exophthalmus zur Beobachtung.

Ist der durch die Fraktur des Orbitaldachs bewirkte Bluterguß in die Orbita ausgiebig, so kann dadurch der Augapfel unmittelbar nach der Verletzung vorgedrängt werden, während der eigentliche Symptomenkomplex des pulsierenden Exophthalmus erst später einsetzt:

Bei v. HIPPELS 21 jährigem Patienten (1874) ging die kurz nach der Verletzung beobachtete Vortreibung des linken Augapfels im Verlaufe einiger Tage zurück, während sich die Erscheinungen des pulsierenden Exophthalmus auf der rechten Seite zu entwickeln begannen.

Bei der 48 jährigen Patientin KNAPPS (1884) »schwollen die Lider gleich nach der Verletzung [Hufschlag gegen die Schläfe] an und der Augapfel trat vor. Sie konnte die Lider nicht schließen«. Es scheint sich aber der anfängliche Exophthalmus wieder völlig zurückgebildet zu haben. Denn die Patientin berichtete weiter, daß erst $^1/_2$—1 Jahr nach der Verletzung das Auge nach vorn zu treten begann. Geräusch und Pulsation begannen erst einige Monate nach der Verletzung, die Schwellung der Blutgefäße in den Lidern gegen Ende des ersten Jahres.

4. **Lähmungen von Gehirnnerven,**

die unmittelbar im Anschluß an das Trauma sich zeigen, sind wohl in der Mehrzahl der Fälle in der Weise zu erklären, daß der Nerv bei seinem Durchtritt durch die Schädelbasis von Schädelbruchstücken gequetscht oder zerrissen wurde.

Es ist jedoch zu berücksichtigen, daß die durch den Sinus cavernosus, bzw. durch dessen Wand verlaufenden Gehirnnerven, nämlich der III., IV., V; 1. und VI. auch durch die Ruptur der Karotis im Sinus in ihrer Funktion gestört werden können. Denn auch bei den ohne Trauma auftretenden idiopathischen Fällen kommen die Lähmungen dieser Nerven häufig vor. — Allerdings mag in diesen Fällen die meist bestehende Sklerose der Gefäßwände auch eine ätiologische Rolle spielen. —

Jedenfalls ist bei den Patienten, bei denen die Lähmungen zusammen mit dem übrigen Symptomenkomplex des pulsierenden Exophthalmus sofort nach dem Trauma auftreten, nicht zu entscheiden, ob die Lähmungen primäre Folge des Schädelbruchs oder sekundäre der Karotisruptur sind.

Bilden sich die Krankheitserscheinungen des pulsierenden Exophthalmus erst einige Wochen oder Monate nach dem Trauma aus, so wird eine sofort nach der Verletzung entstehende Lähmung als direkte Folge des Schädelbruchs, aber eine mit dem übrigen Symptomenkomplex sich entwickelnde als Folge der Karotisruptur anzusehen sein.

Dagegen sind die Lähmungen der nicht durch den Sinus cavernosus hindurchlaufenden Nerven, nämlich des I., VII., VIII. und IX. Gehirnnerven, die bei traumatischem pulsierendem Exophthalmus auch zur Beobachtung kommen, wohl stets als direkte Folge des Schädelbruchs und nicht der Karotisruptur zu betrachten.

Lähmung des Olfaktorius wird nur einmal berichtet[1]).

Facialislähmung ist 13 mal erwähnt[2]).

Akustikuslähmung 4 mal[3]) (in 2 Fällen war gleichzeitig der Facialis mit betroffen[4])).

Der Glossopharyngeus war in 1 Fall und zwar gleichzeitig mit dem Facialis gelähmt[5]).

b) Die Ausbildung der dem pulsierenden Exophthalmus selbst angehörenden Symptomenreihe.

1. Reihenfolge im Auftreten der Hauptsymptome.

Das erste, worüber die Kranken fast stets nach Wiederkehr des Bewußtseins klagen, ist ein heftiger Kopfschmerz und nicht selten auch ein eigentümliches sausendes Geräusch im Kopf und in den Ohren. Beide Zustände nehmen anfangs gewöhnlich noch zu; während jedoch die Schmerzen meist schon nach einigen Tagen nachlassen, bleiben die Geräusche mit gleicher oder sogar noch wachsender Stärke bestehen. Oft beginnt das Brausen erst einige Tage später, entweder anfangs ganz leise und dann gewöhnlich rasch bis zu seinem Höhepunkt sich steigernd, oder es wird durch einen plötzlichen Krach oder Knall im Ohre eingeleitet.

Bei einer großen Zahl der Kranken läßt sich unmittelbar oder kurze Zeit nach dem völligen Erwachen aus der Betäubung feststellen, daß sie die Fähigkeit eingebüßt haben, das Oberlid zu heben, daß die Bewegungsfähigkeit des Augapfels eingeschränkt und die Pupille erweitert und starr ist.

Das Sehvermögen erscheint in diesem Stadium in der Regel noch nicht getrübt; in einigen Fällen aber ging es unmittelbar nach der Verletzung oder kurze Zeit darauf verloren.

Wie schon erwähnt kann diese Schädigung der Augenmuskelnerven und der Sehnerven nicht nur direkt durch Knochenbruchstücke als unmittel-

---

1) NIEDEN (1881).

2) BUSK (1839), DESORMEAUX (1867), DELENS (1870), NIEDEN (1878), SCHMIDT-RIMPLER (1880), ROHMER (1902), SCHIRMER (1902) — TIETMEYER (1907), THIERRY (1903), BARNARD & RUGBY (1904), KENNEDY (1904), PINCUS (1907), CARLOTTI (1908), DODD (1911).

3) NIEDEN (1887), ROHMER (1902), THIERRY (1903), RÜBEL (1913).

4) ROHMER (1902), THIERRY (1903).

5) SCHIRMER (1902) — TIETMEYER (1907) [gleicher Fall].

bare Folge des Schädelbasisbruchs, sondern wie bei den spontanen Fällen auch durch die Folgen der Karotisruptur eintreten.

Bisweilen schon wenige Stunden oder Tage, meist aber erst einige Wochen nach dem Trauma fangen die Venen der Bindehaut und der Lider an, sich zu erweitern, die Conjunctiva bulbi wird chemotisch und die Lider beginnen zu schwellen.

Die Vortreibung des Augapfels macht sich abgesehen von den Fällen, in welchen dieselbe als unmittelbare Folge der Verletzung (durch Bluterguß in die Orbita) zustande kommt, und dann sich in wenigen Tagen wieder etwas zurückbildet (vgl. oben Seite 19), meist erst 4—8 Wochen nach dem Trauma bemerkbar und nimmt dann eine Zeitlang noch stetig zu. Nur selten beginnt der Exophthalmus erst einige Monate nach dem Trauma.

Pulsation wird gewöhnlich erst einige Zeit nach dem Auftreten des Exophthalmus, selten gleichzeitig mit diesem entdeckt.

Wenn überhaupt eine wahrnehmbare pulsierende Geschwulst während der Beobachtungsdauer zur Entwicklung konmmt, so ist diese die letzte in der Reihenfolge der Erscheinungen. Am frühesten ist eine pulsierende Geschwulst nach 3—5 Wochen beobachtet worden; meist braucht sie aber einen Zeitraum von mehreren Monaten zu ihrer Entwickelung.

Keller (1898) bringt eine Zusammenstellung der Reihenfolge des Auftretens der Hauptsymptome, welche ergibt, daß am häufigsten (23 mal) subjektive Geräusche den Symptomenkomplex eröffnen; in 19 Fällen treten Geräusche und Exophthalmus gleichzeitig auf; 18 mal wird die Vortreibung des Augapfels als das zuerst aufgetretene Symptom hingestellt. Es ist allerdings hierbei zu berücksichtigen, daß dieser für den Beobachter am auffälligsten ist, während die wahrscheinlich viel häufiger schon früher vorhandenen Geräusche oft der Beobachtung entgehen dürften.

Nachfolgende Kurven (Abbildung 1) sollen einen Überblick über den Zeitpunkt des ersten Einsetzens der verschiedenen Hauptsymptome geben. Die Zahl der den Kurven zugrunde liegenden Fälle ist eine verhältnismäßig geringe, da in den meisten Krankheitsberichten genaue Angaben über den ersten Beginn der einzelnen Hauptsymptome fehlen.

Die ausgezogene Kurve (Abb. 1) zeigt, wie das Geräusch meist als erstes Symptom beobachtet wird.

An der gestrichelten Kurve, welche das erste Auftreten des Exophthalmus darstellt, erkennt man, daß dieser in der 1. Woche häufiger als in der 2.—4. Woche zur Beobachtung kommt, daß er aber in der Mehrzahl der Fälle erst im 2.—3. Monat sich entwickelt.

Die pulsierenden Geschwülste bilden sich, wie die punktierte Kurve zeigt, nur in 3 Fällen vor dem 2.—3. Monat aus.

Abb. 1.

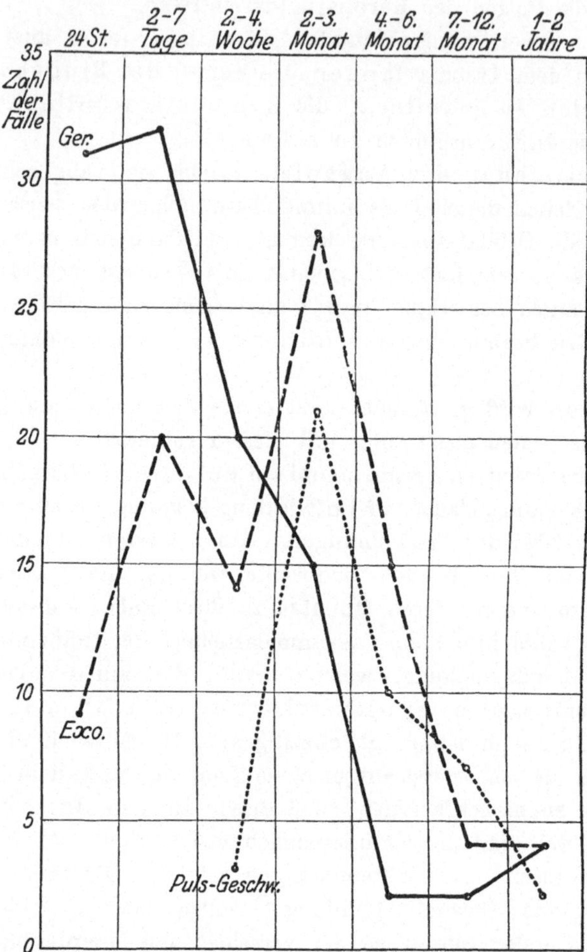

Zeitpunkt des ersten Auftretens der Hauptkrankheitserscheinungen.

2. Zwischenzeit zwischen dem Trauma und dem Einsetzen der Symptome des pulsierenden Exophthalmus; auslösendes Moment.

Nicht immer kommen die ersten Krankheitserscheinungen des traumatischen pulsierenden Exophthalmus gleich nach der Verletzung oder wenigstens gleich nach dem Erwachen aus der Betäubung zur Beobachtung, sondern bisweilen können darüber Wochen und Monate vergehen.

Die Dauer dieser »Latenzzeit« ist aus der folgenden Zusammenstellung von 228 Fällen von traumatischem pulsierendem Exophthalmus ersichtlich.

Zeitdauer zwischen Trauma und Beginn des pulsierenden Exophthalmus	Schädelbruch	Stich-verletzung	Schuß-verletzung
24 Stunden	59	7	7
2—7 Tage	53	3	6
8—14 Tage	21	1	—
2—4 Wochen	21	3	2
2—3 Monate	24	2	1
4—12 Monate	13	—	—
über 1 Jahr	4	—	1
	195	16	17

Die Fälle von Stichverletzung und von Schußverletzung verhalten sich bezüglich des Zeitpunkts des Beginns nicht wesentlich anders, als die gewöhnlichen nach Schädelbruch aufgetretenen Fälle.

Es liegt demnach in der überwiegenden Mehrzahl der Fälle zwischen der Verletzung und dem Auftreten der ersten Symptome des pulsierenden Exophthalmus ein Zeitraum von wenigen Stunden oder einigen Tagen; nur in einem Sechstel der Fälle beträgt die Zwischenzeit länger als ein Monat.

In einigen wenigen Fällen entwickelt sich der pulsierende Exophthalmus erst nach einem Zwischenraum von mehr als 1 Jahr nach der Verletzung. Doch ist auch in diesen Fällen ein Zusammenhang des pulsierenden Exophthalmus mit dem Trauma wohl anzunehmen, da es sich um Schädelverletzungen gehandelt hat und zwar bei jungen Männern, bei denen idiopathischer pulsierender Exophthalmus sonst nicht beobachtet wird. Es kann zunächst eine nur leichte Schädigung der Gefäßwand etwa durch Knochenbruchstücke oder durch einen steckengebliebenen Geschoßsplitter eingetreten sein, so daß die Gefäßwand erst nach einem so langem Zwischenraum dem arteriellen Blutdruck nicht mehr standhalten konnte und zerriß.

Die Fälle, in denen die Krankheitserscheinungen des pulsierenden Exophthalmus erst über 1 Jahr nach der Verletzung einsetzten, sind folgende:

1. POIRIER (1890). Revolversteckschußverletzung eines Mannes; Einschuß hinter dem rechten Unterkiefer. Facialislähmung; Bewußtlosigkeit. Nach 8jährigem Wohlbefinden Auftreten wiederholter Ohnmachtsanfälle, starker Speichelfluß, übermäßige Schweißabsonderung der rechten Gesichtshälfte (wohl als Reizungserscheinungen des sympathischen Plexus caroticus internus durch das steckengebliebene Geschoß zu erklären). Bald danach setzte unter plötzlichem Knall ein brausendes Geräusch ein, und es entwickelte sich der übrige Symptomenkomplex des pulsierenden Exophthalmus.

2. BULL (1900). 23jähriger Mann. Schlag auf Schläfe: Schädelbruch. Ein Jahr nach dem Unfall Entwickelung des pulsierenden Exophthalmus.

3. THIERRY (1903). 26jähriger Mann. Schlag auf Schläfe: Schädelbruch; Lähmung des VI., VII. und VIII. Gehirnnerven, die sich wieder bald zurückbildet. Nach 1$\frac{1}{2}$ Jahren Beginn des pulsierenden Exophthalmus.

4. LYSTAD (1912). 15jähriger junger Mann. Über zwei Jahre nach Schußverletzung langsam sich entwickelnder pulsierender Exophthalmus.

Im allgemeinen scheint die Symptomenreihe des pulsierenden Exophthalmus in den Fällen von schwerem Schädelbasisbruch früher nach der Verletzung einzusetzen und sich rascher auszubilden, als in den Fällen, in denen nur leichte Zeichen eines Schädelbruchs vorhanden waren.

In manchen Fällen von traumatischem pulsierenden Exophthalmus kommt für das Einsetzen der ersten Symptome noch ein auslösendes Moment in Betracht. So z. B. berichten GUIBERT & BLÉ (1895) über ein 19jähriges Mädchen, das am Kopf verletzt und sehr schwer mißhandelt worden war, so daß es strenge Bettruhe innehalten mußte. Als es am 13. Tage sich zum ersten Mal im Bett aufzurichten versuchte, traten plötzlich die heftigsten Schmerzen in der Umgebung der rechten Augenhöhle und Erbrechen auf; es stellte sich ein sausendes Geräusch ein und es entwickelte sich rasch ein starker Exophthalmus.

Ein 33jähriger Patient NIEDENS (1887) fühlte, als er am 9. Tage nach einem schweren Schädelbruch zum zweitenmal die ruhige Bettlage verließ, plötzlich einen dumpfen Knall im Schädel, dem sich ein starkes Schwindelgefühl und ein sausendes Geräusch im Kopf anschloß.

Bei v. HOFFMANNS (1881) Patient läßt sich das plötzliche Auftreten eines pulsierenden Exophthalmus längere Zeit nach dem Trauma der Anstrengung bei dem Blasen eines Bombardons zuschreiben.

3. Dauer der Ausbildung der Symptomenreihe.

Die Entwickelung des ganzen Symptomenkomplexes kann je nach der Größe der Rupturstelle und nach den anatomischen Verhältnissen kürzere oder längere Zeit in Anspruch nehmen.

Zwischen dem Auftreten der ersten Symptome und dem Höhepunkt der Krankheitserscheinungen vergeht beim traumatischen pulsierenden Exophthalmus in der Regel ein Zeitraum von 1—3 Monaten.

Beim idiopathischen pulsierenden Exophthalmus entwickelt sich das Krankheitsbild meist wesentlich rascher zu seinem Höhepunkt.

Es können zwar in seltenen Ausnahmefällen auch beim traumatischen pulsierenden Exophthalmus schon innerhalb der ersten 24 Stunden nach der Verletzung die drei Hauptsymptome: Geräusch, Exophthalmus und Pulsation vorhanden sein. Doch vergehen auch in diesen Fällen bis zum Höhepunkt des Symptomenkomplexes noch eine Reihe von Tagen oder Wochen.

Die traumatischen Fälle, in denen sich die drei Hauptsymptome innerhalb 24 Stunden nach der Verletzung entwickelt haben, sind folgende:

1. SIEGRIST (1901). 25jähriger Mann. Nach Sturz auf die Schläfe: Geräusch, Exophthalmus und Pulsation.

2. SCHIRMER (1899), REIF (1899). 42 jährige Frau. Heugabelverletzung: Exophthalmus, Pulsation und Geräusch.

3. BULLER (1888). 23 jähriger Mann. Sturz auf Schläfe: Exophthalmus, Pulsation und Geräusch.

Andere Fälle zeigen einen schleppenden, langsamen Entwicklungsverlauf; so ist in manchen Fällen, in denen die ersten Symptome z. B. das Geräusch gleich nach der Verletzung sich gezeigt haben kann, das Krankheitsbild erst nach etwa 1 Jahre oder längerer Zeit ganz entwickelt[1]).

Bei manchen Patienten tritt die Erkrankung auch an dem zweiten Auge auf und zwar entweder gleichzeitig mit dem ersten Auge oder nach einem Zwischenraum von einigen Tagen, Wochen oder Monaten (vgl. Seite 85—86).

B. Beginn bei den idiopathischen Fällen.

§ 10. Das Krankheitsbild des idiopathischen pulsierenden Exophthalmus tritt in seinem Beginn deutlicher zutage als das des traumatischen, da keine Schädelbruchsymptome die Reihe seiner eigentlichen Krankheitserscheinungen stören.

Im Gegensatz zu den traumatischen Fällen ist ein Bewußtseinsverlust bei den idiopathischen nur äußerst selten und auch dann nur von kurzer Dauer, so daß die subjektiven Symptome bei diesen ausgesprochener sind.

Das Auftreten der ersten Krankheitserscheinungen ist in der überwiegenden Mehrzahl der idiopathischen Fälle ein überaus ungestümes. Plötzlich wie ein Blitz und in der Regel ohne alle Vorboten durchzuckt ein äußerst heftiger Schmerz den Kopf oder das Auge. Häufig werden die Patienten durch einen heftigen Krach oder Knall wie von dem Abfeuern einer Pistole oder dem Schnalzen einer Peitsche in ihrer Beschäftigung gestört oder mitten in der Nacht aus dem Schlafe aufgeschreckt. Dabei haben sie öfters deutlich das Gefühl, als ob irgend etwas in ihrem Kopf, in der Augenhöhle oder im Auge entzwei gesprungen wäre.

Nicht selten beginnt gleichzeitig damit ein Summen und Sausen im Kopf, welches gewöhnlich in den nächsten Stunden und Tagen an Stärke noch zunimmt, um von nun an die Kranken nicht mehr zu verlassen. Auch der Schmerz steigert sich in den nächsten Stunden bis zu unerträglicher Höhe. Bisweilen geht der Anfall mit Erbrechen, manchmal mit Schwindel und nur ausnahmsweise mit einem ganz kurzen Bewußtseinsverlust[2]) einher.

Nur in einer geringen Zahl von Fällen gehen dem plötzlichen Einsetzen der besorgniserregenden Symptome Vorboten voraus. So z. B. können

---

1) BÖRNE-BETMANN (1884), RÜBEL (1884), WIESINGER (1903), KENNEDY (1904), RIDLEY (1904).

2) JULLIARD (1873), GOLOWIN (1901), GRUNER (1901).

sich geringe Schwindelanfälle[1]), Kopfschmerzen[2]), leichte Neigung zu Protrusion des Auges[3]) und schwache subjektive Geräusche in der Schläfe[4]) einige Stunden, Tage, Wochen oder Monate vor dem mit einem plötzlichen Knall oder heftigstem Schmerzanfall beginnenden Krankheitsbild einstellen.

Selten werden die stürmischen Krankheitserscheinungen vermißt. In solchen Fällen klagen die Kranken zunächst über allmählich sich steigernde Schmerzanfälle oder über seltsame Empfindungen im Kopf, bevor dann das schwirrende Geräusch und der zunehmende Exophthalmus das Krankheitsbild klärt.

Die Aufeinanderfolge der Symptome ist beim idiopathischen pulsierenden Exophthalmus in der Regel eine raschere als bei den traumatischen Fällen.

Mit dem plötzlich auftretenden Schmerz stellt sich häufig gleichzeitig unter Knall das Geräusch ein; bisweilen beginnt das Geräusch erst einige Minuten oder Stunden nach dem Eintritt des Schmerzanfalls und nur selten ist die Zwischenzeit eine längere (8 Tage; BRONNER [1895]).

Das Auge fängt gewöhnlich schon in den ersten Stunden an vorzutreten; innerhalb weniger Tage kann die Protrusion einen außerordentlichen Grad erreichen. Nur ganz ausnahmsweise vergeht längere Zeit zwischen dem Einsetzen des Geräusches und dem Auftreten des Exophthalmus[5]).

Pulsation wird in manchen Fällen schon am ersten Tag gleichzeitig mit dem Auftreten des Exophthalmus (LAGRANGE 1904), meist aber erst später bei der ersten genaueren Untersuchung festgestellt.

Rasch eintretende Erblindung kann zu den ersten Symptomen gehören (GENDRIN 1841, GIOPPI 1858, JULLIARD 1873, MORTON 1875, DEMPSEY 1886, EISSEN 1890, GABSZEWICZ 1896, LAGRANGE 1904, CANTONNET & CERISE 1906). In anderen Fällen geht das Sehvermögen langsam in den ersten Wochen verloren.

Lähmungen von Augenmuskeln können schon in den ersten Stunden sich einstellen, in der Mehrzahl der Fälle kommen sie aber erst nach einigen Tagen oder Wochen zur Beobachtung.

Stauungserscheinungen an den Venen werden gewöhnlich bald nach Beginn des Leidens festgestellt. Eine pulsierende Geschwulst braucht aber doch mindestens einige Wochen zur Entwicklung; wohl der

---

1) ALBERTIN & DESGOUTTES (1909).
2) TRAVERS (1813), SYME (1860), FLATTEN (1880), SLOMANN (1898), BULL (1900).
3) SYME (1860), HIGGENS (1881), BULL (1900).
4) MORTON (1864).
5) Die 42jährige Patientin von HIGGENS (1881) hatte z. B. 4 Monate vor der allmählichen Entwicklung des Exophthalmus schon ein Geräusch wie das Ticken einer Uhr bemerkt.

kürzeste Zeitraum vom Beginn bis zum Auftreten einer pulsierenden Geschwulst dürfte 12 Tage sein (GIOPPI 1868; 42jährige Frau).

Der Höhepunkt der Erscheinungen kann schon nach wenigen Tagen erreicht sein, doch bedarf es meist einiger Wochen dazu.

C. Beginn bei pulsierenden Tumoren, Encephalocele usw., welche mit Pulsation und Vortreibung des Auges einhergehen.

§ 11. Im Gegensatz zu dem charakteristischen meist mit alarmierenden Symptomen beginnenden sich ziemlich rasch steigernden Krankheitsbild des eigentlichen pulsierenden Exophthalmus ist der Beginn bei den verhältnismäßig seltenen Fällen, in denen die Pulsation und der Exophthalmus durch pulsierende Tumoren oder Encephalocele hervorgerufen werden, ein äußerst schleichender.

In den Fällen von gefäßreichen bösartigen Neubildungen tritt ganz allmählich ein meist nicht zurückdrückbarer Exophthalmus auf. Das Geräusch beherrscht nicht den Symptomenkomplex, sondern kann entweder ganz fehlen, oder es ist sehr leise und stört den Patienten nicht. Meist bestehen allmählich sich steigernde Schmerzen. Das Sehvermögen kann schon frühzeitig beeinträchtigt werden; bisweilen leiten starke Nasenblutungen das Krankheitsbild ein. Vorausgegangene Traumen werden in einzelnen Fällen mit der Erkrankung in Zusammenhang gebracht.

In den Fällen, in denen das Krankheitsbild des pulsierenden Exophthalmus durch eine Encephalocele veranlaßt wird, können leichte Pulsation und Exophthalmus schon seit frühester Kindheit bestehen. Die Krankheitserscheinungen beginnen ohne nachweisbare Ursache — manchmal auch im Anschluß an ein Trauma — ganz allmählich, nur selten in rascher Folge, ein Geräusch ist meist nicht vorhanden.

Die Fälle mit einem Rankenaneurysma als wahrscheinliche Ursache des pulsierenden Exophthalmus scheinen ihren Symptomenkomplex ohne wesentliche Änderung seit der Geburt zu haben.

V. Symptomatologie.

Der Besprechung des Symptomenkomplexes liegt folgende Disposition zugrunde:

A. **Exophthalmus pulsans verus**[1])

(meist hervorgerufen durch Karotisruptur im Sinus cavernosus).

---

1) Der »traumatische« und der »idiopathische« pulsierende Exophthalmus unterscheidet sich im wesentlichen durch die Ätiologie und den Beginn; die Symptome beider Formen sind die gleichen und können daher gemeinsam besprochen werden.

Bezüglich der Initialsymptome verweise ich auf das vorstehende Kapitel, S. 18—27.

Subjektive Beschwerden.

1. Exophthalmus.
2. Pulsation.
3. Geräusch.
4. Pulsierende Geschwulst.
5. Stauungserscheinungen.
6. Blutungen.
7. Lähmungen der Gehirnnerven und des Sympathikus.
8. Beschreibung der an den einzelnen Teilen des Sehorgans bewirkten Veränderungen (Lider, Bindehaut, Hornhaut, vordere Kammer, Regenbogenhaut, Pupille, Linse, Glaskörper und Augenhintergrund).
9. Augendruck.
10. Sehvermögen und Gesichtsfeld.
11. Gehör.
12. Wirkung der Karotiskompression auf den Befund.
13. Ergebnisse der Röntgendurchleuchtung.
14. Doppelseitige Fälle.
15. Beziehungen zum Gesamtorganismus.

Pulsierender Exophthalmus durch Aneurysma arteriovenosum zwischen Arteria carotis und Vena jugularis am Hals.

B. Exophthalmus pulsans spurius.

1. Pulsierende bösartige Geschwülste.
2. Pulsierender Exophthalmus infolge fortgeleiteter Hirnpulsation bei Orbitaldachdefekt.
3. Angioma arteriale (Aneurysma racemosum) unter dem Bilde des pulsierenden Exophthalmus.

C. Fälle von angeblich angeborenem pulsierenden Exophthalmus (Pathogenese unsicher).

D. Pulsierender intermittierender Exophthalmus.

A. Eigentlicher pulsierender Exophthalmus [1]).

Subjektive Beschwerden.

§ 12. Die Klagen der an pulsierendem Exophthalmus leidenden Patienten beziehen sich hauptsächlich auf die heftigen Kopfschmerzen und auf das meist äußerst störende Geräusch.

---

[1]) Hervorgerufen durch Gefäßverletzungen oder Gefäßerkrankung; fast stets handelt es sich um eine Ruptur der Karotis im Sinus cavernosus und nur äußerst selten um ein Aneurysma innerhalb der Orbita.

Klinisch lassen sich diese beiden Erkrankungen nicht mit völliger Sicherheit unterscheiden. Näheres hierüber siehe in den Kapiteln Pathogenese, S. 137 und Differentialdiagnose, S. 180.

Die Kopfschmerzen sind als Initialsymptom schon erwähnt. Sie können sich in den ersten Stunden und Tagen zu außerordentlicher Heftigkeit steigern, mildern sich dann aber häufig schon wieder nach einer Reihe von Tagen oder Wochen, um sich dann nach und nach ganz zu verlieren oder nur anfallsweise wiederzukehren. In anderen Fällen dagegen begleiten sie intermittierend oder wohl auch unaufhörlich in wechselnder Stärke den Krankheitsprozeß in seinem ganzen Verlauf.

Die Schmerzen werden bald in der Tiefe der Orbita, bald in der betreffenden Stirnhälfte, in der Schläfe und am Scheitel, seltener am Hinterkopf oder im Auge selbst empfunden. In vereinzelten Fällen wird angegeben, daß Beklopfen der betreffenden Kopfhälfte oder der geschwollenen Lider Schmerzen hervorruft.

Bei anstrengender Arbeit, beim Neigen des Kopfes und bei psychischer Erregung können sich die Kopfschmerzen steigern. Durch Kompression der Karotis am Hals können manchmal heftige Kopfschmerzen gelindert oder beseitigt werden.

Mehr als durch die Schmerzen werden die Kranken gewöhnlich durch ein beständiges Klopfen und Brausen im Kopf und in den Ohren belästigt.

Sie finden für dasselbe die verschiedensten Vergleiche: Am häufigsten ist es das Schnauben und Stoßen einer lauten aber entfernten Dampfmaschine oder einer Lokomotive, bald das entfernte Klopfen vom Hammer auf Amboß, oder der Klang zweier aufeinander geschlagener großer Metallplatten, bald das Rollen der Eisenbahn oder das Klappern einer Mühle; in anderen Fällen soll wieder das Plätschern von Wasser, das Rauschen eines Flußwehrs, oder eines Wasserfalls, das Brausen brandender See, in wieder anderen das Blasen eines Blasebalges, das Sägen von Holz oder das Summen eines Insekts mit dem Geräusch eine Ähnlichkeit besitzen.

Manchmal scheint die Täuschung beim ersten Auftreten des Geräuschs eine so vollständige sein zu können, daß die Patienten desselben als eines Krankheitssymptoms erst bewußt werden, wenn sie das Bett verlassen und das Geräusch sie auf allen Wegen verfolgt. Als Beispiel führe ich die Patientin von Guibert & Blé (1895) an, bei der plötzlich am 13. Tag nach einem Trauma die subjektiven Geräusche auftraten. Sie glaubte das Klopfen eines Hammers auf einem im Nachbarzimmer stehenden Amboß zu hören und bat ihren Vater mit dem Hämmern aufhören zu wollen, weil es ihr im Kopf so widerhalle.

Die subjektiven Geräusche können so laut sein, daß sie leise gesprochene Worte übertönen und das Hörvermögen beeinträchtigen (Bayer 1894).

Je stiller die Umgebung um so störender erscheinen sie; sie verscheuchen daher des Nachts Ruhe und Schlaf, und zwar um so mehr, als

---

Auch durch Aneurysma arteriovenosum zwischen Karotis und Vena jugularis am Hals kann ein dem pulsierenden Exophthalmus ähnlicher Symptomenkomplex hervorgerufen werden. (Vgl. S. 87).

ihre Intensität in liegender Stellung sich gewöhnlich steigert. Eine Dame, die v. WECKER (1868) beobachtete, konnte fast nur im Wagen schlafen, wenn die subjektiven Geräusche durch den Lärm der Straße übertönt wurden. Andere Patienten konnten sich dadurch zum Einschlafen bringen, daß sie die Arteria carotis communis komprimierten und zwar entweder durch einen gegen den Hals gestemmten kurzen Stock oder wie der Patient von BARTELS (1903) durch sehr starkes Neigen des Kopfes auf die eine Seite. Mit dem Aufhören der Kompression tritt das Geräusch wieder auf und kann den schlafenden Patienten wieder aufwecken.

Abb. 2.

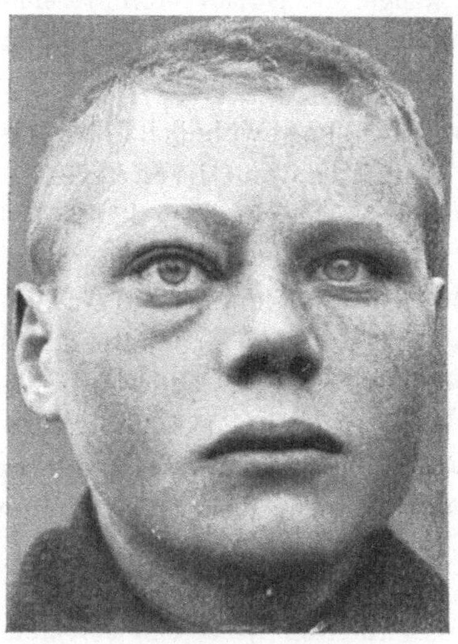

Beginnender rechtsseitiger pulsierender Exophthalmus mit noch geringen Venenerweiterungen. Fall Boerma.

Abb. 3.

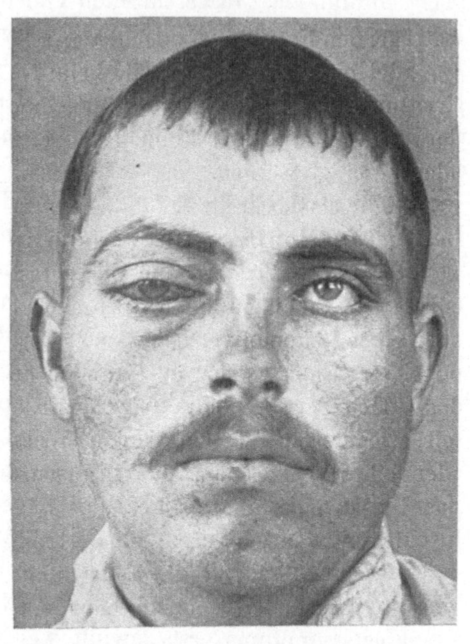

22jähriger Soldat mit pulsierendem Exophthalmus nach Schädelschuß. Elschnig. Arch. f. Ophthalm. Bd. 92, S. 109.

Bei anstrengender Arbeit, beim Bücken oder Liegen, sowie bei psychischer Erregung nimmt das Brausen und Klopfen in der Regel stark zu.

In ganz vereinzelten Fällen werden die Kranken durch die subjektiven Geräusche wenig (z. B. nur nachts beim Liegen) oder gar nicht belästigt (HIRSCH 1897, BRAUNSCHWEIG 1905, GINZBURG 1912).

Die Geräusche können deutlicher zur Wahrnehmung gebracht werden, wenn man den Augapfel etwas in seine Höhle zurückdrängt (HENRY; Klinik NÉLATON 1856, ECKERLEIN 1887, REEVE 1893.) Durch diese Maßnahme und ebenso durch Zuhalten beider Ohren konnte in einem eigenen Fall ein objektiv lautes Geräusch wieder bemerkbar gemacht werden, das der Patient nach mehrjährigem Bestehen gar nicht mehr empfand, obwohl es ihn anfangs außerordentlich belästigt hatte (SATTLER 1920). Vgl. S. 150/151. Ernstere psychische oder sonstige cerebrale Störungen fehlen in der Regel vollständig; einzelne Kranke klagen jedoch über lebhafte Hitze im Kopf, über Schwindel und Gedächtnisschwäche, zeigen große Unruhe und tragen in ihrem blassen ängstlichen Gesichtszügen unverkennbar den Stempel eines schweren Leidens. Bei einigen Kranken wurden vorübergehend Dämmerzustände beobachtet.

Vereinzelt steht die Beobachtung ZUR MÜHLENS (1904), dessen 24jährige Patientin große Neigung zu sofortigem Einschlafen zeigte, sobald sie sich hinlegte, während nach erfolgreicher Karotisunterbindung der Schlaf nicht mehr sofort eintrat und nicht mehr so fest war wie während des Leidens. ZUR MÜHLEN sucht diese Erscheinung durch besonders starke venöse Hyperämie des Gehirns zu erklären. (Bei seiner Patientin hatte das Leiden schon in der Kindheit begonnen und es hatten sich während der langen Krankheitsdauer starke Venenerweiterungen ausgebildet).

Bezüglich der Klagen über Seh- und Gehörstörungen sei auf die Besprechungen des Sehvermögens und des Gehörs weiter unten, S. 79 - 82, verwiesen.

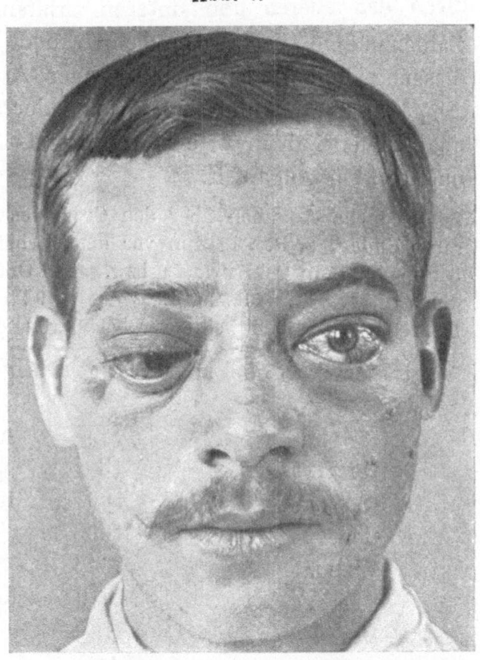

Abb. 4.

Doppelseitiger pulsierender Exophthalmus nach Schrapnellkugelverletzung der rechten Karotis im Sinus cavernosus. Stauung der episkleralen Venen. (Salus 1918.)

1. Exophthalmus.

§ 13. Das dem Beobachter in der weit überwiegenden Mehrzahl der Fälle zunächst in die Augen fallende Symptom ist die Vortreibung des Augapfels. Vgl. Abbild. 2[1]), 3, 4; 5 S. 50. Sie soll daher zunächst besprochen werden, wenn sie auch an differentialdiagnostischer Bedeutung dem auskultatorisch festzustellenden Geräusche nachsteht, und in vereinzelten Fällen der Augapfel nicht nur nicht vorgetrieben, sondern sogar etwas zurückgesunken sein kann.

---

1) Herrn Dr. BOERMA, Emden, spreche ich für die Überlassung des Bildes meinen besten Dank aus.

Grad des Exophthalmus.

Die Protrusion des Augapfels ist mit wenigen Ausnahmen einseitig und kann sehr verschieden stark sein. In der Mehrzahl der Fälle erreicht sie einen ziemlich hohen Grad. Nicht selten kommt es vor, daß die Lider nicht mehr über dem Augapfel geschlossen werden können; es kommt infolgedessen bisweilen zu schweren Hornhautgeschwüren.

Die Angaben über den Grad der Vortreibung sind vielfach ungenau. Bisweilen wird berichtet, daß der Augapfel mit seinem Äquator vor die durch den oberen und unteren Orbitalrand gelegte Ebene getreten sei. Zahlenmäßige Werte über die Stärke des Exophthalmus auf Grund genauer Messung finden sich nur bei einer Anzahl von Fällen aus den letzten $2^{1}/_{2}$ Jahrzehnten und sind in folgender Tabelle zusammengestellt. Die hier angeführten Zahlenwerte betreffen stets die Differenz der Stellung des linken und rechten Augapfels.

Manche Angaben über den Grad des Exophthalmus, die sich in der Literatur finden, z. B. »12 mm vor dem Orbitalrand« (LUBRECHT 1883) oder »über 5 mm vor dem Orbitalrand« bzw. »der Orbitalöffnung« oder »der Orbitalebene« (SECONDI [1881], MÜLLER, ERDMANN [1891], DRAKE-BROCKMANN [1886] und ECKERLEIN [1887]) geben keine vergleichbaren Werte.

Vortreibung des kranken gegenüber dem gesunden Auge.

Autor	Jahr	traumatisch oder spontan	Grad des Exophthalmus
DE VINCENTIIS	1894	spontan	4 mm
OLIVER	1904	traumatisch	5 »
COPPEZ	1903	»	5 »
WEILL	1914	»	5 »
SATTLER, C. H.	1919	spontan	5,5 »
BAYER	1894	traumatisch	6 »
ELSCHNIG	1916	»	6 »
SATTLER, H.	1904	»	6,5 »
SCHLÜPMANN	1905	»	7 »
LOEB	1911	»	7 »
KELLER	1898	»	7,5 »
REEVE	1893	»	8 »
CANT	1898	»	8 »
KNAPP	1901	»	8 »
BRAUNSCHWEIG	1905	»	8 »
ELSCHNIG	1916	»	9 »
KANT	1891	»	9 »
SATTLER, C. H.	1916	»	9 »
BULLER	1888	»	10 »
PULVERMACHER	1892	»	10 »

Autor	Jahr	traumatisch oder spontan	Grad des Exophthalmus	
De Vincentiis	1894	spontan	10	mm
	1894	traumatisch	10	»
Gayet	1883	»	10	»
Sattler, C. H.	1918	»	10	»
Calderaro	1901	»	12	»
De Vincentiis	1894	spontan	13	»
Cohn	1896	traumatisch	15	»
Beselin	1898	»	15	»
Weiszbach	1901	»	16	»
Ginzburg	1912	»	16	»
Golowin (Fall 2)	1900	»	beinahe 20 mm	

In ganz vereinzelten Fällen wird berichtet, daß gar kein oder wenigstens kein wesentlicher Exophthalmus vorhanden war (Bartels 1903, Poulard 1911). Es kann sich sogar ein pulsierender Enophthalmus (E. v. Hippel 1912) finden oder es kann ein anfangs vorhandener pulsierender Exophthalmus nach jahrelangem Bestehen des Leidens sich zu einen Enophthalmus zurückbilden, wie z. B. in dem einen von mehreren Autoren (Grunert [1898], Krumm [1899], Schmidt-Rimpler [1909], Axenfeld [1903], Sobernheim [1903] und Meltzer [1905]) veröffentlichten Fall.

Bei diesem Patienten entwickelte sich aus einem typischen traumatischen pulsierenden Exophthalmus nach Karotisunterbindung und galvanokaustischer Behandlung der Venenerweiterungen allmählich ein pulsierender, intermittierender Enophthalmus; beim Bücken trat der Augapfel stark hervor und es füllten sich die Gefäßknoten am inneren oberen Orbitalrand zu dicken Wülsten. Acht Jahre nach Beginn des Leidens bestand ein Enophthalmus von 5 mm, der beim Bücken sich nicht mehr veränderte, wahrscheinlich weil der Augapfel nunmehr durch narbige Stränge in der Augenhöhle fixiert war.

Es kann auch bei Spontanheilung (durch Thrombose der Orbitalvenen) eines jahrelang bestehenden pulsierenden Exophthalmus ein Enophthalmus auftreten.

Als Beispiel führe ich einen Fall an, den Hildebrand (1912) als pulsierenden Exophthalmus mit ausgeprägten Symptomen beschrieben hat, bei welchem ich 2 Jahre später (19 Jahre nach Beginn der Erkrankung) einen im Anschluß an eine Thrombosierung der erweiterten Orbitalvenen entstandenen Enophthalmus von 3 mm feststellen konnte. Der Augapfel ließ sich schmerzlos weit in die Augenhöhle zurückdrücken.

Das Zustandekommen des Enophthalmus ist jedenfalls dadurch zu erklären, daß durch den Druck der varicösen Venen eine Atrophie des Fettgewebes der Orbita eingetreten ist, und dann bei Nachlassen des Drucks im Venensystem nach Unterbindung der Karotis oder bei Schrumpfen der Venen infolge einer Thrombose der Bulbus zurücksinkt.

Die Atrophie des Fettgewebes kann nach langjährigem Bestehen des Leidens sehr stark sein, so daß man mit dem tastenden Finger tief in die Augenhöhle vordringen und sogar den Sehnerven fühlen kann (GOLOWIN[1900]; 19jährige Patientin, die seit dem 13ten Lebensjahre an spontan entstandenem pulsierenden Exophthalmus litt).

In einem von PINCUS (1897) 10 Jahre beobachteten traumatischen Fall, in dem die Karotisruptur rechts, der pulsierende Exophthalmus aber links war, entwickelte sich 6 Jahre nach Beginn der Erkrankung auf der rechten Seite Enophthalmus, welchen PINCUS durch eine Schädigung des Sympathikus auf dieser Seite erklärt.

Eine vorübergehende Zunahme der Vortreibung des Augapfels infolge von Blutstauung im Kopf ist außer in dem einen obenerwähnten, von GRUNERT (1898) und anderen beschriebenen Fall mehrfach bei pulsierendem Exophthalmus zur Beobachtung gekommen; so z. B. beim Vorwärtsbeugen (LOEB 1912, eine Zunahme von 7 auf 9 mm; WEISS [1898], WILDER 1897, POIRIER 1890); bei Hustenanfällen (HIGGENS 1881).

Wie wir durch BIRCH-HIRSCHFELDS Untersuchungen (dieses Handbuch Band IX, Kapitel 13, S. 29 ff.) wissen, tritt schon beim Normalen der Augapfel bei Kopfbeugung oder Kompression der Kopfvenen etwas vor, mehr natürlich noch beim sogenannten intermittierenden Exophthalmus (vgl. BIRCH-HIRSCHFELD dieses Handbuch Band IX, Kapitel 13, S. 105—149).

Richtung der Verlagerung des Augapfels.

Der Augapfel ist gewöhnlich nicht gerade nach vorn in der Richtung der Orbitalachse vorgetrieben, sondern er ist gleichzeitig nach der einen oder anderen Seite, am häufigsten nach unten außen verlagert. (Vergl. Abbildung 4, S. 31).

Unter 46 Fällen, in denen ich eine seitliche Abweichung der Protrusion angegeben finde, war diese 26mal nach unten außen, 12mal nach unten innen, 7mal nach unten und 1mal nach außen.

Daß die Verlagerung des Bulbus am häufigsten nach außen unten erfolgt, rührt daher, daß gerade am inneren oberen Orbitalwinkel die stärksten Äste der Vena ophthalmica, die von der Vena orbitalis superior abzweigende Vena nasofrontalis und die Vena angularis liegen, welche infolge ihrer starken Erweiterung den Augapfel nach außen unten verdrängen.

Die bei einigen Fällen gemachten Maßangaben (meist einige Millimeter) über die Seitenverschiebung des Augapfels haben in Ermangelung eines Ausgangspunktes für die Messungen nur geringen Wert.

Repositionsversuch.

Der Versuch, den vorgetriebenen Augapfel in die Augenhöhle etwas zurückzuschieben, gelingt in der Mehrzahl der Fälle. leicht und ohne Schmerz. Beim Nachlassen des Druckes nimmt' der Bulbus jedoch sofort wieder seine frühere Lage ein.

In anderen Fällen dagegen fühlt man bei Anwendung mäßigen Druckes einen Widerstand, die Reposition gelingt nicht, und stärkerer Druck verursacht Schmerz.

Bemerkenswert sind die Beobachtungen HARLANS (1870) und NIEDENS (1881) in Fällen doppelseitiger Erkrankung, daß sich das eine Auge, welches der Seite der Karotisruptur entsprach, nicht oder nur sehr schwer, das andere Auge aber leicht zurückdrücken ließ. In anderen doppelseitigen Fällen verhielten sich beide Augen beim Repositionsversuch gleich.

Je höher der Blutdruck im varikösen retrobulbären Venensystems und je geringer der Abstrom des Blutes aus der Orbita in die erweiterten Gesichtsvenen, um so schwerer gelingt die Reposition des Bulbus.

Die Zurückdrängung kann ganz unmöglich sein, wenn ein starker orbitaler Bluterguß vorhanden ist.

In manchen Fällen, in denen der Augapfel auch bei länger anhaltendem Druck nur in ganz geringem Grade sich zurückdrängen läßt, kann die Reposition leicht und vollständig ohne Anwendung eines stärkeren Drucks gelingen, wenn die blutzuführende rupturierte Karotis fest komprimiert wird. (REIF; SCHIRMER 1899, FRANCKE 1897, NIEDEN 1887, HAASE 1887, A. HOFMANN 1881, u. a. m.) Bei fortdauernder Karotiskompression tritt mit dem Nachlassen des Drucks auf den Augapfel wieder eine leichte Protrusion ein, die jedoch wesentlich geringer ist, als der Exophthalmus, der sich nach Aufhören der Karotiskompression wieder einstellt.

In den Fällen von NIEDEN (1881), R. SATTLER (1885) und in einem eigenen 1917 beobachteten Fall trat das Auge nach Kompression der Karotis auch ohne äußeren Druck etwas in die Orbita zurück, doch übt in den meisten Fällen die einfache Karotiskompression, auch wenn sie das Geräusch zum Verschwinden bringt, keinen Einfluß auf den Grad des Exophthalmus aus.

Im allgemeinen ist für den pulsierenden Exophthalmus gerade das Fehlen jeder Druckempfindlichkeit charakteristisch, aber in einzelnen Fällen, besonders in solchen, in denen sich ein hochgradiger Exophthalmus innerhalb ganz kurzer Zeit entwickelt, kann das Auge auf Druck doch sehr empfindlich sein, z. B. in den Fällen von NIEDEN (1881; 36jährige Frau; Entwicklung innerhalb weniger Stunden 4 1/2 Monate nach Verletzung, 14 Tage post partum), SCHÄFER (1910; 74jährige Frau; innerhalb weniger Tage spontan entstandener sehr hochgradiger Exophthalmus).

Von weiteren Folgeerscheinungen des Drucks auf den vorgetriebenen Augapfel sei noch erwähnt, daß hierdurch bei M. COHNS (1896) Patient

Kopfschmerzen und Nasenbluten, im Falle Punzos (1905) Unregelmäßigkeiten in der Herztätigkeit, bei der Patientin Eckerleins (1887) Verstärkung der subjektiven Geräusche und bei dem Patienten Secondis (1881) Verschwinden derselben veranlaßt wurden.

2. Pulsation.

§ 14. Die Pulsation des Bulbus ist das zweite wichtige Hauptsymptom, nach welchem die Krankheit ihren Namen erhalten hat; doch ist Pulsation in einigen wenigen Fällen nicht erkennbar und steht deshalb dem auskultatorisch am Kopf wahrnehmbaren Geräusch an diagnostischer Bedeutung nach.

Die Pulsation kann schon in den ersten Tagen der Erkrankung gleichzeitig mit dem Geräusch und dem Exophthalmus nachweisbar sein, meist aber tritt sie erst nach diesen in den ersten Wochen nach Beginn des Leidens auf.

Gewöhnlich findet sich die Pulsation nicht allein am Augapfel sondern auch in seiner Umgebung, in welcher nicht selten pulsierende Anschwellungen — besonders nach innen und oben vom Bulbus — sichtbar sind. Nur in vereinzelten Fällen betrifft die Pulsation überhaupt nicht den Augapfel, sondern nur seine Umgebung.

Die pulsierenden Anschwellungen in der Nachbarschaft des Bulbus, welche beträchtliche Ausdehnung erreichen können, werden durch stark erweiterte und geschlängelte Venen — Ausläufer der Vena ophthalmica superior, in welche sich die arterielle Blutwelle aus der rupturierten Arteria carotis ergießt — hervorgerufen. Bis in die Gegend des Ohrs und bis an den Hals (Vena jugularis int.) kann sich die Venenpulsation erstrecken. Die pulsierenden Anschwellungen werden im Anschluß an die diesem Abschnitt zunächst folgende Besprechung des 3. Hauptsymptomes, des Geräuschs, eingehend abgehandelt werden.

Außer der Pulsation fühlen die dem Bulbus aufgelegten Finger bisweilen ein eigentümliches Schwirren (thrill, frémissement), welches meist deutlicher an der pulsierenden Geschwulst wahrnehmbar ist und bei dieser besprochen wird.

Stärke der Pulsation.

Die Pulsation des Bulbus ist im größeren Teil der Fälle ohne weiteres sichtbar; namentlich dann, wenn man den Patienten von der Seite betrachtet. Nicht selten aber ist sie anfangs nur dem auf dem Bulbus aufgelegten tastenden Finger wahrnehmbar, manchmal erst dann, wenn der Bulbus durch kräftigen Druck zurückzudrängen versucht wird.

Bisweilen wird eine sonst nur schwache oder fehlende Pulsation deutlich nach körperlichen Anstrengungen und in Augenblicken psychischer Erregung (GRÜNING 1876) oder beim Vorbeugen des Kopfes (BRONNER 1895, GOLOWIN 1900, LOEB 1011).

Bei REUCHLINS (1902) 43jährigem Patienten war die Pulsation im Liegen kaum zu sehen, wurde aber beim Aufrichten sofort deutlicher.

Der Nachweis der Pulsation kann unter Umständen auch durch Betrachten des Augapfels mit stärkerer Lupenvergrößerung erleichtert werden. (De VINCENTIIS 1894). Ist die Pulsation weder sichtbar noch fühlbar, so kann es gelingen, sie durch sphymographische Untersuchung festzustellen. (NEFF 1902)[1]. Ob sie allerdings dann noch stärker ist als die physiologische Pulsation, erscheint mir sehr fraglich.

In einem von mir (1916 an der Königsberger Univ.-Augenklinik) beobachteten Fall waren bei Messung des Augendrucks mit dem SCHIÖTZschen Tonometer pulsatorische Druckschwankungen am kranken Auge zwischen 10 und 14 mm Hg und am gesunden zwischen 12 und $12^{1}/_2$ mm Hg erkennbar, in 2 weiteren eigenen Fällen am kranken Auge 14—16 bezw. 23—30 mm Hg.

Die Pulsation kann ziemlich hohe Grade erreichen. So schätzt REEVE (1893) beispielsweise die Höhe der Pulsschwankungen des Bulbus auf 1 mm. Der Fall von FRIEDENWALD (1911), bei welchem die Pulsation schon auf weite Entfernung deutlich sichtbar war und die Pulsschwankungen angeblich 5—6 mm betragen haben sollen, war vermutlich kein pulsierender Exophthalmus im eigentlichen Sinne, sondern wahrscheinlich ein pulsierender retrobulbärer Tumor.

Intelligente Patienten können mitunter subjektiv die Pulsation des Bulbus wahrnehmen an einer ruckförmigen Scheinbewegung, die ein fixiertes Objekt bei jedem Pulsschlag ausführt. (HARLAN 1870, C. H. SATTLER 1920).

Bei doppelseitiger Erkrankung findet sich die Pulsation meist an beiden Augen, doch an dem Auge, welches der verletzten Art. carotis entspricht, oft in höherem Grade. In den doppelseitigen Fällen von HARLAN (1870), GRÜNING (1875), DUBUISSON (1892) (gleicher Fall: PIQUÉ, BIDE 1897) war Pulsation nur an dem einem Auge (Seite der Karotisverletzung) nachweisbar.

Nur selten scheint die Pulsation völlig zu fehlen, während doch die Diagnose eines Exophthalmus infolge Ruptur der Carotis interna im Sinus cavernosus mit größter Wahrscheinlichkeit gestellt werden kann.

Fehlen der Pulsation.

Unter 246 Fällen ist in 12 (13) der im übrigen absolut typischen Fälle, also in etwa 5%, das Fehlen jeder Pulsation ausdrücklich angegeben;

---

[1] Ich möchte doch darauf hinweisen, daß man bekanntlich beim Normalen instrumentell am Auge Pulsation nachweisen kann (z. B. bei Untersuchung mit dem SCHIÖTZschen Tonometer), und daß ferner auf den von KRAUSS (1910; Archiv f. Augenh. Bd. 66, S. 9) von der normalen Orbita aufgenommenen Plethysmogrammen Pulsation sehr deutlich erkennbar ist. (Vgl. auch weiter unten Abschnitt ›Graphische Registrierung der Pulsation‹.)

häufig ist gleichzeitig erwähnt, daß Pulsation auch nicht fühlbar gewesen sei. Zwei weitere Fälle mit Fehlen der Pulsation waren in ihrem klinischen Verhalten atypisch insofern, als auch der übrige Symptomenkomplex unausgebildet war.

(BARTELS 1903. 57jähriger Mann. Trauma: starke Papillenschwellung; Netzhautblutungen; Venenstauung; starkes Geräusch; kein Exophthalmus; keine Pulsation. NUEL 1901. 14jähriger Junge. Stichverletzung durch Regenschirmrippe: kein Exophthalmus; nur Oculomotoriuslähmung; Nachweis der Karotisruptur im Sinus cavernosus bei Sektion 3 Monate nach Beginn.)

Ich führe die 12 Fälle mit fehlender Pulsation bei im übrigen typischem Symptomenkomplex hierunter besonders an.

1. LAWSON (1869). 15jähr. M. Trauma: ziemlich starker Exoph.; starke Stauungserscheinungen; Geräusch.

2. VON HIPPEL (1874). 21jähr. M., schwächlich. Trauma: sehr starker Exophth.; starke Stauungserscheinungen; Geräusch.

3. MORTON (1876). 23jähr. W., zart. Spontan: äußerst hochgradiger Exophth.; Stauungserscheinungen; lautes Geräusch.

4. WALKER (1879). · 33jähr. W. Trauma: Exophth.; starke Stauungserscheinungen; schwaches Geräusch.

5. JEAFFRESON (1879). 45jähr. W. Spontan: geringer Exophth.; starke Stauungserscheinungen; »keine deutliche Pulsation«; lautes Geräusch.

6. KIPP (1888). 76jähr. W. Geringes Trauma: mäßiger Exophth.; starke Stauungserscheinungen; lautes Geräusch (Orbitalblutung möglich?).

7. POIRIER (1890). Mann. Trauma: Exophth. von wechselnder Stärke; hochgradige Stauungserscheinungen; lautes Geräusch.

8. MÜLLER, E. (1891). 16jähr. M. Schuß: Augapfel sehr weit vorgedrängt durch retrobulbäre Blutung; lautes Geräusch.

9. JOHNSON, RAJMOND (1896). 44jähr. W. Trauma: Vortreibung des Bulbus infolge Orbitalblutung; keine Venenstauung; lautes Geräusch.

10. KARPLUS (1900). 69jähr. W. Spontan: 20 Tage nach Beginn: geringer Exophth.; sehr lautes Geräusch; keine Stauungserscheinungen; noch keine Pulsation. Sektion: Ruptur eines Karotisaneurysmas im Sinus cavernosus.

11. BERRY (1905). 45jähr. W. Spontan: Exophth.; Geräusch.

12. BETTREMIEUX (1909). 25jähr. M. Trauma: geringer Exophth., Stauungserscheinungen; Geräusch.

13. NEFF (1903). Pulsation nur einmal in geringem Grad durch Sphygmograph nachweisbar: 46jähr. M. Doppelseitiger Exophth.; mäßig lautes Geräusch; Stauungserscheinungen. Sektion 11 Monate nach Beginn ergab Thrombose des Sinus cavernosus und der Orbitalvenen. Keine Kommunikation zwischen Arteria carotis und Sinus cavernosus mit Sicherheit nachweisbar.

Wie die Tabelle zeigt, ist das klinische Bild der Fälle mit fehlender Pulsation sehr wechselnd und gibt keinen weiteren Hinweis auf die Ursache der Anomalie.

Manchmal ist das Fehlen der Pulsation vielleicht dadurch zu erklären, daß das Krankheitsbild zur Zeit der Veröffentlichung des Falls noch nicht voll ausgebildet war. Denn es kann die Pulsation bisweilen erst mehrere

Wochen oder Monate nach dem Auftreten des Exophthalmus sich zeigen. (Blessig 1877, Ransohoff 1906.)

In einigen Fällen dürfte eine Ursache des Fehlens der Pulsation ein starker retrobulbärer Bluterguß in das Orbitalgewebe sein; z. B. Müller, E. (1891), Johnson, R. (1896). In diesen Fällen verhindert vielleicht der von außen auf den Orbitalvenen lastende hohe Druck die Fortpflanzung der Pulswelle aus dem Sinus cavernosus in die Orbita.

Es besteht auch die Möglichkeit, daß dem Untersucher in manchen Fällen deshalb das Bestehen einer Pulsation entgangen ist, weil er es unterlassen hat, den Bulbus mit größerer Kraft in die Orbita zurückzudrängen; denn erst hierbei tritt in einer großen Reihe von Fällen, wie schon erwähnt, die Pulsation zutage.

Es gibt auch Fälle, in denen die Pulsation nur zeitweise (Köhler 1886) oder vorübergehend sich nachweisen ließ. So konnte z. B. bei Fryers (1897) 8jährigem Patienten (Regenschirmrippen-Stichverletzung) nur während 2 Wochen leichte Pulsation gefühlt werden — gleichzeitig mit dem Auftreten des Geräusches, welches nach einigen Monaten bei spontaner Besserung des pulsierenden Exophthalmus allmählich verschwand.

Graphische Registrierung der Pulsation.

Die Pulsation am Augapfel wurde von De Vincentiis (1894), Calderaro (1901), Tuyl (1901), Neff (1902), Schlüpmann (1904), Braunschweig (1905), Pincus (1907), Moutinho (1907), Loeb (1911), Lystad (1912) und Salus (1918) sphygmographisch sowie von Krauss (1910) plethysmographisch aufgenommen. Bei der plethysmographischen Registrierung kommt die absolute Volumzunahme der Orbita, der Grad der Venenfüllung und jede Pulswelle genau zur Darstellung, während bei den gewöhnlichen Sphygmogrammen die Höhe des Zeigerausschlages wesentlich von der Stärke des Drucks der Pelotte abhängig ist.

Eine sphygmographische Kurve läßt sich leicht gewinnen, wenn man einen Sphygmographen (nach Dudgeon, Marey u. a.) mehr oder weniger fest um den Kopf schnallt; störend wirken hierbei nur die Lidbewegungen.

Die meisten Untersucher analysieren die beim pulsierenden Exophthalmus gewonnenen Sphygmogramme nicht näher. Sie erwähnen gewöhnlich nur deren Übereinstimmung mit den von der Arteria radialis oder Arteria carotis aufgenommenen Kurven. Etwas eingehender beschäftigen sich Braunschweig (1905) und Lystad (1912) mit der am Auge aufgenommenen Pulskurve; beide heben deren Unterschiede gegenüber den von der Arteria carotis oder der A. radialis aufgenommenen Kurven hervor.

Braunschweig zieht aus den Augenpulskurven seines Falls (22jähriger Mann, $^3/_4$ Jahr nach Schußverletzung) eine Reihe von Schlüssen, die mir zum Teil etwas weitgehend und durch die abgebildeten Kurven nicht genügend begründet erscheinen:

Aus der Höhe der Pulskurven (welche je nach der Stärke des von der Pelotte auf die Orbita ausgeübten Druckes schwanken) will er schließen, daß die in die Orbita eindringende Blutwelle entsprechend der Menge des von ihr mitgeführten Blutes eine recht beträchtliche ist. Von der Pulskurve der Karotis unterscheidet sich die Augenpulskurve dadurch, daß am aufsteigenden Schenkel kurz unterhalb des Gipfels bisweilen ein kleiner Knick sich finde, daß der Gipfel häufig abgeflacht und der absteigende Schenkel verlängert erscheint. Ein solcher Unterschied zwischen Augen- und Radialispuls ist auch bei den von Moutinho (1907) abgebildeten Pulskurven schön zu erkennen.

Braunschweig sieht in dem Knick am absteigenden Schenkel unterhalb des Gipfels den einsetzenden Widerstand der ausgedehnten Venenwandungen gegen die einströmende Blutwelle. Die Abflachung des Gipfels und die Verlängerung des absteigenden Schenkels erklärt er durch die Annahme, daß die überfüllten Venen zu einer verlangsamten Abgabe ihres Inhaltes gezwungen sind. Er vermutet, daß der arterielle Charakter der Venenpulsation um so deutlicher ausgeprägt erscheinen werde, je breiter die Kommunikation zwischen Arteria carotis und Sinus cavernosus sei.

Während bei der ersten sphygmographischen Aufnahme einzelne unter den Augenpulskurven völlig dem normalen Karotispuls glichen, kamen bei einer Aufnahme 4 Wochen später, als die Krankheit sich schon bedeutend gebessert hatte, derartige normale Kurven nicht mehr vor, sondern der Gipfel hatte allgemein eine runde Form.

Bei Lystads (1912) Patient (15 Jahre, Schußverletzung) hatte die Augenpulskurve einen ziemlich niedrigen Bogen, dessen aufsteigender Teil ohne eigentlichen Gipfel in den nur wenig längeren absteigenden Teil überging. Lystad meint, Braunschweigs Annahme, eine solche von der arteriellen Pulskurve wesentlich abweichende Form weise auf eine verhältnismäßig kleine Karotisruptur hin, könne zwar möglich sein, stehe jedoch nicht in guter Übereinstimmung mit den im übrigen sehr ausgeprägten Symptomen seines Falls.

De Vincentiis (1894), der zahlreiche Augenpulskurven reproduziert, stellt an einem Fall mit angeborenem pulsierenden Exophthalmus (Angioma arteriale racemosum?) zeitliche Übereinstimmung des Gipfelpunkts an Radialis- und Augenpuls fest. Meltzer (1905) fand, bei einem Fall von pulsierendem intermittierendem Exophthalmus (infolge Karotisruptur im Sinus cavernosus), daß die Pulsation des Bulbus um $^2/_{100}$ bis $^3/_{100}$ Sekunden und Salus (1918) bei einem Patienten mit traumatischem pulsierenden Exophthalmus, daß sie um $^1/_{100}$ bis $^2/_{100}$ Sekunden hinter dem Karotispuls zurückblieb.

Loeb (1911) gibt an, daß beim Vorwärtsbeugen und beim Pressen die Ausschläge stärker werden.

Tuyl (1901) fand eine auffallende Übereinstimmung der Augenpulskurven eines Falls von länger bestehendem pulsierenden Exophthalmus und eines gefäßreichen Tumors, der Exophthalmus und Pulsation hervorgerufen hatte.

Was die Stärke der Pulsation anbelangt, so sei noch kurz die Angabe Tuyls (1901) erwähnt, daß bei graphischer Registrierung die Pulsausschläge auf dem kranken Auge 2—4mal so stark wie auf dem normalen Auge waren (gleichen Druck der Pelotte vorausgesetzt).

3. Geräusch.

§ 15. Eines der wichtigsten und interessantesten Symptome tritt uns bei der Auskultation des Kopfes entgegen: Ein dem Puls isochrones, mehr oder weniger lautes, blasendes Geräusch, welches sich bei genauer Untersuchung meist als intermittierende Verstärkung eines kontinuierlichen Sausens darstellt und dem sich bisweilen ein hoher pfeifender Ton in unregelmäßigen Intervallen beimischt.

Die diagnostische Bedeutung des auskultatorisch nachweisbaren Geräusches ist so groß, daß in einem Fall mit Exophthalmus und Pulsation, in welchem aber Geräusche nicht nachweisbar sind, es sich überhaupt nicht um einen eigentlichen pulsierenden Exophthalmus, sondern wahrscheinlich um fortgeleitete Gehirnpulsation bei Orbitaldachdefekt (z. B. Exophthalmus infolge Meningocele) handeln dürfte.

Die subjektiven Geräusche, über welche der Patient fast stets klagt, sollten dem Arzt den Hinweis geben, eine Auskultation des Kopfes vorzunehmen; aber trotzdem sind in einer Reihe von Fällen mit sonst wenig ausgeprägten Symptomen die subjektiven Klagen des Patienten über Geräusche im Kopf für nervöse Beschwerden gehalten worden, bis erst spätere Untersucher durch Auskultation am Kopf das objektive Vorhandensein dieser Geräusche feststellten und die Diagnose eines pulsierenden Exophthalmus sicherten.

Das Geräusch dürfte wohl als eines der allerfrühesten, oft sogar als das erste objektiv nachweisbare Symptom bezeichnet werden; denn es leitet als subjektives Symptom nicht selten den Symptomenkomplex ein und subjektive Wahrnehmbarkeit sowie objektive Feststellbarkeit des Geräusches durch Auskultation gehen im allgemeinen parallel. Die Ursache dafür, daß objektiv das Geräusch bisweilen erst ziemlich spät, lange nach Entwicklung des übrigen Symptomenkomplexes beobachtet wird, liegt nur daran, [daß kurz nach der Verletzung usw. nach Beginn der Erkrankung an die Auskultation des Kopfes nicht gedacht wurde.

Bezüglich der Art der subjektiven Geräusche verweise ich auf die Erörterung der subjektiven Beschwerden am Anfang des Abschnittes »Symptomatologie« S. 28—31.

In der Regel entspricht der Charakter des vom Patienten selbst gehörten Geräusches völlig dem objektiv durch Auskultation wahrnehmbaren. Ein intelligenter Patient vermag sogar den unter Umständen wechselnden Ort am Schädel, an dem er die Geräusche am deutlichsten hört, zu bezeichnen, und seine Angaben finden bei der objektiven Festellung, an welcher Stelle das betreffende Geräusch am lautesten ist, ihre Bestätigung. ECKERLEIN 1887).

Abweichungen von dieser Regel lassen sich vielleicht durch geringe Schwerhörigkeit des Untersuchers oder mangelnde Aufmerksamkeit bzw. Intelligenzmangel des Untersuchten erklären. (GRAEFE [1898] konnte das vom Patienten gehörte Geräusch, das durch Kompression der Karotis zum Schwinden zu bringen war, nicht vernehmen, bei FRANCKE's [1897] Patient war nach Karotiskompression nur noch objektiv ein Geräusch zu hören, aber nicht subjektiv; das kontinuierliche Geräusch hörte der Patient erst, nachdem er darauf aufmerksam gemacht worden war.)

Man kann das Geräusch durch Anlegen des Ohres an den Kopf oder auf das Auge des Patienten oder besser durch Auskultation mit einem Stethoskop wahrnehmen. SATTLER (1904) empfiehlt besonders für die Auskultation dieses Geräusches das von HERING[1]) zur Erforschung der Muskelgeräusche angegebene Trichterstethoskop.

Die Stelle, an der der Untersucher bei der Auskultation die Geräusche am deutlichsten vernehmen kann,

ist gewöhnlich die Orbitalöffnung, besonders deren oberer Teil, und wenn eine pulsierende Geschwulst vorhanden ist, auch diese. An Stirn, Schläfe und in der Gegend des Ohres sind die Geräusche bisweilen ebenso deutlich, bisweilen auch schwächer zu hören.

Es scheint, daß in sehr ausgeprägten Fällen mit starker Pulsation des Augapfels und dessen Umgegend die Geräusche am stärksten über der Orbita sind; dagegen können in den selteneren Fällen mit wenig ausgebildetem pulsierendem Exophthalmus die Geräusche bisweilen sich am lautesten in der Gegend des Ohres erweisen. (ZIMMERMANN 1891, BARTELS 1903, MC. CLETTAN 1911 u. a.)

Für gewöhnlich nimmt die Stärke des Geräusches, je weiter man bei der Auskultation sich vom Auge und der Schläfe entfernt, ab. Auf dem Scheitel, am Hinterkopf und auf der anderen Kopfhälfte ist das Geräusch manchmal schwach, in der Minderzahl der Fälle überhaupt nicht zu hören. In einer Reihe von Fällen, in denen sich Pulsation auch in den Vv. occipitales und in der Vena jugularis findet, ist das Geräusch über diesen Gefäßen verhältnismäßig deutlich vernehmbar.

---

1) Sitzungsbericht der Kaiserl. Akademie der Wissenschaften in Wien Bd. 79, Abt. 3, 1879.

Im Falle Hirschs (1897) waren die Geräusche für gewöhnlich nur auf der einen Kopfhälfte, nach Aufregungen jedoch auf beiden Kopfhälften zu hören.

Da die Geräusche an der Schläfe und in der Gegend des Ohres auf der Seite der Karotisruptur wesentlich stärker sind, als auf der Gegenseite, kann man auf Grund der Feststellung, auf welcher Seite die Geräusche am deutlichsten sind, schließen, welche Karotis eingerissen ist, — ebenso wie auf Grund des Nachweises, welche Karotis zu komprimieren ist, um die Geräusche zum Verschwinden zu bringen.

Im Falle Reifs (1899) war rechts ein stark, links ein nur gering ausgebildeter pulsierender Exophthalmus. Das Geräusch war am deutlichsten über dem linken Processus mastoideus. Über dem linken wenig vorgetriebenen Auge war es deutlicher als über dem rechten stark vorgetriebenen Auge. Entsprechend diesem Befund bewirkte die Kompression der linken Karotis das Aufhören des Geräuschs und der Pulsation. Also: Ruptur der linken Karotis.

Bei dem Patienten von Pincus (1907) bestand ein linksseitiger pulsierender Exophthalmus. Es waren jedoch die Geräusche über dem rechten Ohr und namentlich an der rechten Schläfe viel deutlicher wahrzunehmen. Dementsprechend konnten auch nur durch die Kompression der rechten Karotis, aber nicht der linken Karotis die Geräusche zum Verschwinden gebracht werden. Also: Linksseitiger pulsierender Exophthalmus infolge Ruptur der rechten Carotis interna.

Die Stelle der größten Deutlichkeit kann für das Blasegeräusch und für den hohen pfeifenden Ton eine verschiedene sein. Im Falle Werners (1898) war das Blasegeräusch am deutlichsten bei der Auskultation über der Orbita, der pfeifende Ton dagegen erschien am lautesten bei Auskultation in der Gegend des Ohrs.

Charakter des Geräusches.

Beim pulsierenden Exophthalmus kann man dem Charakter nach im allgemeinen drei Arten von Geräuschen unterscheiden, die in manchen Fällen gleichzeitig zur Beobachtung kommen können, während in anderen Fällen nur das erste oder die beiden ersten sich nachweisen lassen:

1. mit jedem Pulsschlag ein ziemlich lautes, scharf abgesetztes Blasegeräusch,
2. ein ununterbrochenes, leises Rauschen und Sausen,
3. nur in einer beschränkten Zahl von Fällen ein in ungleichen Zwischenräumen besonders nach leichten Anstrengungen auftretender hoher pfeifender, fast musikalisch klingender, nicht scharf abgesetzter Ton von ziemlich kurzer Dauer, welcher als Miefen, Singen oder Winseln (bruit de piaulement) bezeichnet wird.

Blasegeräusch und Sausen.

Für gewöhnlich vernimmt man beim Auskultieren zunächst nur das laute Blasegeräusch, dem Schnauben einer entfernten Dampfmaschine nicht unähnlich, welches mit der Herzsystole einsetzt, in die Diastole noch etwas hinüberreicht und dann für einen Augenblick aufhört, um mit dem nächsten Pulsschlag wieder zu beginnen. Meist wird bei längerem Auskultieren und verschärfter Aufmerksamkeit in dieser kurzen Pause das kontinuierliche, oft nur schwache Sausen bemerkbar.

Es gibt Fälle, in denen der leise kontinuierliche Anteil des Geräusches nur bei Auskultation in der Nähe des Auges (Puzey 1891) oder nur zeitweise (Gayet 1883, Kipp 1888) gehört werden kann, und Fälle, in denen es bei Kompression der Arteria carotis verschwindet, während das Blasegeräusch bestehen bleiben kann (vgl. auch unten).

Will man versuchen, die objektiv hörbaren Geräusche durch menschliche Laute wiederzugeben, so ist dieses vielleicht möglich durch wiederholt mit starker Flüsterstimme hinzuhauchéndes »bau — sch —, bau — sch«. (Weinkauff 1910.)

De Schweinitz & Holloway (1908) finden das Geräusch unter 29 Fällen, in denen nähere Angaben über dessen Art gemacht sind, 21 mal als »systolisch«, 3 mal als kontinuierlich und 5 mal als kontinuierlich mit systolischer Verstärkung bezeichnet, während unter 29 von Keller (1898) zusammengestellten Fällen 4 mal das Geräusch als intermittierend, 2 mal als kontinuierlich ohne systolische Verstärkung und 23 mal als kontinuierlich mit systolischer Verstärkung angegeben ist.

Die Stärke der Geräusche kann eine sehr verschiedene sein. Bisweilen sind die Geräusche so leise, daß man nur mit der gespanntesten Aufmerksamkeit sie bei der Auskultation zu vernehmen vermag. Das andere Extrem bilden die Fälle, in denen sie so laut sind, daß man sie aus einiger Entfernung vom Kopf des Patienten hören kann, — einige cm bis ca. 90 cm (1 Yard). (Hulke 1860, Syme 1860, Morton-Harlan 1870, Wolfe 1881, Poirier 1890, Zimmermann 1891, Müller 1891, Karplus 1900, Ballin 1903.)

Man kann sich durch Auskultation objektiv davon überzeugen, daß bei verstärkter Herztätigkeit — bei Anstrengung, Aufregung oder beim Bücken — die Geräusche lauter werden. Subjektiv werden die Geräusche vom Patienten am störendsten und lautesten gewöhnlich beim Liegen und bei Ruhe in der Umgebung empfunden.

Bezüglich der differentialdiagnostischen Bedeutung der Stärke der Geräusche verweise ich auf den Abschnitt X, Differentialdiagnose S. 180 ff.

Der Vollständigkeit halber sei die Angabe Neffs (1902) erwähnt, daß bei Auskultation der Stirn seines Patienten mit rechtsseitigem pulsierenden Exophthalmus die Geräusche am deutlichsten in Rückenlage waren, weniger deutlich dagegen im Sitzen oder in der linken Seitenlage des Patienten.

In der Regel werden die Geräusche durch die Kompression der rupturierten Arteria carotis völlig beseitigt oder doch wenigstens bedeutend abgeschwächt; in diesem letzten Falle können die Geräusche dann meist durch Kompression der zweiten Karotis völlig zum Schwinden gebracht werden. Durch den Nachweis, welche Karotis komprimiert werden muß, um die Geräusche zu beseitigen, findet man, wie schon erwähnt, welche Karotis rupturiert ist.

In manchen Fällen kann man objektiv feststellen, daß bei Kompression oder Ligatur der Arteria carotis communis nur das kontinuierliche Brausen aufhört, während das intermittierende Blasegeräusch zwar wesentlich leiser wird, aber noch nachweisbar bleibt. (Schalkhäuser 1877, Bitsch 1879, Nieden 1887, Müller 1891, Schwalbach 1905.)

Umgekehrt konnte der Patient Franckes (1897) subjektiv nach Karotisligatur einen Tag lang das intermittierende Blasegeräusch nicht mehr bemerken, sondern nur noch ein gleichmäßiges kontinuierliches Sausen, »wie wenn Gas ausströmt«.

Merkwürdig sind die nur vereinzelten in folgendem angeführten Beobachtungen, daß auch bei kräftigem Zurückdrücken des Augapfels in die Augenhöhle oder bei Druck auf ein am innern oberen Augenwinkel und am Nasenrücken entlang laufendes pulsierendes Gefäß die Geräusche aufhören können, und daß andererseits in einem Falle von doppelseitigem pulsierenden Exophthalmus beim Zurückschieben des der eingerissenen Karotis entsprechenden vorgetriebenen Augapfels das Sausen sich verstärkte (Eckerlein 1887, S. 23). An einem von mir (1916) beobachteten traumatischen Fall (17jähr. M.; keine pulsierende Geschwulst; Exophthalmus 9 mm) war kräftiges Zurückdrängen des Augapfels ohne Einfluß auf das Geräusch.

Beim 28jährigen Patienten Secondis (1881) — ausgebildeter doppelseitiger traumatischer pulsierender Exophthalmus mit pulsierender Geschwulst beiderseits innen oben —, bei welchem als Behandlung nur Bettruhe und Digitalkompression der linken rupturierten Arteria carotis (keine Ligatur) angewendet worden waren, verschwanden bei Druck auf den linken Augapfel oder die linke Vena angularis Pulsation und Blasegeräusch links, wurden aber stärker auf der rechten Seite; Druck auf das rechte Auge oder die rechte Vena angularis beseitigte das Blasegeräusch auch rechts.

Knapp (1901). — 24jähriger junger Mann. Trauma: Geräusche; 8 mm Exophthalmus; Pulsation; Stauungserscheinungen in Bindehaut-, Regenbogenhaut- und Netzhautvenen, aber ohne pulsierende Geschwulst. — Wenn man den Bulbus stark in die Orbita hineindrückte, so hörten die Geräusche auf (noch vor der Karotisligatur).

Bitsch (1879). Gesunde Frau. Spontan (2 Tage vor Niederkunft): Exophthalmus; Pulsation; Geräusche; pulsierende Gefäße am innern oberen Augenwinkel. Durch Druck in die Tiefe des inneren oberen Augenwinkels ließ sich das Schwirren und Sausen ganz zum Verschwinden bringen. Behandlung: Digitalkompression der Karotis ohne nennenswerten Erfolg.

Woodward (1896). 39jährige Frau. Spontan entstandener typischer Fall mit Exophthalmus, Pulsation, Geräusch, Venenstauung. Am innern oberen Augenwinkel pulsierende Gefäße, bei deren Kompression die Geräusche und das Schwirren aufhörten; nach deren Ligatur völlige Heilung.

Bodon (1899). 36jähriger Mann. Trauma; starker Exophthalmus; pulsation; Geräusche; pulsierende Geschwulst innen oben. Durch Karotiskompression waren die Geräusche vorübergehend zu beseitigen. Vergebliche Unterbindung erst der einen, einen Monat später auch der zweiten Karotis. Bei Kompression des Gefäßknotens am inneren oberen Orbitalrand verstummen sofort die Geräusche. Resektion dieser Gefäße brachte Heilung.

Eine einwandfreie Erklärung für das Verschwinden des Geräusches bei Kompression des pulsierenden Gefäßes am inneren Orbitalwinkel vermag ich nicht zu geben. Nur ein Leiserwerden der Geräusche über der Orbita und auf der Stirn wäre mir verständlich, da durch Kompression in der Tiefe des oberen inneren Orbitalwinkels die Wirbelbewegung des Bluts in der Vena ophthalmica sup. beeinträchtigt werden könnte.

Drei weitere Fälle (De Wecker 1877, Jocqs 1895, Bettremieux 1909), bei denen das Geräusch durch Kompression eines Gefäßes am inneren Orbitalrand zum Verschwinden zu bringen war, sind keine typischen Fälle von pulsierendem Exophthalmus, insofern, als bei allen 3 die Pulsation fehlt; die Originalbeschreibung dieser Fälle ist zum Teil nicht ausführlich genug, um sich ein klares Bild über die Natur der Erkrankung zu machen. Möglicherweise hat es sich um Gefäßgeschwülste der Orbita gehandelt, die von der Art. angularis gespeist wurden.

In den meisten Fällen von pulsierendem Exophthalmus scheint nicht besonders darauf geachtet worden zu sein, ob durch Kompression der pulsierenden Gefäße am inneren oberen Orbitalrand ein Verschwinden des Geräusches herbeizuführen ist. Nur in wenigen Fällen (De Vincentiis 1894, Goytan 1897, eigner Fall 1916) ist ausdrücklich festgestellt, daß die Kompression der Vena angularis keinen Einfluß auf die Geräusche ausübte.

Hoher pfeifender Ton.

In manchen Fällen mischt sich dem beschriebenen intermittierenden Blasegeräusch und dem kontinuierlichen Sausen noch ein in ungleichen Zwischenräumen wiederkehrender hoher pfeifender Ton bei, welcher mitunter einen eigentümlich klagenden winselnden Charakter hat und deshalb von den Franzosen als »bruit de piaulement« bezeichnet wird.

Eine Statistik über die Häufigkeit dieses pfeifenden Tons beim pulsierenden Exophthalmus aufzustellen hat wenig Wert, denn während er in den ausführlichen Arbeiten häufig erwähnt ist, finden sich in den kürzeren Berichten nur sehr selten Angaben darüber. Da er stets nur vorübergehend zur Beobachtung kommt und in manchen Fällen sogar nur bei beschleunigter Blutzirkulation auftritt, kann er leicht dem Untersucher entgehen. In vier von mir an der Königsberger Universitätsaugenklinik beobachteten Fällen konnte ich allerdings weder vor noch nach der Unterbindung der Karotis bei speziell darauf gerichteter Untersuchung das Vorhandensein eines hohen pfeifenden Tons feststellen. Während De Schweinitz & Holloway (1908) angeben, er sei unter 207 Fällen nur in 5,8% erwähnt, finde ich

ihn unter 322 Fällen in etwas über 8% berichtet. Zweifellos dürfte er noch
häufiger vorkommen.

In einer Anzahl von Fällen kam der hohe pfeifende Ton · erst nach
Unterbindung der Arteria carotis communis zur Beobachtung (ECKERLEIN 1887,
WOODWARD 1896, KELLER 1898).

Seinem Charakter nach ·wird der hohe pfeifende Ton von REIF (1899)
mit klingelndem Rasseln, von RECLUS (1908) mit dem Piepen eines Vogels
verglichen. ECKERLEIN (1887), der sich eingehend mit dem Studium des
pfeifenden Tons befaßt hat, beschreibt ihn als »ein sehr hohes fast musikalisch klingendes nicht ganz. scharf absetzendes Geräusch von nicht sehr
langer Dauer« und bezeichnet ihn als »Miefen« oder »Singen«. In den
höchsten Tonschwingungen »klang er wie Windesgeräusch, das durch enge
Öffnungen entsteht«; in tiefen Tonschwingungen klang es »mehr singend
wie klagend, — im ganzen den chlorotischen Nonnengeräuschen vollkommen
gleich«. Die miefenden Geräusche erschienen »je lauter desto kontinuier-
licher, je leiser desto intermittierender«. Ihre höchste Intensität erreichten
sie vor der pulsatorischen Erschütterung der Radialarterie.

Im Falle WERNERS (1898) dauerten die winselnden Geräusche, welche
mit dem Puls jedesmal eine deutliche Verstärkung erfuhren, etwas länger
an, als die Blasegeräusche, und. waren durch kurze Pausen zwischen den
einzelnen Tönen unterbrochen. Der Patient gab selbst an, deutlich zwei
Geräusche, ein »pfeifendes« und ein »schnaufendes« unterscheiden zu können,
von denen das erstere nur zeitweise zu vernehmen sei.

Der hohe pfeifende Ton kann vorübergehend für einige Minuten, Stunden
oder Tage verschwinden und dann wieder auftreten. Bei Anstrengungen
z. B. beim Erheben aus der Rückenlage wird er lauter. Von Inspiration,
Exspiration und Unterbrechung der Atmung scheint er unabhängig zu sein.

Sehr eigentümlich ist der Einfluß, den die Kopfhaltung auf den
hohen pfeifenden Ton ausübt:

Bei ECKERLEINS (1887) 28jähriger Patientin mit doppelseitigem traumatischem pulsierendem Exophthalmus infolge Ruptur der rechten Karotis
im Sinus cavernosus wurde das pfeifende Geräusch, welches erst nach der
Karotisligatur bemerkt worden war, beim Drehen des Kopfes nach links
verstärkt; ebenso bemerkte WERNER (1898) bei seinem 10jährigen Patienten
mit linksseitiger traumatischer Ruptur der Arteria carotis im Sinus cavernosus nach der Karotisligatur, daß das pfeifende Geräuseh, welches auch
schon vorher bestanden hatte, beim Neigen des Kopfes auf die rechte Seite
deutlich an. Intensität zunahm, während es beim Neigen auf die linke Seite
verschwand. Kompression der rechten Arteria carotis war ohne Einfluß
auf das Geräusch.

Sowohl im Charakter wie in der Zeitperiode seines Auftretens (präsystolisch) und in der Beeinflussung durch Kopfhaltung erinnert der hohe

pfeifende Ton beim pulsierenden Exophthalmus an die Nonnengeräusche bei Chlorotischen (ECKERLEIN 1887).

Bezüglich der Entstehung der Geräusche beim pulsierenden Exophthalmus verweise ich auf das Kapitel Pathogenese S. 153.

4. Pulsierende Venengeschwülste und variköse Venen in der näheren und weiteren Umgebung des Auges.

§ 16. Viel ausgesprochener als am Augapfel kann sich die Pulsation an pulsierenden mehr oder weniger großen Geschwulstbildungen finden, die bei länger bestehender Erkrankung sich nicht selten in der Nachbarschaft des Augapfels entwickeln.

Diese pulsierenden Venengeschwülste bieten eine Reihe höchst charakteristischer Eigenschaften dar, durch welche der Symptomenkomplex wesentlich vervollständigt wird und die Diagnose noch genauer präzisiert werden kann. Sie pflegen gewöhnlich erst einige Monate, nur sehr selten einige Wochen nach Beginn der Erkrankung sich allmählich auszubilden. Es bedarf natürlich einer gewissen Zeit, bis das aus der rupturierten Arteria carotis interna durch den Sinus cavernosus in die Orbitalvenen eindringende arterielle Blut die letzten Verzweigungen der Vena ophthalmica superior am vorderen oberen Orbitalrand so stark erweitert hat, daß die Varicen als pulsierende Geschwülste äußerlich sichtbar werden.

Unter 322 Fällen von echtem pulsierenden Exophthalmus wird 122mal (d. h. in 38% der Fälle) das Bestehen einer pulsierenden Geschwulst berichtet. Es sind hierbei auch die Fälle mit eingeschlossen, in denen nur leichte pulsierende Anschwellungen in der Umgebung des Augapfels sichtbar waren. In einer größeren Anzahl von weiteren hierbei nicht mit berücksichtigten Fällen sind pulsierende Gefäße, die keinerlei Vorwölbung veranlassen, in der Nachbarschaft des Auges besonders nach innen oben festzustellen.

DE SCHWEINITZ & HOLLOWAY (1908) berechnen die Häufigkeit pulsierender Geschwülste (»venous masses«) unter 207 Fällen auf 28,5%.

Versucht man das nur auf etwa $^1/_3$ der Fälle beschränkte Vorkommen einer pulsierenden Geschwulst zu erklären, so muß man vor allem berücksichtigen, daß die pulsierende Geschwulst wie oben erwähnt mindestens einige Wochen, meist aber einige Monate zur Ausbildung braucht, und daß in manchen Fällen die Veröffentlichung bzw. die Krankenvorstellung erfolgte, noch bevor eine pulsierende Geschwulst Zeit hatte, sich zu entwickeln; ferner, daß in anderen Fällen eine erfolgreiche Behandlung so rasch einsetzte, daß das Leiden vor dem Auftreten einer pulsierenden Geschwulst schon zur Heilung kam.

Lage der pulsierenden Geschwulst und der erweiterten Venen.

Der Sitz der pulsierenden Geschwulst ist am häufigsten innen oben vom Augapfel nahe der Incisura supraorbitalis (vgl. Abb. 3 u. 4, S. 30 u. 31 sowie Abb. 5—7, S. 50 u. 51) entsprechend der Stelle, an welcher die Vena ophthalmica superior mit der Vena angularis und der Vena frontalis (naso-frontalis) in Verbindung steht (vgl. Tafeln II—IV zu S. 255 des Kapitels von Birch-Hirschfeld »Die Krankheiten der Orbita« in diesem Handbuch oder Spalteholz, Atlas der Anatomie des Menschen Bd. II, Figur 487 und 488).

Sehr viel seltener ist der Hauptsitz der pulsierenden Geschwulst innen oder oben vom Auge. Aber auch in solchen Fällen findet sich doch gewöhnlich noch am oberen inneren Orbitalwinkel eine Pulsation oder eine pulsierende Schwellung, von der das Blut zuleitenden variкösen Vene.

Außerst selten besteht nur unten innen eine pulsierende Geschwulst. (Noyes 1881; Pritchard 1904, sowie gleicher Fall Burghard & Pritchard 1907; Halstead & Bender 1910).

Ganz ausnahmsweise ist der Hauptsitz der pulsierenden Geschwulst oben außen vom Auge. (zur Mühlen 1904, Treacher-Collins 1901.)

Zahlenmäßig ist der Hauptsitz der pulsierenden Geschwulst unter 122 Fällen:

$$
\begin{array}{llll}
86\,\text{mal} & (71\%) & \text{innen oben vom Augapfel} \\
21 \ \text{»} & (17\%) & \text{oben} & \text{»} & \text{»} \\
10 \ \text{»} & (8\%) & \text{innen} & \text{»} & \text{»} \\
3 \ \text{»} & (2,5\%) & \text{unten} & \text{»} & \text{»} \\
2 \ \text{»} & (1,5\%) & \text{oben außen} & \text{»} & \text{»}
\end{array}
$$

Wenn die pulsierende Schwellung nicht einen Zusammenhang mit dem inneren oberen Orbitalwinkel zeigt, so muß immer an die Möglichkeit gedacht werden, daß es sich um ein sehr gefäßreiches, meist bösartiges Neoplasma handelt.

So war beispielsweise der Sitz der pulsierenden Geschwulst oben außen oder außen in folgenden Fallen, in denen es sich nicht um einen eigentlichen pulsierenden Exophthalmus, sondern ein pulsierendes Neoplasma handelte: Lenoir 1852, Szokalski 1864, Nunneley 1865, Withusen 1866 (gleicher Fall Norrie 1898), Hensen (briefliche Mitteilung, Fall Nr. 106 der Sattlerschen Tabellen 1880), De Bono 1896, Maynard & Rogers 1904. (Vgl. S. 89—91.)

Gelegentlich kommt außer einem nach innen oben vom Bulbus gelegenen pulsierenden Venentumor noch ein mit dem ersten scheinbar nicht zusammenhängender zweiter innen unten vom Auge vor (Travers 1813, Higgens 1882, Sattler 1904); oder es findet sich außer einem nasal gelegenen noch ein zweiter oberhalb des Bulbus (Brainard 1853, Aubry 1864, Frost 1883).

Häufig erstreckt sich die pulsierende Anschwellung auf das Oberlid oder in die Augenbrauengegend, bisweilen auch in die Tränensackgegend entsprechend dem Verlauf der Vena angularis; vgl. Abbildung 5 eines Falls von H. Sattler (1904). Bei länger bestehender Erkrankung kann eine ganze Kette von größeren und kleineren prall gefüllten pulsierenden Venenknoten den Augapfel innen und oben umgeben.

Bei doppelseitigen Fällen sind doppelseitige ausgedehnte pulsierende Anschwellungen verhältnismäßig häufig.

In einer Reihe von Fällen setzt sich die pulsierende Geschwulst von der Gegend der Incisura supraorbitalis auf die Stirn fort und kann in manchen Fällen bis unter die Haare reichen.

Im beifolgend abgebildeten Fall von Hildebrand (1912) erstreckt sich das geschwulstartige stark gewundene Venenpaket von dem linken oberen Orbitalrand über die ganze rechte Stirnhälfte (Abbildung 6).

Abb. 5.

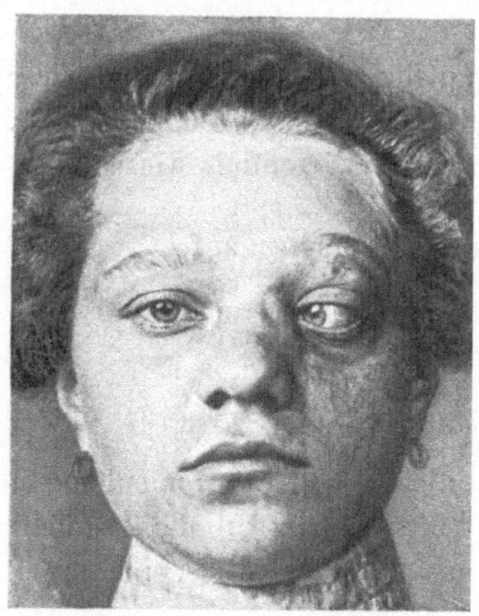

Linksseitiger puls. Exophthalmus mit puls. Geschwulst. (10 Jahre bestehend). (Sattler 1904.)

Abb. 6.

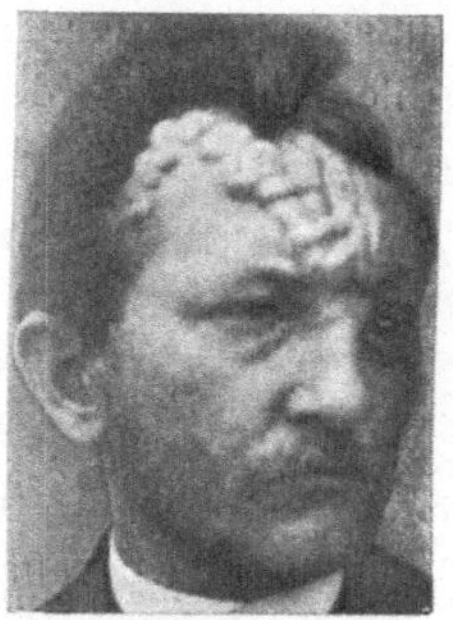

Linksseitiger pulsierender Exophthalmus mit pulsierender Geschwulst nach 17 jähr. Bestehen. (Hildebrand 1912.)

In seltenen Fällen, von denen ich die bemerkenswertesten hier kurz mitteile, sieht man von den pulsierenden Venengeschwülsten stark erweiterte und geschlängelte Venen auf die Wangen und über die Schläfen bis in die Gegend des Ohres ziehen (Gebiet der Vena facialis und Vena temporalis). Vgl. Abb. 7 u. 8.

1. Knapp (1884). Traumatischer Fall bei einer 48jährigen Frau; nach 7jährigem Bestehen an Lidern, Nase, Stirn, Schläfen und Wangen ein dichtes Netz geschlängelter und erweiterter Blutgefäße, die in ihrer Dicke zwischen einem dünnen Strohalm und einem dicken Gänsefederkiel schwankten.

2. Hird & Haslam (1909). 24jähriges Mädchen. Spontan. Erfolglose Karotisunterbindung in der 6. Woche und Vena-angularis-Unterbindung in der 10. Woche

nach Beginn.   Nach nur 9 monatlichem Bestehen starke Pulsation an der Vena facialis, temporalis und auricularis post.

3. Golowin (1900).   19 jähriges Mädchen mit spontan im 13. Lebensjahr entstandenem pulsierenden Exophthalmus.   Pulsierende Tumoren befanden sich oberhalb, nasal und unterhalb beider Augen (rechts stärker als links).   Von diesen pulsierenden Schwellungen zogen sich stark erweiterte Venen über Stirn und Schläfen bis an den behaarten Teil des Kopfes.

4. Wiesinger (1903). Traumatischer Fall bei einem 38 jähr. Mann.   Fünf Jahre nach Beginn bestanden beiderseits hochgradige pulsierende Schwellungen unter den Augenbrauen und auf der linken Stirn; vielfach gewundene Gefäße verliefen zum Scheitel und zu den Schläfen. Über allen Gefäßen war Schwirren fühlbar (vgl. Abb. 7 u. 8).

5. Zur Mühlen (1904). 24 jähriges Mädchen. Puls. Exophth. seit etwa 14 Jahren infolge Trauma.   Pulsierende Venenerweiterung an beiden Schläfen vom äußeren Augenwinkel bis zur Haargrenze; ferner an der ganzen Kopfschwarte; besonders am Hinterkopf, entsprechend den mit dem Emissarium mastoideum in Verbindung stehenden Venen war Pulsation und Schwirren zu fühlen. Auch das Ohrläppchen machte die Bewegung mit. Bei der Patientin bestanden außerdem noch Gehörstörungen, starke Kopfschmerzen und eine auffallende Neigung zum Einschlafen, die möglicherweise auch durch starke Venenstauung im Schädel bzw. im Gehirn zu erklären sind.

Abb. 7.

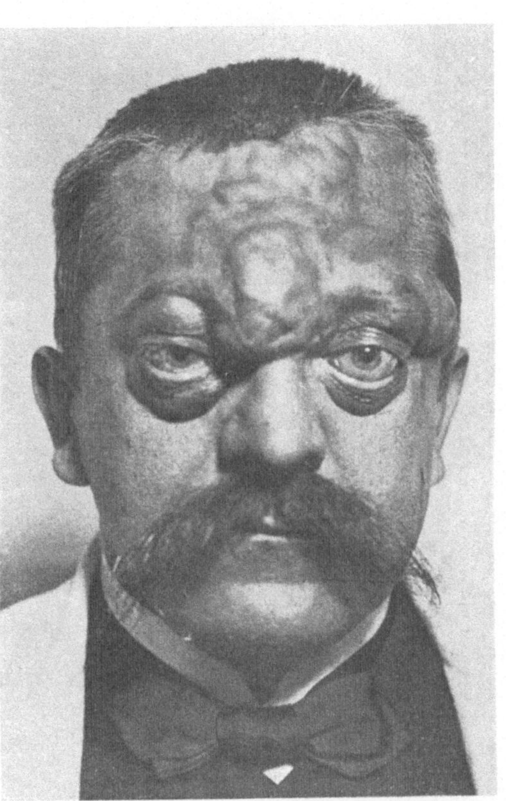

Doppelseitiger traumatischer pulsierender Exophthalmus mit hochgradigen pulsierenden Venengeschwülsten nach 5 jährigem Bestehen. (Wiesinger 1903.)

In einigen Fällen (Hird & Haslam 1909; Oliver 1904; Zur Mühlen 1904) bestand starke Pulsation und Schwirren am Hinterkopf im Gebiet der Vena occipitalis und der Vena auricularis posterior.   Dies ist dadurch zu erklären, daß das arterielle Blut aus der Karotis vom Sinus cavernosus durch die Sinus petrosi, den Anfangsteil des Sinus transversus und das Emissarium mastoideum in die beiden Hauptvenen des Hinterkopfs strömte.

4*

Daß auch in die Venen des Gehörorgans das pulsierende Venenblut aus dem Sinus cavernosus einströmen kann, beweist die Beobachtung Isupows (1909), bei dessen Fall von pulsierendem Exophthalmus auf der erkrankten Seite am Promontorium ein pulsierender Reflex durch eine alte Perforation im Trommelfell sichtbar war.

Abb. 8.

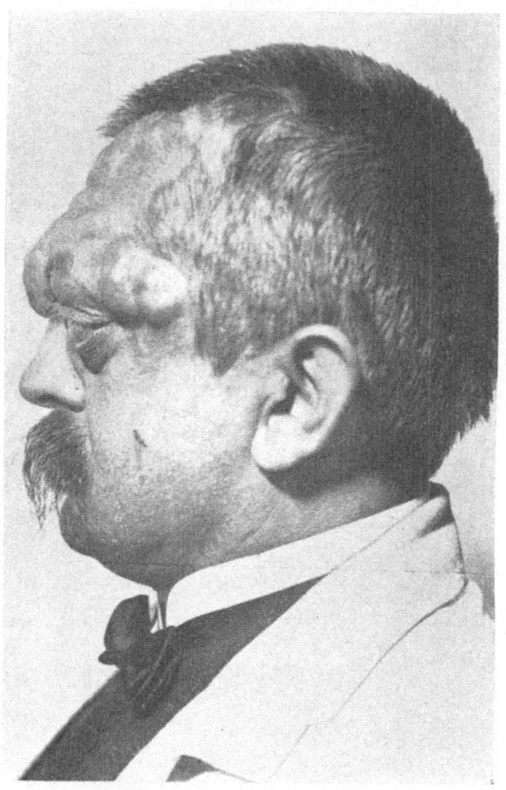

Pulsierende Venengeschwulst.
(Wiesinger 1903.)

Hier möchte ich anschließend auf die Beobachtung von auffallend starker Pulsation am Hals in der Gegend der Arteria carotis communis der erkrankten Seite hinweisen, die, wie es scheint, gar nicht allzuselten vorkommt, aber gewöhnlich nicht beachtet wird. Die wenigen Autoren, die sie erwähnen, deuten sie fast alle fälschlicherweise als verstärkte Pulsation der Arteria carotis.

Secondi (1881) und Coppez (1902) teilen mit, daß der Karotispuls auf der erkrankten Seite stärker sei als auf der gesunden.

Sobernheim (1903) und Usher (1904) berichten, die Pulsation der großen Halsgefäße sei auf der kranken Seite deutlich sichtbar und sehr viel stärker als auf der gesunden Seite und Usher erwähnt, daß bei der Sektion die Untersuchung der Arteria carotis communis beider Seiten keine Erklärung der auffallend starken Pulsation ergeben habe.

In Wirklichkeit entsteht diese Pulsation am Hals auf der kranken Seite zweifellos durch die rückläufige arterielle Blutwelle, die vom Sinus cavernosus aus der rupturierten Arteria carotis durch den Sinus petrosus inferior in die Vena jugularis interna einströmt.

Beweisend für diese Erklärung sind die Beobachtungen von Hoffmanns (1881) und Ipsens (1912).

Von Hoffmann (1881) begegnete bei der Unterbindung der Arteria carotis in einem Fall von pulsierendem Exophthalmus einem so stark pulsierenden großen

Gefäß, daß er es zuerst für die Karotis selbst hielt und eine Ligatur herumlegte; aber da diese Unterbindung keinen Einfluß auf das Geräusch hatte, erkannte er das Gefäß als Vena jugularis interna. Er entfernte die Unterbindung wieder und es gelang ihm die richtige Arteria carotis mit gutem Erfolg zu ligieren.

IPSEN (1912), in dessen Fall auch die Arteria carotis communis der kranken Seite den Eindruck stärkerer Pulsation und Erweiterung machte, fand bei der Unterbindung der Karotis eine abnorme Erweiterung der Vena jugularis und führte mit Recht auf diese die verstärkte Pulsation am Hals der kranken Seite zurück.

In 3 eigenen Fällen (1920) konnte ich bei der vom Chirurgen ausgeführten Unterbindung der Carotis interna das Fehlen einer Pulsation in der Vena jugularis interna feststellen.

Außer der meist mit starker Pulsation verbundenen Stauung und Erweiterung der größeren pulsierenden Venen in der näheren Umgebung des Auges findet sich bisweilen auch eine mehr oder weniger starke Stauung in den kleinsten Gesichtsvenen. Eine solche Zyanose des Gesichts war besonders ausgeprägt in den Fällen von JEAFFRESON (1879; 45jährige Frau; spontan; 5 Wochen nach Beginn), BRAUNSCHWEIG (1905; 22jähriger Mann nach $3/_4$jährigem Bestehen) und NATANSON sen. (1908; Gesicht besonders in seinem oberen Teil von blauroter Farbe, ebenso auch die Lippen und die Ohrmuscheln, eine Schwellung bestand aber nicht).

Größe und Form der pulsierenden Geschwulst.

Die Größe der pulsierenden Geschwulst kann innerhalb weiter Grenzen schwanken. Bisweilen ist an der pulsierenden Stelle nur eine leichte Vorwölbung zu bemerken, meist aber hat die Anschwellung den Umfang einer Bohne, einer Haselnuß oder einer halben Walnuß.

Schon im Alter von 12 Jahren kann die pulsierende Geschwulst Taubeneigröße und der Fortsatz nach der Stirn Kleinfingerdicke erreicht haben (BOURGUET 1855; ein 12jähriges Mädchen mit typischem 3 Jahre lang bestehenden, nach Schädelbruch infolge Sturz aus dem 2. Stockwerk entstandenen pulsierenden Exophthalmus).

Die Form ist meist rundlich oder oval, mitunter auch länglich oder gewunden. Das nicht allzuselten über die Stirne nach den Haaren zu verlaufende Venenpaket kann die Größe und den Umfang eines oder zweier nebeneinander gelegter kleiner Finger oder sogar die eines Zeigefingers erreichen.

Befunde bei der Palpation der pulsierenden Geschwulst und bei Kompression des blutzuführenden Gefäßes.

Die Oberfläche der pulsierenden Geschwulst erscheint gewöhnlich glatt. Die Haut darüber ist leicht verschieblich. Nicht selten hat man bei der Palpation den Eindruck von varicösen Gefäßkonvoluten.

Bei Prüfung der Konsistenz zeigt sich die Geschwulst fast stets weich; sie ist durch leichten Fingerdruck komprimierbar, nimmt aber sofort nach Aufhören des Drucks ihren früheren Umfang wieder an. Es besteht meist keine Druckempfindlichkeit.

Nur ganz ausnahmsweise ist die Geschwulst oder ein Teil der Geschwulst mehr gespannt, fest elastisch (TRAVERS 1813), oder es finden sich in der Geschwulst stellenweise harte stark druckempfindliche höckerige Massen (DALRYMPLE 1815), welche wohl als Thromben aufzufassen sind.

Außer der Pulsation nimmt der tastende Finger noch ein eigentümliches Schwirren (thrill, frémissement) über den pulsierenden Geschwülsten wahr. Manchmal ist dieses auch über pulsierenden Venen, die keine Vorwölbung veranlassen, zu fühlen. Bei einem von mir (1916) in der Königsberger Universitäts-Augenklinik beobachteten Fall war das Schwirren nur bei ganz zartem Auflegen des Fingers auf den oberen inneren Orbitalwinkel zu fühlen, während man zur Wahrnehmung von Pulsation einen wesentlich stärkeren Druck ausüben mußte.

Sehr charakteristisch und diagnostisch wichtig ist die Feststellung, daß bei Druck auf die das pulsierende Blut zuleitende Vene, — d. h. auf eine Stelle am inneren oberen Orbitalrand in der Gegend der Incisura supraorbitalis — die Venengeschwülste unmittelbar zusammensinken und die Pulsation sowie das Schwirren aufhören. Auch durch Druck gegen den oberen inneren Orbitalrand vom Bindehautsack aus läßt sich die äußerlich fühlbare Pulsation zum Schwinden bringen (NICOLINI 1901).

Ebenso tritt bei Kompression der ensprechenden Arteria carotis gewöhnlich eine Verkleinerung der Geschwulst und ein Aufhören der Pulsation ein.

Nach langjährigen Bestehen eines Knäuels stark erweiterter und geschlängelter Venen über Stirn, Schläfe und Wange kann bei Unterdrückung der Blutzufuhr die eine Gesichtshälfte wie abgemagert erscheinen infolge Atrophie des subkutanen Fettgewebes durch den Druck der varicösen Venen (GOLOWIN 1900).

Bei mäßig starker Kompression des Halses und bei Vorneigen des Kopfes kann infolge Stauung der Jugularvenen die Geschwulst sich vergrößern und ihre Pulsation kann zunehmen — Übergang zu intermittierendem Exophthalmus (Fälle von GRUNERT 1898, u. a.; vgl. S. 33, 102 u. 179).

Am Schädelknochen, besonders am inneren oberen Rand der Augenhöhle können die erweiterten pulsierenden Venen einen isolierten Knochenschwund herbeiführen, und zwar, wie die folgende kleine Tabelle zeigt, sowohl bei älteren wie bei jüngeren Personen nach ein- oder mehrjährigem, ausnahmsweise auch schon nach mehrmonatlichem Bestehen.

Autor	Jahr	Geschlecht	Alter	Traum. oder spontan.	Kranheitsdauer	Art des Knochenschwundes.
JOBERT	1841	M.	60	sp.	?	1½ cm br. Defekt oben.
BRAINARD	1853	M.	34	tr.	1 Jahr	Usur innen oben.

Autor	Jahr	Geschlecht	Alter	Traum. oder spontan.	Krankheitsdauer	Art des Knochenschwundes.
Syme	1860	W.	22	sp.	mehrere Mon.	Usur innen oben
Braunschweig	1905	M.	22	tr.	1 Jahr	Verbreiterung d. Incis. supraorb.
Marple	1907	M.	21	»	7 Jahre	Tiefe Rinne im Schädelknochen.
Zeller	1911	M.	42	»	7 Jahre	Tiefe Rinne im Orbitaldach.

5. Stauungserscheinungen an den Venen der Bindehaut, Regenbogenhaut, Netzhaut, Aderhaut und der Nasenschleimhaut.

§ 17. Außer der starken Blutüberfüllung in den Hautvenen, die sich besonders durch Erweiterung und Schlängelung an Lidern, Stirn, Nase und Schläfen, bisweilen auch nur durch bläulichrote Verfärbung der Gesichtshaut bemerkbar macht, bewirkt der hohe Blutdruck in dem mit dem Sinus cavernosus zusammenhängenden Venensystem beim pulsierenden Exophthalmus auch eine Stauung und Erweiterung der Venen an Bindehaut, Regenbogenhaut, Netzhaut und Nasenschleimhaut.

Starke Erweiterung (bis zu 1 mm Durchmesser), korkzieherartige Schlängelung der konjunktivalen und episkleralen Venen und dadurch bläulichrote Injektion des Augapfels ist ein ziemlich konstantes und wichtiges Symptom (Abb. 9). Die Gefäße am Limbus corneae sind oft erweitert. Maculae corneae können lebhaft vaskularisiert erscheinen (Hirsch 1897).

Die Erweiterung und Schlängelung der Bindehautvenen kann bei einseitigem pulsierenden Exophthalmus doppelseitig auftreten, sie kann auch nach Heilung aller sonstigen Erscheinungen des pulsierenden Exophthalmus dauernd bestehen bleiben (vgl. Abb. 9).

Abb. 9.

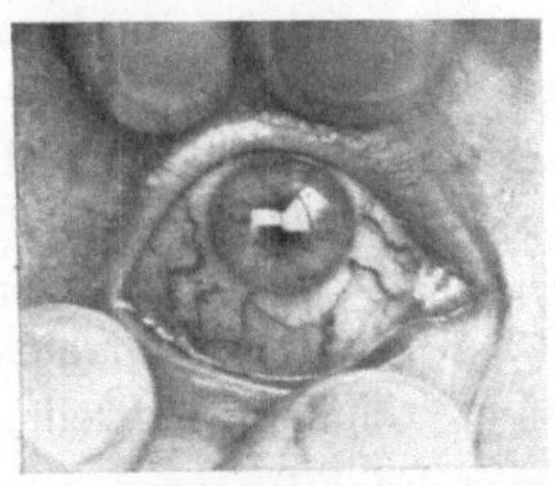

Rechtes Auge eines 36jähr. Patienten, der 19 Jahre lang an linksseitigem puls. Exophthalmus gelitten hat, und bei dem vor einem Jahr spontan durch Venenthrombose Heilung eingetreten war; eigene Beobachtung eines 2 Jahre früher [1912] von Hildebrand veröffentlichten Falls (Abb. 6, S. 50).

Die Bindehaut mit ihren stark erweiterten Gefäßen ragt infolge des gleichzeitig meist vorhandenen starken Stauungsödems mitunter geschwulstartig aus der Lidspalte hervor, besonders am inneren Lidwinkel (Kennedy 1904, Lambert 1902).

Solche geschwulstartigen Pakete erweiterter Venen können beim Bücken an Größe stark zunehmen (Meltzer 1905; pulsierender intermittierender Exophthalmus).

Die Gefäße der Regenbogenhaut werden öfters als beträchtlich erweitert beschrieben.

Bei der Augenspiegeluntersuchung findet man als wichtiges und ziemlich konstantes Symptom eine außerordentlich starke Verbreiterung und Schlängelung der Netzhautvenen. In einer Anzahl von Fällen ist auch eine deutliche Venenpulsation festzustellen. Häufig sind Netzhautblutungen. Näheres über die Augenhintergrunds-Veränderungen siehe weiter unten Abschnitt 7, e; S. 68.

Die Angabe Niedens (1881) und Bergers (1884), auch eine Stauung in den Aderhautvenen beobachtet zu haben, will ich nur kurz erwähnen.

Starke Hyperämie der gesamten Nasenschleimhaut (»blaurot geschwollen und sulzig verdickt« Becker 1908) dürfte sich wohl in der Mehrzahl der Fälle finden, sie wird aber, da eine Nasenuntersuchung nur in einer kleinen Zahl von Fällen stattgefunden hat, verhältnismäßig selten erwähnt. Häufig kommen dagegen Nasenblutungen vor, die meist in einem Zusammenhang mit der Venenstauung stehen.

6. Blutungen.

§ 18. In Anbetracht der starken Stauung in dem mit dem Sinus cavernosus zusammenhängenden venösen Gefäßgebiet sowie der relativ zarten für einen so hohen Blutdruck nicht eingerichteten Venenwandungen sind Blutungen öfters beobachtete Begleiterscheinungen des pulsierenden Exophthalmus. Die Blutungen sind insofern von Bedeutung, als sie in einer Reihe von Fällen den Tod veranlaßt haben.

Die als Folge des Schädelbruchs bei den traumatischen Fällen sofort nach der Verletzung auftretenden vorübergehenden Nasenblutungen, sowie die blutunterlaufene Schwellung der Lider oder der Bindehaut sollen hier nicht berücksichtigt werden. Sie sind im Kapitel IV, (Beginn, S. 19) erwähnt.

Hier sollen nur die im Gefolge der Karotisruptur sich einstellenden Blutungen geschildert werden:

1. Die Blutungen aus der Nase, welche entweder
    a) direkt aus dem Sinus cavernosus in den Sinus sphenoidalis und in die Nase erfolgen,
    b) indirekt aus den gestauten Venen der Nasenschleimhaut stammen.
2. Die Blutungen aus der Bindehaut.
3. Intraokulare Blutungen.
    a) Vordere Kammer.
    b) Glaskörper.
    c) Netzhaut.
    d) Aus dem Bulbus.

4. Blutungen bei Probepunktion.

5. Bluterguß aus dem Sinus cavernosus in die Schädelhöhle.

Unter 322 Fällen von pulsierendem Exophthalmus finden sich 5[1]), in denen durch Verblutung aus der Nase der Tod herbeigeführt wurde und 3[2]), in denen als Ursache für den plötzlich eintretenden Tod eine Blutung in den Schädel durch Ruptur des Sinus cavernosus bei der Sektion festgestellt werden konnte.

Nasenblutungen sind besonders in solchen Fällen gefährlich, in denen große Mengen arteriellen Blutes (bisweilen über 1 Liter) innerhalb kurzer Zeit verloren gehen. Es betrifft das immer traumatische Fälle.

Wie die Sektionsbefunde in mehreren Fällen gezeigt haben, handelt es sich hierbei wohl meist um eine direkte Kommunikation der Karotis durch den Sinus cavernosus mit der Keilbeinhöhle. Es kann sich ein Knochensplitter aus der Wand des Sinus sphenoidalis in der Karotis eingespießt finden (HENRY; Klinik NÉLATONS 1870; vgl. Abb. 19 S. 115).

Die heftigen Nasenblutungen können sofort oder einige Wochen oder Monate nach der Verletzung bzw. nach dem Beginn des pulsierenden Exophthalmus auftreten und können sich oft wiederholen. Die Unterbindung der Karotis beeinflußt die Nasenblutungen nur in einem Teil der Fälle.

Durch Rhinoscopia posterior ließ sich im Fall von JACQUES (1907) feststellen, daß die Blutung aus der Keilbeinhöhle stammte. Es gelang in diesem Fall unter Erweiterung der Apertura piriformis und Resektion der Wand zwischen Nase und Kieferhöhle sowie des Siebbeins den Sinus sphenoidalis zu eröffnen, fest zu tamponieren und dadurch die schweren wiederholt aufgetretenen Nasenblutungen dauernd zu beseitigen. (Vgl. S. 235.)

Derartig schwere und ungestüme Nasenblutungen sind in kaum mehr als einem Dutzend der Fälle zur Beobachtung gekommen.

Etwas häufiger und viel weniger ernst sind die Fälle von Nasenbluten, in denen dunkles Blut aus der Nase tropft und die Nasenuntersuchung eine starke blaurote Schwellung der Schleimhaut zeigt. Solche Blutungen können im Laufe der Jahre sich öfter wiederholen, ohne daß der Patient durch den Blutverlust zu leiden braucht.

In dem Falle COHNS (1896) trat bei wiederholtem Druck auf den vorgetriebenen Augapfel Nasenbluten auf. COHNS und PUZEYS (1891) Patienten wollen nach dem Nasenbluten Linderung ihrer Beschwerden bemerkt haben.

Seltener als die Nasenblutungen sind Blutungen aus der meist hochgradig geschwellten, aus der Lidspalte hervorhängenden und von gewundenen und sehr stark erweiterten Gefäßen durchzogenen Bindehaut. Die Blu-

---

1) 1856 HENRY (NÉLATON); 1888 BULLER (2 Fälle, darunter einer nach Karotisligatur); 1897 TANSLEY; 1898 GUIBERT (kein ausgebildeter puls. Exophthalmus).
2) 1901 NUEL (kein ausgebild. puls. Exoph.); 1905 GIBSON; 1908 RECLUS.

tungen können ohne jeden äußeren Anlaß auftreten; sie können so heftig sein, daß Kompressionsversuche und Druckverband nichts nützen und Umstechung notwendig wird.

Bei der 21jährigen Patientin Eissens (1890) spritzte nach Abnahme eines auf das Auge gelegten Druckverbandes ein Gefäß der Bindehaut des stark ektropionierten Unterlides 30—35 cm hoch.

Bei dem 23jährigen kräftigen Patienten Niedens (1879) ließ sich die arterielle Blutung aus dem prall hervorspringenden Bindehautwulst durch keine Kompression außer der der Karotis stillen. Es wurde daher die zur Heilung des pulsierenden Exophthalmus schon in Aussicht genommene Karotisligatur sofort ausgeführt und dadurch die Blutung zum Stehen gebracht.

Bei einer 17jährigen Patientin (Beobachtung der Leipziger Universitäts-Augenklinik 1910; Pilz, Anna) hörte die Blutung aus der chemotischen Bindehaut trotz zweimal versuchten Druckverbandes erst auf, nachdem das spritzende Gefäß umstochen worden war.

Blutergüsse unter die Bindehaut, in die vordere Kammer und in den Glaskörper sind von Glascott (1883) bei einem 42jährigen Mann beobachtet worden. Die vordere Kammerblutung resorbierte sich in einigen Tagen. Das Auge ging bald darauf an Glaukom zugrunde.

Sehr häufig — wohl in der Mehrzahl der Fälle — finden sich **Netzhautblutungen.** Bezüglich der Einzelheiten verweise ich auf die Besprechung der Veränderuugen des Augenhintergrundes S. 68.

Als große Seltenheit sind die Fälle zu bezeichnen, in denen angeblich starke Blutungen aus dem Augapfel selbst durch eine zerstörte Hornhaut erfolgten.

Bei einem Kranken, den Hutchinson (1876) vorübergehend gesehen hatte, soll kurz vor dem Tod, welcher 13 Wochen nach dem Unfall durch einen Schlaganfall herbeigeführt wurde, eine heftige Blutung aus dem »wie ein Blutklumpen aussehenden Auge« eingetreten sein.

Bei einer 22jährigen Patientin Dempseys (1886) mit einem spontan kurz nach der Niederkunft eingetretenen pulsierenden Exophthalmus erfolgte $^1/_2$ Jahr nach Beginn des Leidens kurz vor dem durch Infektion der Karotisligatur veranlaßten Tode eine starke Blutung aus dem Inneren des hochgradig vorgetriebenen Auges. Bei der Sektion fand sich ein mit dem Augapfel kommunizierendes sackförmiges Aneurysma (spurium) der Arteria ophthalmica. Naheres s. im Kapitel »Pathologische Anatomie« S. 119.

Daß die in manchen Fällen ausgeführten Probepunktionen durch die stark geschwollenen Lider starke Hämorrhagien zur Folge hatten, ist bei Kenntnis der Natur des Krankheitsprozesses leicht verständlich.

Die bei weitem gefährlichste, wohl unbedingt tödlich wirkende Blutung im Verlauf des pulsierenden Exophthalmus ist eine Verblutung in das Schädelinnere infolge Zerreißung des Sinus cavernosus, ein Ereignis, das glücklicherweise nur äußerst selten vorkommt. Folgende 3 Fälle sind in der Literatur mitgeteilt; einer von diesen (Nuel 1901) betraf keinen ausgebildeten pulsierenden Exophthalmus.

1. Reclus (1908). Frau mit typischem spontan aufgetretenen pulsierenden Exophthalmus. Besserung durch Gelatine-Injektionskur (106 Einspritzungen von je 40 g einer 2%igen Lösung im Verlauf von 10 Monaten). Nach fast 2jährigem Bestehen der Erkrankung: Karotisligatur. Am 42. Tag danach: Bewußtlosigkeit, Tod. Sektion ergab unter anderem einen Riß in der Wand des Sinus cavernosus (vgl. Tabelle der Sektionsbefunde Nr. 18, S. 124).

2. Gibson (1905). 8jähriger Junge mit pulsierendem Exophthalmus im Anschluß an eine Stichverletzung der Orbita durch eine Regenschirmspeiche. Besserung durch Karotisligatur. Erst 9 Jahre später während einer anstrengenden Arbeit (Graben) rief er plötzlich aus: »O weh! Mein Kopf!« und starb am folgenden Tag. Wie die Sektion ergab, war der stark erweiterte Sinus cavernosus eingerissen und eine Blutung in den Schädel erfolgt (vgl. Tabelle der Sektionsbefunde Nr. 8, S. 122).

3. Nuel (1901). 14jähriger Junge; ebenfalls durch die spitze Rippe eines Regenschirms tief in der Orbita verletzt. Es bestand kein ausgebildeter pulsierender Exophthalmus, sondern nur eine Oculomotoriuslähmung; der Patient war allerdings nicht gründlich genug untersucht worden. Tod 3 Monate nach Beginn der Erkrankung. Bei der Sektion ergab sich eine Ruptur der linken Carotis interna und eine Ruptur des stark erweiterten Sinus cavernosus (vgl. Tabelle der Sektionsbefunde Nr. 32, S. 130).

7. Lähmungen von Gehirnnerven und des Sympathikus.

§ 19. Lähmungen von Gehirnnerven speziell von Augenmuskelnerven sind in der Mehrzahl der Fälle zu beobachten.

Eine genaue statistische Feststellung der Häufigkeit von Augenmuskellähmungen beim pulsierenden Exophthalmus ist einerseits durch die Mangelhaftigkeit vieler Krankengeschichten erschwert und andererseits dadurch, daß mitunter der Augapfel infolge außerordentlich starker Vortreibung — also durch mechanische Faktoren — unbeweglich ist. In solchen Fällen läßt sich dann auch passiv der vorgepreßte Bulbus nicht nennenswert verschieben und das stark ödematöse. Oberlid kaum heben.

Keller (1898) fand unter 74 traumatischen und 18 spontanen (92) Fällen den Bulbus völlig unbeweglich in 16 » » 5 » » eine mehr oder weniger starke

Bewegungsstörung nach

allen Richtungen » 10 » » 5 » »

Abducenslähmung » 17 » » 3 » »

Nur in 2 Fällen war ausdrücklich erwähnt, daß die Beweglichkeit nicht gestört sei; in den übrigen 34 Fällen fand sich keine Angabe über die Motilität.

Untere 140 hinreichend genau beschriebenen Fällen, unter denen die ebenerwähnten von Keller zusammengestellten nicht mit berücksichtigt sind, finde ich in 94 Fällen, also in etwa zwei Drittel eine Lähmung an den Gehirnnerven bestehend.

Die Beteiligung der verschiedenen Gehirnnerven an der Lähmung ergibt sich aus der folgenden Tabelle. Es sind hierin nur solche Fälle auf-

genommen, bei denen eine genauere Feststellung der gelähmten Nerven
möglich war.

Gehirn-nerv	spontane Fälle	traumatische Fälle
I.	—	1 (Nieden 1881)
II.	11	15
III.	12	24
IV.	4	8
V.	6	15
VI.	21	59
VII.	1	12
VIII.	—	6
IX.	—	1 (Schirmer 1903, Tietmeyer 1907 gleicher Fall)
	55	139

Es ergibt sich also, daß der Abducens der bei weitem am häufigsten
beschädigte Gehirnnerv ist. In einer großen Zahl von Fällen ist er der
allein betroffene Nerv. Bei Beteiligung mehrerer Gehirnnerven ist der Abducens gewöhnlich derjenige Nerv, dessen Lähmung zuerst auftritt und sich
bei erfolgreicher Behandlung zuletzt wieder zurückbildet, oder für immer
bestehen bleibt, während die anderen Nerven ihre Funktion wieder ge-
wonnen haben.

Diese besondere Verletzlichkeit des Abducens bei Karotisruptur ist durch
seinen Verlauf innerhalb des Sinus cavernosus nahe der Wand der in den
spontanen Fällen fast stets arteriosklerotischen Karotis zu erklären. Die
Nervi oculomotorius, trochlearis, ophthalmicus und maxillaris verlaufen an
der Wand des Sinus cavernosus.

Während nun bei den idiopathischen Fällen als Ursache der Nervenlähmungen wohl in der Regel die Karotisruptur im Sinus cavernosus und
die danach auftretende Veränderungen im Gefäßsystem in Betracht kommen,
muß bei den traumatischen Fällen noch berücksichtigt werden, daß die
Schädelbasisfraktur an sich nicht selten Nervenlähmungen veranlaßt. Hierbei ist der Abducens durch seinen langen Verlauf an der Schädelbasis mehr
als die andern Augenmuskelnerven einer primären Schädigung durch Schädelbruchstücke ausgesetzt. Lähmungen des I., VII., VIII. und IX. Hirnnerven
beim pulsierenden Exophthalmus sind wohl fast ausnahmslos unmittelbare
Folgen eines Traumas. Denn diese Nerven haben keine direkten Beziehungen
zum Sinus cavernosus.

Untersucht man die Gehirnnervenschädigungen in bezug auf die Zeit
ihres ersten Auftretens bei den spontanen Fällen, bei denen ursächlich ein
Schädelbruch nicht in Betracht kommen kann, so findet man den Beginn
der Augenmuskellähmung unter 14 Fällen

5 mal in den ersten 24 Stunden
4 »   »   »   »   8 Tagen
4 »   »   »   »   4 Wochen
1 »   noch später

Erblindung, die auf eine primäre Schädigung des Sehnerven sich mit Wahrscheinlichkeit zurückführen läßt, trat in den ersten 24 Stunden bei mindestens 5 spontanen Fällen auf (vgl. unten Abschnitt: »Sehvermögen und Gesichtsfeld« S. 79).

Bei einem und dem gleichen Patienten können die Lahmungen in sehr verschiedenen Zeitabschnitten sich entwickeln. Beispielsweise fand sich im Falle CARLOTTI (1908) eine Facialislähmung sofort nach dem Trauma (wohl direkte Folge des Schadelbruches); Oculomotoriuslähmung trat 4 Wochen später, Trigeminuslähmung ³/₄ Jahre später auf.

Die Oculomotoriuslähmung betrifft gewöhnlich nicht nur die äußeren Augenmuskeln (Levator palpebrae, die Recti sup., int., inf. und den Obliquus inf.), sondern gleichzeitig auch den Sphincter pupillae und die Ziliarmuskulatur. Die Pupille ist in solchen Fällen weit und reagiert nicht auf Licht.

Im Falle ECKERLEINS (1888) stellte sich nach Karotisunterbindung die Funktion der inneren Aste des dritten Hirnnerven (Verengerung der Pupille auf Licht und Akkomodation) früher wieder her als die der äußeren Äste. Unter den äußeren Asten zeigte sich der Levator palpebrae am frühesten wieder gebessert.

Umgekehrt bildete sich bei der Patientin GRAEFES (1898) nach Karotisligatur die Lähmung der äußeren Augenmuskeln wieder zurück, während der Sphincter pupillae gelähmt blieb.

Vom Nervus trigeminus ist gewöhnlich nur der Nervus ophthalmicus (Gefühlstörung am Scheitel, an der Stirn, am Oberlid, am Nasenrücken, an der Bindehaut und an der Hornhaut), bisweilen auch der Nervus maxillaris (Gefühllosigkeit der Wange, der Jochbeingegend und der Oberlippe) und nur sehr selten der Nervus mandibularis (Gefühllosigkeit der Unterkiefer- und der hinteren Schläfengegend, Kaumuskellähmung, Geschmackstörung auf den vorderen zwei Dritteln der Zunge) betroffen. Lähmung des dritten Astes, der keine Berührung mit dem Sinus cavernosus hat, kommt nur in traumatischen Fällen als direkte Folge des Schädelbruchs oder einer Schußverletzung vor.

Die Ausbildung der Trigeminuslähmung kann eine ganz allmähliche sein. So fand GINZBURG (1912) bei seinem Patienten in den ersten Tagen nach Beginn des Leidens die Bindehaut nur nasal gefühllos, während 14 Tage später die ganze Bindehaut gefühllos geworden war.

Keratitis neuroparalytica fand sich in dem einen Falle, der von SONNENBURG und SILEX (1896), WIEMUTH (1902) und ZELLER (1911) beschrieben ist.

Der Sehnerv ist bei den spontanen Fällen verhältnismäßig häufiger in Mitleidenschaft gezogen als bei den traumatischen. Er liegt zwischen

Chiasma und Foramen opticum etwas medial dicht über der konvexen Krümmung der Arteria carotis interna auf dem Sinus cavernosus und dem Sinus intercavernosus. Infolge dieser Lage scheint er bei Arteriosklerose, Aneurysmenbildung oder bei Ruptur der Arteria carotis im Sinus cavernosus besonders leicht geschädigt zu werden. Es ist vielleicht auch die Möglichkeit in Betracht zu ziehen, daß er durch den Druck des mit arteriellem Blut gefüllten Sinus cavernosus am Foramen opticum abgeknickt werden kann (vgl. Abbildung 22 S. 142).

Bezüglich des Verlaufes der Sehstörung verweise ich auf den Abschnitt »Sehvermögen und Gesichtsfeld« S. 79.

Nicht nur Störungen an den Gehirnnerven, sondern auch am Sympathikus kommen beim pulsierenden Exophthalmus zur Beobachtung.

Bekanntlich bildet die Pars cephalica des sympathischen Nervensystems ein Geflecht um die Arteria carotis interna. Am dichtesten ist dieses im Sinus cavernosus als Plexus cavernosus. Vom Plexus cavernosus ziehen Fasern durch die Fissura orbitalis superior zum Ganglion ciliare (vgl. SPALTEHOLZ, Atlas der Anatomie Bd. 3 Fig. 764 und 765).

Auf Grund dieser topographisch-anatomischen Verhältnisse liegt von vornherein die Vermutung sehr nahe, daß das sympathische Nervensystem, speziell der Plexus cavernosus bei einer Ruptur der Karotis im Sinus cavernosus in Mitleidenschaft gezogen wird.

Wenn trotzdem nur in sehr wenigen (4) Fällen von pulsierendem Exophthalmus eine Beteiligung des Sympathikus erwähnt und auch außerdem in einer nur kleinen Reihe von Fällen aus dem beschriebenen Symptomenkomplex zu vermuten ist, so kann das dadurch erklärt werden, daß die Sympathikusstörung übersehen wurde oder daß sie durch die übrigen schweren Krankheitserscheinungen verdeckt war; speziell der HORNERsche Symptomenkomplex: Ptosis, Miosis, Enophthalmus werden häufig infolge des Lidödems, einer Oculomotoriuslähmung und der Protrusion des Auges nicht oder schwer nachweisbar sein. Zur Feststellung, ob der vom Sympathikus innervierte Dilatator pupillae gelähmt ist, empfiehlt sich die Einträufelung eines Tropfens einer 4% Kokainlösung, welche bei Dilatatorlähmung keine Pupillenerweiterung herbeiführen wird.

Durch diesen Versuch konnte AUGSTEIN (1916) in seinem Fall von pulsierenden Exophthalmus neben einer leichten Sphinkterparese das Bestehen einer Dilatatorlähmung nachweisen.

MORTON (1865) beschreibt bei einer 36 jährigen Patientin mit einem spontan während der Schwangerschaft entstandenen rechtsseitigen pulsierenden Exophthalmus, daß auf der rechten Gesichtshälfte die Schweißsekretion aufgehoben und das Gesicht weniger voll erschienen sei als auf der linken Seite.

Hochgradige Miosis, welche auf Sympathikuslähmung zurückzuführen sein dürfte, bestand unter anderem in den Fällen von v. HIPPEL (1874), GEISSLER (1906), LOEB (1911), POULARD (1911), LYSTAD (1912).

In dem interessanten Fall von Pincus (1907) hatte sich nach rechtsseitiger traumatischer Karotisruptur auf der anderen, also der linken Seite ein typischer pulsierender Exophthalmus entwickelt. Auf der rechten Seite dagegen war außer einer Optikusatrophie eine Lähmung des Sympathikus nachweisbar: es bestand rechts leichte Miosis, Ptosis und Enophthalmus; durch Kokain ließ sich die rechte Pupille nicht erweitern.

Als Sympathikusreizung sind wohl die Erscheinungen zu deuten, die Poirier (1890) in seinem Fall beobachtet hat. Bei seinem Patienten traten 8 Jahre nach einer Revolverschußverletzung, bei welcher die Kugel im Schädel stecken geblieben war, wiederholt anfallsweise starker Speichelfluß, abundante Schweiße der rechten Gesichtshälfte sowie Schwindel auf und dann setzte plötzlich unter heftigem Knall ein ständiges Brausen nebst den übrigen Erscheinungen eines typischen pulsierenden Exophthalmus ein (vgl. oben Abschnitt Beginn S. 23).

Auf eine Sympathikusreizung war vermutlich die Pupillenerweiterung bei einem von mir beobachteten traumatischen Fall zurückzuführen. Die gut auf Licht reagierende Pupille war nicht durch Kokain, wohl aber durch Homatropin noch stärker zu erweitern. Bei der Wiedervorstellung des Patienten nach 20 Monaten war die Pupillenveränderung verschwunden (1920).

Abb. 10.

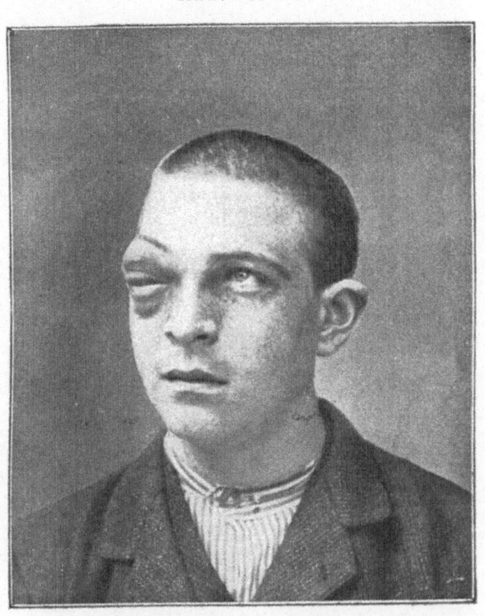

Rechtsseitiger puls. Exophthalmus mit starker Lidschwellung (Lystad 1912).

8. Beschreibung der an den einzelnen Teilen des Sehorgans bewirkten Veränderungen.

a) Lider und Bindehaut.

§ 20. Das obere Lid ist in den stürmisch verlaufenden Fällen häufig stark geschwollen und prall gespannt, seine Haut rot oder bläulichrot verfärbt und glänzend (vgl. Abb. 3, 4 S. 30, 31 und Abb. 10). Oft ist es von stark geschlängelten erweiterten, in vereinzelten Fällen auch pulsierenden Venen durchzogen. In seltenen meist länger bestehenden Fällen setzt sich die Rötung der Haut und das Netzwerk der geschlängelten erweiterten Venen in die Umgebung auf Nasenrücken, Stirn, Schläfe oder Wangen fort.

Druckempfindlichkeit besteht meistens nicht.

Die Tarsoorbitalfalte ist verstrichen. Das in allen Dimensionen vergrößerte Lid deckt gewöhnlich einen mehr oder weniger großen Teil des vorgetriebenen Augapfels zu und kann durch Willensimpuls gar nicht oder nur in geringem Grade gehoben werden.

Beim Bücken kann in jahrelang bestehenden Fällen die Lidschwellung infolge der Venenstauung etwas zunehmen.

Abb. 11.

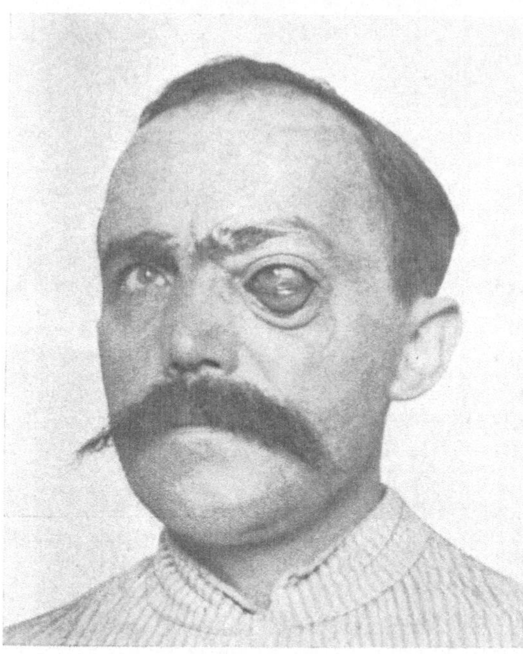

Linksseitiger traumatischer puls. Exophthalmus mit starker Chemosis. Fall von Nieden. (de Vatra 2. 2. 1898.)

In seltenen Fällen mit sehr stürmischem Verlauf erscheint das obere Lid nach außen umgestülpt und seine Tarsalbindehaut dunkelrot und stark gewuchert.

In manchen sich allmählich entwickelten Fällen bestehen keinerlei Veränderungen an den Lidern.

Das untere Lid ist meist weniger geschwollen als das Oberlid und enthält nur selten stark erweiterte oder pulsierende Gefäße. Dagegen ist es in ausgeprägten Fällen öfters durch eine hochgradige Chemosis vollkommen umgestülpt und von einem mächtigen Bindehautwulst überlagert.

Die Bindehaut ist in den akut entstehenden Fällen meist stark geschwellt, vgl. Abb. 11, und quillt häufig aus der Lidspalte hervor. Manchmal hängt sie als pralle oder mehr schlaffe Geschwulst schürzenförmig auf die Wange herab.

Infolge der schädigenden Einflüsse der Außenwelt können auf der Bindehautgeschwulst Geschwüre entstehen (Stülp 1895 u. a.).

Die meist dunkelscharlachrot gefärbte Geschwulst betrifft vor allem die untere Übergangsfalte und den unteren Teil der chemotischen Conjunctiva bulbi. In dem von dem oft herabhängenden Oberlid bedeckten Teil der Augapfelbindehaut ist die Chemosis gewöhnlich geringer. Bei langsam sich entwickelnden Fällen wird manchmal jede Bindehautschwellung vermißt.

In allen Fällen von pulsierendem Exophthalmus fällt an der Augapfelbindehaut die ungewöhnlich große Zahl stark erweiterter dunkelroter Gefäße auf, welche teils in mehreren Schichten übereinander liegende Netze um den Hornhautrand bilden, teils als dickere Stämmchen radienförmig und stark geschlängelt nach der Peripherie zu verlaufen. Der Grund, auf dem sich die größeren Gefäße abheben, ist oft durch tiefere Injektion etwas bläulichrot gefärbt. Besteht in dem unteren Teile ein Bindehautwulst, so ist hier die Hyperämie noch stärker, so daß unter Umständen einzelne Gefäße kaum mehr zu unterscheiden sind.

Aus den erweiterten Gefäßen des Bindehautwulstes können schwer stillbare Blutungen von arteriellem Charakter auftreten, bei welchen Umstechung sich unter Umständen notwendig erweist (vgl. oben Abschnitt »Blutungen« S. 56).

Nach mehrmonatlichem Bestehen des Leidens tritt gewöhnlich die Chemosis wesentlich zurück gegenüber der starken Erweiterung und Schlängelung der Bindehautgefäße.

Bei einseitigem lange bestehenden pulsierenden Exophthalmus kann Erweiterung der Bindehautgefäße sich auf beiden Seiten gleich stark finden (BRAUNSCHWEIG 1905 nach $^3/_4$jährigem Bestehen; HILDEBRAND 1912 nach 19jährigem Bestehen).

In geheilten Fällen, z. B. in dem S. 55 abgebildeten, bleiben mitunter noch sehr stark erweiterte dunkelrote Gefäße in der Augapfelbindehaut bestehen, welche dem Beschauer von weitem auffallen und als einziges äußerlich sichtbares Zeichen an das überstandene schwere Leiden erinnern.

Besonders hochgradig war die Bindehautschwellung bei dem 17jährigen Patienten COHNS (1896). Hier hing die geschwollene Bindehaut als ein $2^1/_2$ cm breiter und 4 cm langer und 2 cm dicker Wulst auf dem Unterlid. Im Falle GUIBALS (1908) war die Hornhaut vollkommen von der chemotischen Bindehaut bedeckt.

KELLER (1898) versuchte in seinem geheilten Fall, in dem noch starke Erweiterung der Bindehautvenen vorhanden war, die Richtung des Blutstroms in diesen Gefäßen dadurch festzustellen, daß er sie komprimierte und darauf achtete, von welcher Seite sich die Gefäße nach Aufhören der Kompression wieder füllten. In seinem Falle füllten sich die Gefäße von vorn nach hinten; er schloß daraus, daß in ihnen das Blut aus dem Augapfel abfloß.

Der gleiche Versuch, den ich (1916) in einem Fall von frischem pulsierenden Exophthalmus mit starker Stauung der konjunktivalen und besonders der episkleralen Venen machte, ergab, daß sich die Venen nach Kompression von allen Seiten her gleich rasch wieder füllten.

b) Hornhaut.

Die Hornhaut bietet in weitaus der Mehrzahl der Fälle in bezug auf Glanz und Durchsichtigkeit keine Veränderungen dar. Ist dagegen infolge eines hochgradigen Exophthalmus und mitunter infolge einer gleichzeitig außerdem bestehenden Facialislähmung der Lidschluß ungenügend, so erscheint sie nicht selten etwas matt, leicht getrübt und durch oberflächliche Epithelverluste uneben, oder es kommt zu schwereren Hornhautgeschwüren, die bisweilen schwere Störungen des Sehvermögens herbeiführten, manchmal perforierten und in einzelnen Fällen Veranlassung zur Enukleation gaben.

Bei den Patienten mit Lähmung des ersten Trigeminusastes ist natürlich die Hornhaut gefühllos. In solchen Fällen kommt es gelegentlich zu einer Keratitis neuroparalytica, welche bei ungenügender Bedeckung durch die Lider einen schweren Verlauf nehmen kann.

Unter 238 Fällen von traumatischem und spontanem pulsierendem Exophthalmus finde ich 43 mal, also in etwa 18 % Angaben über eine gleichzeitige Erkrankung der Hornhaut.

c) Regenbogenhaut und Pupille.

Die Regenbogenhaut wird häufig als hyperämisch geschildert, und erscheint mitunter infolge der Blutüberfüllung verfärbt.

In 2 Fällen (PESCHEL 1887 und BOSSALINO 1901) soll eine Regenbogenhautentzündung bestanden haben. Da bei diesen beiden Patienten gleichzeitig eine schwere Hornhauterkrankung vorhanden war, ist die Iritis wahrscheinlich als Begleiterscheinung des Hornhautleidens zu betrachten.

Über das Verhalten der Pupille finden sich meist keine näheren Angaben. Nur in sehr wenigen Fällen ist ausdrücklich normaler Pupillenbefund in bezug auf Weite und Reaktion erwähnt.

Die häufigste pathologische Veränderung der Pupille ist eine starke Pupillenerweiterung (Mydriasis), die gewöhnlich gleichzeitig mit Funktionsunfähigkeit der vom Oculomotorius versorgten äußeren Augenmuskeln einhergeht und auf Schädigung dieses Nerven im Sinus cavernosus zurückzuführen sein dürfte. In diesen Fällen ist die Pupillenreaktion auf Licht und Akkommodation aufgehoben.

Durch Druck der Venen auf das Ganglion ciliare wollen KNAPP und BACH (1901) in ihrem Fall die Pupillenerweiterung erklären. (Bekanntlich verlaufen die pupillomotorischen Fasern vom Oculomotorius durch das Ganglion ciliare und die kurzen Ziliarnerven zum Sphincter pupillae.)

Bei dem Patienten von KNAPP und BACH (1901) war die Pupille anfangs etwas enger als normal, wohl infolge Reizung des Ganglion ciliare; später wurde sie allmählich weiter. Die Pupillenreaktion wurde immer träger und schließlich war sie fast gar nicht mehr auszulösen, weil nach Annahme der Autoren das Ganglion ciliare allmählich zugrunde ging.

In dem durch Karotisligatur geheilten spontanen Fall GRAEFES (1898) war die einzige bestehen bleibende Krankheitsstörung eine Sphinkterlähmung bei erhaltenem Akkommodationsvermögen.

In den Fällen von Carlotti (1908) und von Schenck (1911) soll nach Karotisligatur angeblich nur die Konvergenzreaktion der Pupille bei gutem Sehvermögen wiedergekehrt sein. Der 21 jährige Patient Franckes (1897) hatte normale Konvergenz-, aber keine Lichtreaktion der Pupille. Bei dem Patienten Sobernheims (1903 Fall 2) bestand eine Reaktion der exzentrisch nach außen unten verlagerten Pupille nur an ihrem nasalen Abschnitt (hintere Verklebungen?).

In einer geringen Anzahl von Fällen ist am erkrankten Auge eine auffallende Verengerung der Pupille (Miosis) erwähnt. Es ist diese jedenfalls auf eine Lähmung des Dilatator pupillae infolge Schädigung des sympathischen Nervengeflechtes, das die Carotis interna umspinnt, zurückzuführen. In Fällen von gleichzeitiger Lähmung des Oculomotorius und des Sympathikus erscheint die Pupille erweitert und die Dilatatorlähmung ist durch die Sphinkterlähmung verdeckt.

Im Falle Lystads (1912) wurden sofort nach der, den pulsierenden Exophthalmus veranlassenden Schußverletzung leichte Ptosis und Miosis festgestellt, welch letztere dauernd bestehen blieb. Bei dem Patienten von Geissler (1906) waren außer der Miosis Lahmungen nicht vorhanden. Die Pupillenreaktion auf Licht und Akkommodation war nicht gestört.

In dem Fall von Loeb (1911) betrug der Pupillendurchmesser 1,8—2 mm; auch hier war Licht- und Konvergenzreaktion auszulosen. Bei von Hippels (1874 Patient ließ sich die erheblich verengerte Pupille durch Atropin nur mittelstark erweitern.

d Linse und Glaskörper.

Linsentrübungen sind wiederholt erwähnt. Keller (1898, zählt unter ~einen 92 traumatischen und spontanen Fällen 5 Fälle. De Schweinitz & Holloway (1908) unter ihren 82 Fällen 2 Fälle mit Linsentrübungen. Die Linsentrübungen dürften wohl als Nebenbefunde zu betrachten sein, die mit dem pulsierenden Exophthalmus an sich nichts zu tun haben.

Sobernheim (1903) berichtet, in seinem Fall habe sich eine Linsenkapseltrubung am oberen äußeren Quadranten entwickelt, die vorher sicher nicht dagewesen sei. Hornhaut und Glaskorper waren völlig klar. Er glaubt, daß infolge der starken Zirkulationsstörungen die Ernahrung der Linse gelitten habe und infolgedessen eine Trübung eingetreten sei. Zur Erhärtung seiner Anschauung greift er auf experimentelle Untersuchungen über Unterbindung der Venae vorticosae zurück, bei denen Stölting (Annals of opht. Bd. VII 1898) neben dem Auftreten von Drucksteigerung und Exsudation aus den strotzend gefüllten Irisgefäßen auch die Entwicklung von Linsentrübungen hat feststellen können. Ich glaube, daß die »Linsenkapseltrübung«, die an der gleichen Stelle sich entwickelt hat, an der die Pupille etwas entrundet erschien und nicht reagierte, auf Exsudation aus der Iris (hintere Synechie!) zurückzuführen ist.

Glaskörpertrübungen sind noch seltener als Linsentrübungen erwähnt. Sie können wie z. B. in einem in der Leipziger Universitäts-Augenklinik beobachteten Fall Reste alter Glaskörperblutungen sein. Im Falle Cushings (1907) sollen sie angeblich einige Minuten nach Karotisligatur aufgetreten sein und sich wieder aufgesaugt haben.

e) Augenhintergrund.

Von wesentlicher diagnostischer Bedeutung sind die Veränderungen, die sich am Augenhintergrund feststellen lassen. Da die Vena centralis retinae in die Vena ophthalmica superior oder sogar direkt in den Sinus cavernosus mündet, ist es leicht verständlich, daß bei Karotisruptur im Sinus cavernosus die Netzhautvenen hochgradige Stauung zeigen.

Unter 157 traumatischen und spontanen Fällen, in denen Angaben über den Augenspiegelbefund gemacht sind, ist 142 mal eine starke Verbreiterung der Netzhautvenen beobachtet worden. Nur in 10 Fällen ist der Augenhintergrund als normal bezeichnet. In 5 Fällen bestand eine Ischämie der Netzhaut (Fälle, in denen meist unmittelbar bei Beginn des Leidens plötzliche Erblindung eintrat und sich dann später eine Sehnervenatrophie entwickelte).

Die stark geschlängelten und erweiterten Netzhautvenen können das Doppelte oder Dreifache ihres gewöhnlichen Durchmessers erreichen. Die Venenerweiterung kann bis in die Peripherie zu verfolgen sein. In einer Reihe von Fällen erscheinen die Venen varicös und haben wurstförmige Erweiterungen, die von Einschnürungen unterbrochen werden. (DE WECKER 1868; GAYET 1883; REEVE 1893; STÜLP 1895; BRONNER 1895; DE SCHWEINITZ 1895; über den Fall von KNAPP 1901 findet sich unten Näheres.) Die Farbe der erweiterten Venen wird von einigen Autoren als »dunkel«, »dunkelrot« oder sogar als »schwarz« bezeichnet, doch scheint den meisten Untersuchern keine wesentliche Farbenänderung aufgefallen zu sein.

Recht häufig finden sich mehr oder weniger zahlreiche Blutergüsse in der Netzhaut, ein Befund, der in Anbetracht des hohen auf den Venen lastenden Blutdrucks nicht verwunderlich ist. Die Blutungen sind meist dicht an den Netzhautvenen, manchmal scheinen sie besonders an den Stellen zu sein, an denen die Venen plötzliche Biegungen machen. Außer den Blutergüssen finden sich bisweilen auch grauweißliche undurchsichtige Auflagerungen über oder neben den Venen.

Pulsation in den Netzhautvenen läßt sich in einer beträchtlichen Zahl von Fällen sehr deutlich beobachten, in der Mehrzahl der Fälle ist aber davon nichts angegeben; wiederholt findet man ausdrücklich erwähnt, daß keine Pulsation an den Netzhautvenen vorhanden sei. Der Venenpuls braucht nicht auf den an der Papille gelegenen Teil der Vene beschränkt zu sein, sondern die Venen können unter Umständen »bis in die feinsten Verzweigungen« pulsieren (ECKERLEIN 1887). In einem von mir (1916) an der Königsberger Universitäts-Augenklinik beobachteten Fall war die Pulsation bis 3 Papillenbreiten weit in die Netzhaut an den Venen zu verfolgen. Bei Kompression der Karotis am Hals, welche, wie durch gleichzeitige Auskultation sich feststellen ließ, das Geräusch zum Schwinden brachte, sowie nach Ligatur der Carotis interna blieb die Pulsation an den Netzhautvenen bestehen und wurde nur etwas geringer.

Feruglio (1913) gibt an, daß er durch die Beobachtung einer retrogaden systolischen Pulsation der Netzhautvenen auf die Diagnose: Aneurysma arteriovenosum der Carotis im Sinus cavernosus geführt worden sei.

Guibal (1908) komprimierte in seinem Fall von pulsierendem Exophthalmus den Bulbus so stark, daß man die Gefäße blutleer als sehr dünne Fäden sah, und fand angeblich, daß beim plötzlichen Aufhören der Kompression das Blut gleichzeitig sowohl in die Venen wie auch in die Arterien von der Papille nach der Peripherie zu einströmt. Diesen Befund führt er als Beweis für das Bestehen eines Aneurysma arteriovenosum an.

Die Netzhautarterien erscheinen meist im Gegensatz zu den Venen dünn und blaß. Sie werden öfters als verengert, manchmal sogar als fadenförmig oder als kaum sichtbar beschrieben, letzteres besonders dann, wenn gleichzeitig eine stärkere Papillenschwellung und ein Netzhautödem besteht. Häufig sind die Arterien überhaupt nicht verändert. Äußerst selten werden sie als erweitert bezeichnet.

Im Augenblick der Karotiskompression oder der Karotisligatur haben Zur Mühlen (1904), Schlüpmann (1905), Pincus (1907) und ich (1916) keine wesentliche Änderung am Füllungszustand der Netzhautgefäße bemerkt, und dieses dürfte wohl die Regel sein.

Dagegen stellte nach Karotisligatur Cushing (1907) ein 20 Minuten langes Unsichtbarwerden der Netzhautarterien mit vorübergehendem Schwinden des Sehvermögens fest, Siegrist (1900) beobachtete das Bild der Embolie der Arteria centralis retinae, Flatten (1880) sah Netzhautblutungen auftreten. Knapp (1901) fand einige Tage nach der Unterbindung merkwürdige Thrombosierungserscheinungen an den Netzhautgefäßen, die weiter unten genauer geschildert sind.

Eigentümlich ist die von De Vincentiis (1894, S. 35) mitgeteilte Beobachtung von Pulsation der Netzhautarterien an der Papille bei Kompression der linken Arteria carotis (65jähriger Patient mit linkseitigem idiopathischem pulsierendem Exophthalmus .

Die Sehnervenscheibe hat häufig verwaschene Grenzen, und es besteht ein mehr oder weniger starkes Ödem auf der Papille sowie in den anliegenden Teilen der Netzhaut. Wiederholt findet man die Angabe »Stauungspapille«; doch scheint meist keine sehr starke Prominenz vorhanden gewesen zu sein. Maßangaben über deren Grad fehlen. Die in vereinzelten Fällen gebrauchte Bezeichnung »Neuritis optica« scheint nicht zweckentsprechend zu sein, da es sich um keine entzündliche Veränderung handelt. Öfters wird die Papille als »hyperämisch« beschrieben.

Abblassung der Papille (Atrophie des Schnerven) ist unter 210 Fällen 28mal, also in etwa 13% angegeben. Berücksichtigt man jedoch die Fälle von Erblindung, welche auf eine zu Atrophie führende Schädigung des Sehnerven zurückgeführt werden müssen, so erhält man einen größeren Prozentsatz, nämlich 18% der traumatischen und 16% der spontanen Fälle.

Zwischen dem Beginn der Erkrankung und dem ersten Nachweis einer Abblassung der Papille vergehen meist 1—3 Monate. Im Fall SCHLAEFKES (1879; Klinik LEBERS) — Schrotschußverletzung in den Mund — war die Atrophie schon 1 Monat nach Beginn des Leidens erkennbar.

Die Blässe einer atrophischen Papille kann durch die gleichzeitig bestehende Hyperämie sehr wenig auffällig sein (RÜBEL 1913).

In einer Reihe von Fällen soll eine Ischämie der Netzhaut bestanden haben. Es sind das Fälle mit plötzlich eintretender Erblindung. WERNER (1898) fand bei der Augenspiegeluntersuchung des erblindeten Auges eines zehnjärigen Jungen 12 Tage nach dem Trauma ein Bild, das dem einer frischen Embolie der Arteria centralis retinae glich.

Das Auftreten einer schweren Netzhautvenenthrombose beobachtete ich beim Rückfall eines mehrere Jahre bestehenden traumatischen pulsierenden Exophthalmus (26jähr. Mann) am besseren Auge. Nach Karotisligatur und Unterbindung der Venen am Nasenrücken besserte sich das schon längere Zeit stark herabgesetzte Sehvermögen innerhalb einer Woche von $1/_{60}$ auf $1/_{10}$ (1920).

Ganz eigenartige Augenhintergrundsbefunde, welche eine eingehendere Schilderung verdienen, ließen sich in dem Fall von RÜBEL (1913) vor der Unterbindung der Karotis, und in den Fällen von KNAPP (1901), KRAUPA (1911), RUATA (1915) und AUGSTEIN (1916) nach deren Unterbindung erheben:

Der Patient von AXENFELD (1913) und RUBEL (1913) war ein junger Mann, der im Anschluß an einen Sturz $3^{1}/_{2}$ Jahre vor der Beobachtung an typischem pulsierendem Exophthalmus mit Erblindung des linken Auges erkrankt war. Während der Augenhintergrund des rechten Auges völlig normal erschien, waren die Venen des linken Auges hochgradig gestaut; die Arterien hatten etwa normale Füllung, die Papille war atrophisch.

Der ganze Fundus in der nachsten Umgebung der Papille beginnend bis weit in die Peripherie war übersät mit zahllosen kleinen hellen bis hellgelben Fleckchen. In der Nähe des Sehnerven waren sie etwas größer, während sie nach der Peripherie an Umfang ab- und an Zahl zunahmen. Hie und da bemerkte man, wie mehrere dieser Herdchen in Reihen einer Vene anlagen und sie gewissermaßen eine kurze Strecke einscheideten, ein Zeichen, daß die Herdchen bis in die innersten Netzhautschichten reichten. Ein Netzhautödem bestand nicht (vgl. Abb. 12).

$8^{1}/_{2}$ Monate nach der Unterbindung der Karotis waren die Fleckchen spurlos verschwunden. Was die Natur dieser Fleckchen anbelangt, so ist sicher, daß es sich nicht um Drusenbildung der Glaslamelle handelt, da die Herdchen in den innersten Netzhautschichten lagen und nach der Unterbindung verschwanden.

Im Gegensatz zu dem RUBELschen Fall traten in den Fällen von KNAPP (1901; Klinik BACHS), KRAUPA (1911; Klinik ELSCHNIGS), RUATA (1915) und AUGSTEIN (1916; Klinik AXENFELDS) die bemerkenswerten Augenhintergrundsveränderungen erst nach der Karotisunterbindung auf. Sie betrafen, abgesehen vom Fall RUATAS in erster Linie die Netzhautvenen, während im Fall von RUBEL außer der Umgebung der Netzhautvenen auch der übrige Augenhintergrund betroffen war.

Bei dem 24jährigen Patienten KNAPPS (traumatischer Fall) war das Geräusch nur noch einmal kurze Zeit nach der Karotisunterbindung zu hören, um dann dauernd zu verschwinden; der Exophthalmus blieb ziemlich unverändert.

Am 7. Tag nach der Unterbindung der Karotis waren zum erstenmal leichte Einschnürungen an den Netzhautvenen erkennbar, die täglich an Zahl und an Deutlichkeit zunahmen. Die Stauung an den Netzhautvenen wurde immer hochgradiger. Die Einschnürungen traten mit Vorliebe an den Abgangs-

Abb. 12.

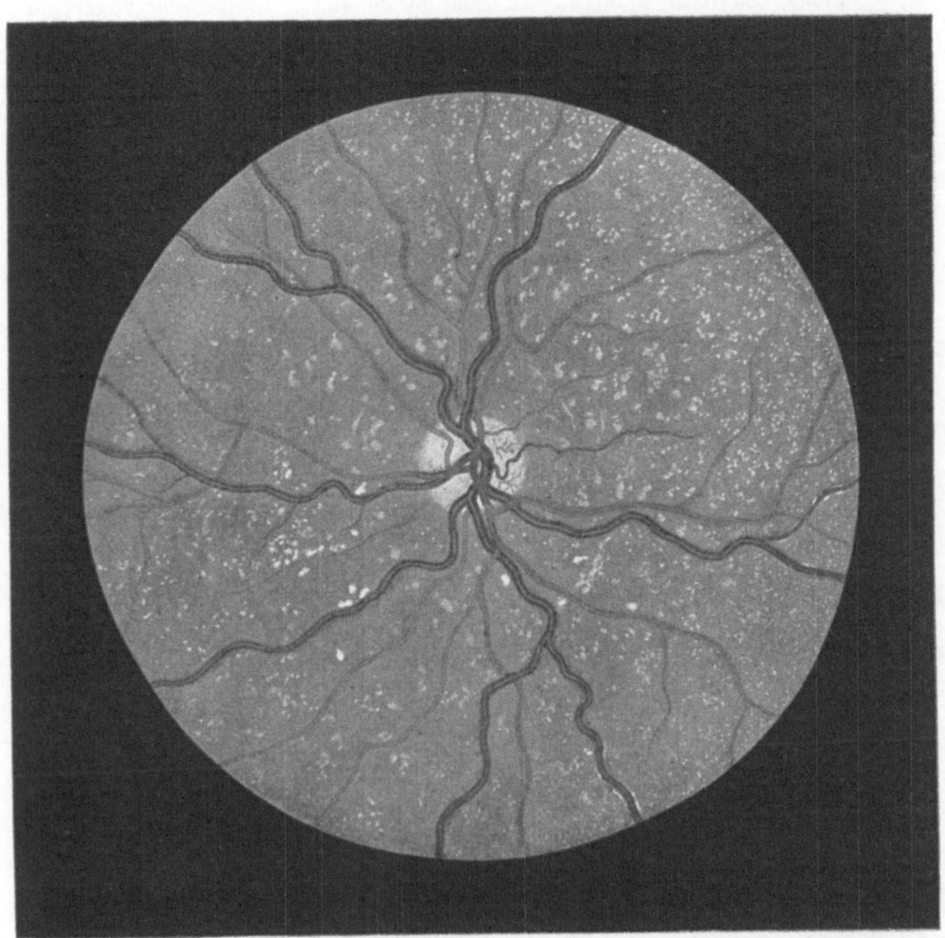

Augenhintergrundsveränderung vor der Karotisligatur im Fall Rübel (1913).

stellen von Seitenästen auf und schienen die betreffenden Gefäßstämme schließlich völlig zu strangulieren. An jeder Einschnürungsstelle entwickelten sich kleine weiße, silberglänzende Herde, die zum Teil das Gefäß völlig verdeckten (vgl. Abb. 13).

Acht Wochen nach der Unterbindung wurde festgestellt, daß ein großer Teil der weißen Herde ganz oder doch fast ganz verschwunden war, so daß die Einschnürungen wieder deutlicher zutage traten. Merkwürdigerweise verschwanden auch einige der Einschnürungen. Um diese Zeit ließen sich zum ersten Male in der Peripherie kleine, aus venösen Gefäßen stammende Blutungen nachweisen. Es traten in den nächsten Monaten immer neue, regelmäßig von den eingeschnürten Stellen ausgehende, zum Teil sehr große Blutungen auf. Die Papille war hochgradig hyperämisch und verwaschen. Es fanden sich zahlreiche geformte Glaskörpertrübungen; das Sehvermögen war ⅓ bis ½.

KNAPP und BACH glauben, daß eine durch kleine Thrombosen angeregte Endophlebitis proliferans die Blutsäule hochgradig einengte und diese Einschnürungen vortäuschte, indem die proliferierte Venenwand in etwas ödematöser Umgebung unsichtbar blieb.

Abb. 13.

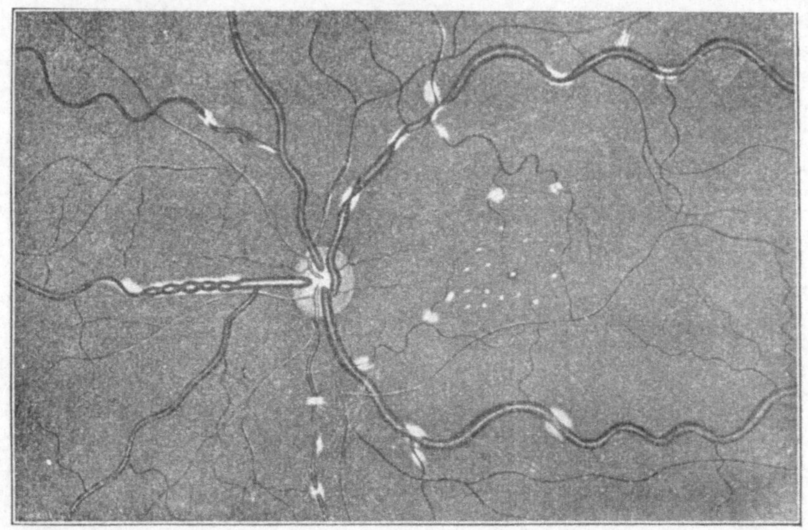

Augenhintergrundsveränderungen infolge Thrombosierungsprozessen nach Karotisunterbindung bei pulsierendem Exophthalmus im Falle Knapp (1901).

Der Patient wurde 11 Jahre später von BACH (1912) im ärztlichen Verein Marburg vorgestellt. Der Exophthalmus betrug immer noch 5 mm. Das Sehvermögen war auf unsichere Lichtprojektion herabgesetzt. Es bestand Irisschlottern und eine verkalkte Katarakt.

Bei dem Patienten KRAUPAS (1911) war 17 Jahre früher wegen pulsierendem Exophthalmus mit gutem Erfolg die Unterbindung der Arteria carotis communis ausgeführt worden (veröffentlicht von FRANK 1895). KRAUPA fand bei der Augenspiegeluntersuchung des Auges, welches volle Sehscharfe hatte, die Netzhautvenen leicht erweitert, etwas geschlängelt und von hellweißen breiten Streifen eingescheidet, die sich von etwa einer Papillenbreite von der Papille entfernt bis in die äußerste Peripherie verfolgen ließen. Die untere temporale Netzhautvene zeigte am unteren Papillenrand eine Anastomose mit der nasalen Vene, während die direkte Verbindung zum Stamm der Vena centralis nur durch einen hellen Bindegewebsstreifen gebildet war (vgl. Abb. 14).

Bei dem 16. jährigen Patienten RUATAS (1915) mit typischem traumatischem pulsierendem Exophthalmus ergab die Augenspiegeluntersuchung zunächst nur

Ödem an der Papille, starke Erweiterung und Schlängelung der Netzhautvenen, keine Netzhautblutungen. Eine Woche nach erfolgreicher Unterbindung der Carotis communis fanden sich zwischen Papille und Makula weißglänzende, deutlich abgegrenzte Flecke von unregelmäßiger Form und Größe, halbkreisförmig sich um die Makula anordnend, die vor der Operation noch nicht vorhanden waren.

Abb. 14.

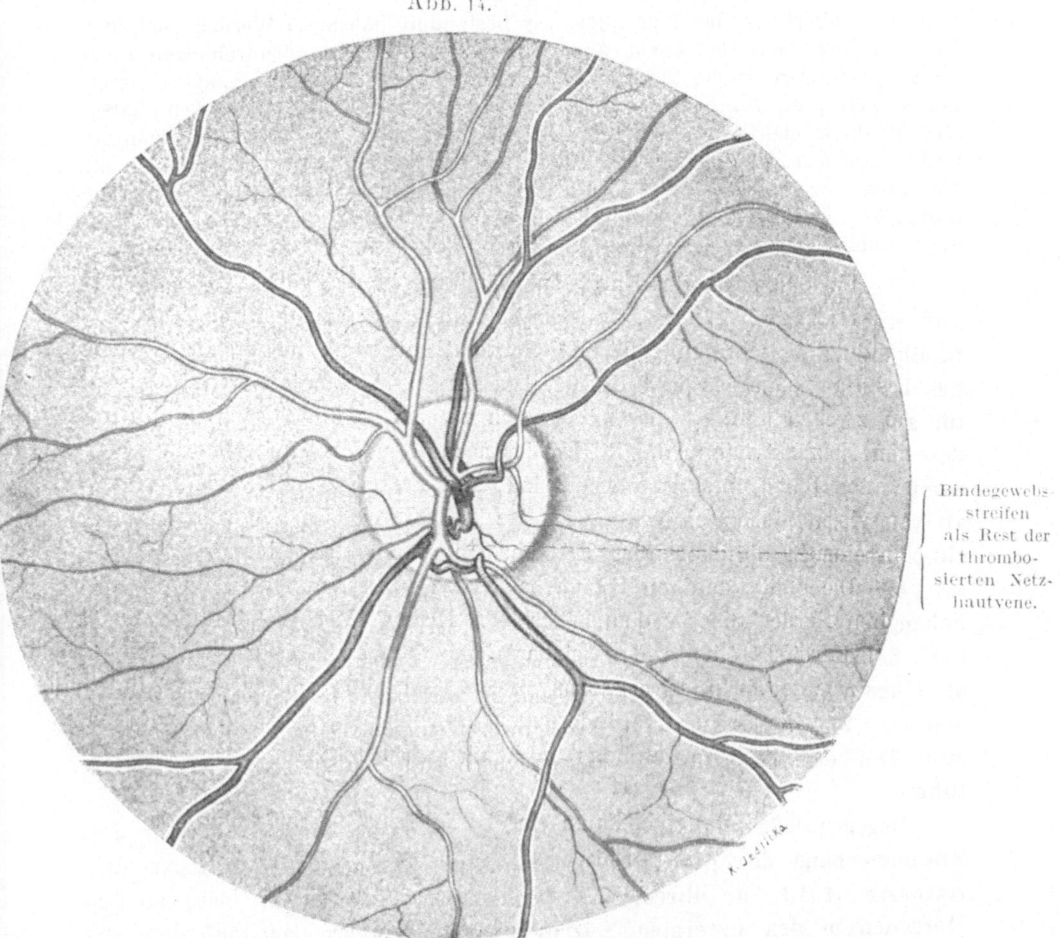

Verschluß des Stammes einer Netzhautvene in einem nach Karotisligatur zur Heilung gekommenen Fall von pulsierendem Exophthalmus. Kraupa (1911).

Netzhautgefäße ohne Veränderungen. Etwa einen Monat später waren die Netzhautflecken vollständig verschwunden, und es war nur noch eine leichte Schwellung der Netzhautvenen zu sehen.

In dem nach Gewehrschußverletzung entstandenen doppelseitigen Fall von Augstein (1916) war der Augenhintergrund vor der Karotisunterbindung, abgesehen von einer leichten Stauung der Netzhautvenen, völlig normal. Erst 4 Wochen nach erfolgreicher Unterbindung der Carotis communis ergab die Augenspiegeluntersuchung im aufrechten Bild an dem einen Auge von der Papille bis in die Makulagegend ziehend eine Anzahl horizontaler weißer Streifentrübungen in der Netzhaut. An beiden Augen waren in der Nähe der Venen mehr oder weniger zahlreiche kleinste Punkthämorrhagien und feine Pigmentfleckchen erkennbar. In der Peripherie soll beiderseits abnorme Körnelung und zum Teil Entfärbung des Pigmentepithels bestanden haben. 7 Wochen nach der Unterbindung waren an einem Auge zu den grauweißen Streifentrübungen noch einige gesättigtere weiße Flecke hinzugekommen. Die Punkthämorrhagien waren geschwunden, die Pigmentanomalien unverändert. Es bestand volle Sehschärfe. Exophthalmus und Stauung hatten sich zurückgebildet. Die innere Untersuchung hatte normalen Befund ergeben. Wassermann war negativ. Augstein sieht von einem Erklärungsversuch dieser Veränderungen ab. Er hält es nicht für unmöglich, daß die Veränderungen schon vorher bestanden haben, aber wegen ihrer Feinheit nicht entdeckt worden waren.

Bei den nach der Karotisunterbindung in den Fällen von Knapp (1901) und Kraupa (1911) aufgetretenen Veränderungen an den Netzhautvenen, — multiple Einschnürungen und Netzhautblutungen im ersten Obliteration des Hauptstammes und Kollateralkreislauf von einer anderen Netzhautvene im zweiten Fall — handelt es sich zweifellos um Thrombenbildungen in den Netzhautvenen, die infolge des nach der Karotisunterbindung verlangsamten Blutstroms eingetreten sind; und zwar bestand im Fall von Knapp an vielen Stellen eine wandständige Thrombose, im Fall von Kraupa aber ein einziger obturierender Thrombus in einem Hauptstamm.

Die punktförmigen Hämorrhagien im Falle Augsteins, sowie die weißlichen Herde, die in den Fällen von Ruata (1915) und Augstein (1916) nach Karotisligatur in der Netzhaut bemerkt wurden, können vielleicht auch als Folge der Zirkulationsstörungen und Thrombosierungsvorgange betrachtet werden. Die Pigmentveränderungen in Augsteins Fall sind möglicherweise zum Teil auf die anfangs vorhandenen Punkthämorrhagien zurückzuführen.

Dagegen läßt sich kaum eine befriedigende Erklärung finden für den Zusammenhang des pulsierenden Exophthalmus mit den von Rübel und Axenfeld (1913) in ihrem Fall beobachteten zahlreichen hellgelblichen Herdchen in den innersten Netzhautschichten, welche nur auf dem erkrankten Auge sich fanden und nach erfolgreicher Karotisligatur spurlos verschwanden.

Während die an den Netzhautvenen zu beobachtenden Stauungserscheinungen oft sehr auffällig sind, ist an den Aderhautgefäßen, die von einem mehr oder weniger starken Pigmentepithel verdeckt sind und schon normalerweise verhältnismäßig sehr großen Durchmesser haben, eine Hyperämie nur schwer festzustellen. Nieden (1881) und Berger (1882) beschreiben Stauung in den Aderhautvenen bei pulsierendem Exophthalmus.

f Augenmuskeln.

Siehe oben unter 7. Lähmung von Hirnnerven S. 59, unter 8c. Pupille S. 66 und unter 10. Akkommodation S. 80.

9. Augendruck.

§ 21. Bei einer ganzen Reihe von Patienten mit pulsierendem Exophthalmus kommt es zum Auftreten von Drucksteigerung, bisweilen sogar zu sehr schwerem Glaukom. In vielen Fällen mag in Anbetracht der übrigen alarmierenden Symptome und der starken Lidschwellung auf den Augendruck nicht geachtet worden sein, oder es ist wegen der Kürze des Referats eine vorhandene Drucksteigerung nicht erwähnt.

Ich finde unter 246 traumatischen Fällen in 16, d. h. in etwa 7% und unter 76 spontanen Fällen in 7, d. h. in etwa 10% Drucksteigerung oder Glaukom erwähnt.

Das gleichzeitige Vorkommen von pulsierendem Exophthalmus und Glaukom ist nicht verwunderlich, wenn man bedenkt, daß im venösen Gefäßgebiet des Auges außerordentlich starke Stauungserscheinungen bestehen. Der Blutabfluß aus dem Auge ist behindert. Die stark hyperämische Iris kann in prädisponierten Augen den Kammerwinkel verlegen. Relativ häufig finden sich in den Fällen von pulsierendem Exophthalmus mit gesteigertem Druck Netzhaut- oder Glaskörperblutungen. Die Schwere des Glaukoms steht nicht immer in demselben Verhältnis zu dem Grad der Stauungserscheinungen.

Einen die Entwicklung von Glaukom begünstigenden Einfluß kann auch eine starke Abplattung des Bulbus durch den retrobulbären Druck haben, wie sie in den durch Glaukom komplizierten Fällen von pulsierendem Exophthalmus Eissens (1890) und Hjorts (1877) sich fanden. Bei dem letzteren Patienten bestand eine erworbene Weitsichtigkeit von 12 Dioptrien.

Thrombosierungsvorgänge in den Venen der Orbita und des Bulbus, die bei pulsierendem Exophthalmus im Anschluß an Unterbindung der erweiterten Orbitalvenen oder spontan sich einstellen können, scheinen in den Fällen von Lystad 1912) und Elschnig (1916; Fall 1) Glaukom ausgelöst zu haben.

Daß bei den spontanen Fällen verhältnismäßig häufiger Glaukom vorkommt als bei den traumatischen ist leicht verständlich; denn die Patienten mit spontanem pulsierendem Exophthalmus haben meist Gefäßwanderkrankungen, ihr Durchschnittsalter ist höher.

Unter 16 traumatischen Fällen mit Glaukom trat Erblindung 8 mal, unter den 7 spontanen 5 mal ein. In der Mehrzahl der erblindeten Fälle dürfte die Erblindung als Folge des Glaukoms anzusehen sein.

In einer Anzahl von Fällen (Eckerlein 1887, Slomann 1898, Graefe 1898, Ipsen 1912, Elschnig 1916, Fall 2 und 2 eigenen Fällen) wurde durch die den pulsierenden Exophthalmus günstig beeinflussende Karotisligatur die Drucksteigerung behoben.

Verminderten intraokularen Druck fand Guibal (1908) in einem Fall von pulsierendem Exophthalmus 14 Tage nach Schädelbasisfraktur. Er will dies dadurch erklären, daß infolge der Karotisruptur der Druck im arteriellen Gefäßsystem des Auges ein geringerer geworden sei.

Tonometrische Messungen wurden bei pulsierendem Exophthalmus nur spärlich ausgeführt. Ipsen (1912) maß 40 mm Hg (Schiötz), Lystad (1912) 54 mm, Augstein (1916 doppelseitiger Fall) rechts 38, links 42 mm, Elschnig (1916) 2 Fälle 30 bis 36 mm Hg, Salus (1918) doppelseitiger Fall 32 und 22 mm Hg.

Loeb (1911), Rübel (1913) und Ruata (1915) fanden bei jungen Männern völlig normale Druckwerte (17—20 mm Hg).

Bei einem 17jährigen Patienten fand ich (1916) mit dem Schiötzschen Tonometer auf dem erkrankten Auge den Augendruck bei jedem Pulsschlag zwischen 10 und 15 mm Hg schwankend, auf dem gesunden Auge zwischen 12 und $12^{1}/_{2}$ mm, also eine Augendruckzunahme in der Systole um $^{1}/_{2}$ bzw. $^{1}/_{12}$, bei 3 weiteren eigenen Fällen (1920) um $^{1}/_{3}$ bzw. $^{1}/_{7}$, $^{1}/_{5}$ bzw. $^{1}/_{14}$ und $^{1}/_{3}$ bzw. $^{1}/_{6}$. Diese tonometrischen Werte sind zwar keine einwandfreien absoluten Maße für den intraokularen Druck, da der Bulbus selbst mit jedem Pulsschlag einen Stoß von hinten erhält; immerhin ist doch am kranken Auge der große Unterschied zwischen dem intraokularen Druck während der Systole und dem während der Diastole im Vergleich mit den geringen pulsatorischen Druckschwankungen an dem anderen Auge beachtenswert.

In welcher Weise der Augendruck bei pulsierendem Exophthalmus durch die Kompression oder Ligatur der Karotis und durch Druck auf den Bulbus herabgesetzt wird, zeigen Golowins (1901), Rübels (1913), Elschnigs (1916), Salus' (1918) und eigene (1916, 1920) Messungen: Herabsetzung des Augendrucks durch Karotiskompression auf etwa $^{1}/_{3}$ bis $^{1}/_{7}$ (beim Normalen auf $^{2}/_{3}$ bis $^{1}/_{2}$).

Golowin fand mit dem Maklakowschen Tonometer, daß der Augendruck nach Karotiskompression von $^{1}/_{2}$ Minute in einem Fall von pulsierendem Exophthalmus um 13 mm sank, während er beim Normalen durch Karotiskompression nur um 2—3,5 mm Hg herabgesetzt wird.

Mit dem Schiötzschen Tonometer fand Rübel vor der Karotisligatur:

	beiderseits	20 mm Hg
in der Chloroformnarkose	»	15—18 »
während der Unterbindung		8 » »
nach Schluß der Operation		11 » »
am 9. und 17. Tag nach der Operation		15—17 » »

Bei einem 22jährigen Patienten mit traumatischem pulsierendem Exophthalmus fand Elschnig (1916) den Augendruck zwischen 30 und 36 mm Hg schwankend. Bei Kompression der Karotis trat keine ausgesprochene Verringerung ein. Drückte man kurze Zeit stark auf den Bulbus, so war die Spannung sofort auf etwa 25 mm gesunken, um aber in wenigen Sekunden wieder anzusteigen. Komprimierte man die Karotis und drückte neuerlich auf den Bulbus, so ließ sich die Tension auf 18—20 mm herunterbringen und blieb bei kurzdauernder Karotiskompression unverändert herabgesetzt, um bei Aufhören derselben in wenigen Pulsschlägen auf die frühere Höhe wieder empor zu gehen. Die in diesem Falle vorgenommene Unterbindung der Carotis interna beseitigte den pulsierenden Exophthalmus, veranlaßte aber unmittelbar Erblindung und nach 4 Wochen Gehinerscheinungen. Die erste Augendruckmessung 3 Monate nach Ligatur ergab einen Druck von 15—16 mm Hg gegenüber 18 mm auf der anderen Seite.

Auch in dem doppelseitigen Fall von Salus (1918; Nachtrag Elschnig 1918) [rechtsseitige Karotisruptur nach Schrapnellkugelverletzung] wurde der Augendruck (rechts 32 später 40, links 22 später 31 mm Hg) durch Karotiskompression zunächst nicht vermindert. Wohl aber ließ sich durch gleichzeitige Kompression der Karotis und des Augapfels ein Druck rechts von 22 und links von 10 mm Hg erzielen, der nach Aufhören der Kompression des Bulbus bei 5 Minuten weiter fortgesetzter Karotiskompression unverändert bestehen blieb, aber unmittelbar nach Auslassen der Karotiskompression auf rechts 32 und links 17 mm wieder anstieg.

Meine Messungen (1916) ergaben bei einem 17jährigen sonst gesunden jungen Mann mit pulsierendem Exophthalmus:

vor der Ligatur . . . . 10—15 mm Hg
(Pulsschwankungen von 5 mm Hg)
während der Ligatur der Carotis interna in Lokalanästhesie   2   »   »
5 Minuten nach der Ligatur   7   »   »
(keine Pulsschwankungen)
3 Stunden später . . . . $8^1/_2$ »   »
24 Stunden später nach Abnahme eines Druckverbandes   3   »   »
3 Tage nach der Ligatur (kein Druckverband) . . .   10   »   »
8 Tage nach der Ligatur   12   »   »
3 Wochen nach der Ligatur . . . . $8—8^1/_2$ »   »
(Pulsschwankungen von $1/_2$ mm Hg)

Die Ligatur hatte nur eine Besserung bewirkt aber keine Heilung.

Bei einem anderen (1920) von mir beobachteten Fall (24jähriger Patient, Schädelquetschung vor $3^1/_2$ Jahren, Entwicklung in den letzten Monaten, doppelseitig) verminderte sich der Augendruck bei rechtsseitiger Karotiskompression innerhalb 5 Sekunden auf dem rechten Auge von 16 auf 4 mm Hg, auf dem linken Auge von 17 auf 7 mm Hg. Während der Karotiskompression trat der Augapfel bei gerader Kopfhaltung etwa 2 mm in die Augenhöhle zurück. Bei linksseitiger Karotiskompression wurde der Druck des rechten Auges gar nicht beeinflußt, der des linken auf 11 mm erniedrigt.

Ein dritter eigener Fall (1920; 21jähriger Patient; starke Schädelprellung vor 5 Wochen; Exophthalmus 10 mm; Venenerweiterung an den Lidern) zeigte einen zwischen 23 und 30 mm Hg pulsierenden Augendruck, der nach Karotiskompression sich auf 11 mm verminderte. (Gesundes Auge: nur 7, nach Karotiskompression nur 6 mm Hg). $1/_2$ Stunde nach Karotisunterbindung war der Augendruck auf dem kranken Auge 11 mm Hg (ohne pulsierende Schwankungen).

In einem vierten eigenen Fall (spontan; 1920) waren beiderseits pulsierende Augendruckschwankungen zwischen 12 und 16 mm Hg festzustellen. Es fehlte bei dieser Patientin die venöse Stauung bei sonst typischem Befund.

Die mikroskopische Untersuchung eines an pulsierendem Exophthalmus und Glaukom erkrankten Auges durch Lystad (1912) ergab starke Blutüberfüllung einer Vortexvene und außerdem die gewöhnlichen bei Glaukom sich findenden Veränderungen im Kammerwinkel.

Im folgenden gebe ich eine kurze Übersicht der mit Glaukom komplizierten Fälle von pulsierendem Exophthalmus.

I. Traumatische Fälle mit Glaukom.

1. Hussey (1855). Mann, 42 J.; Augapfel hart: Glaukom einige Monate nach Beginn; S. = 0.

2. Hjort (1877). Mann, 31 J.; erworbene Hyperopie 12 D. Spannung vermehrt; S. = 0.

3. Gayet (1881). Mann; Netzhautblutungen: Spannung vermehrt; S. = $^2/_{10}$.

4. Glascott (1883). Mann, 42 J.; Blutung im Glaskörper und in Vorderkammer; T. = + 3: S. = 0.

5. Lubrecht (1883). Mann, 49 J.; Netzhautblutungen; T. = + 1; S. = Lichtschein.

6. Eckerlein (1887). Frau, 28 J.; vorübergehend T. = + 2; S. = $^2/_{60}$ später S. = 1.

7. Eales (1888). Mann, 17 J.: Glaskörperblutungen; Augendrucksteigerung; S. = 0.

8. Guibert & Blé (1895). Mädchen, 19 J.; stark erhöhter Druck; S. = $^1/_4$.

9. Oliver (1900). Mann, 27 J.; Glaukom einige Monate nach Karotisligatur; S. = 0.

10. Bossalino (1901). Frau, 44 J.: »Sehvermögen stark herabgesetzt durch Glaukom.«

11. Schenk (1911). Mann; Druck erhöht.

12. Ipsen (1912). Frau, 49 J.; T. = 40 mm Hg; durch Ligatur geheilt.

13. Lystad (1912). Mann, 15 J.; Glaukom 2 Monate nach Orbitaloperation und früher vorgenommener gleichzeitiger Unterbindung von Carotis und Vena jugularis; T. = 51 mm Hg; zur Erblindung führend.

14. Augstein (1916). Soldat; Gewehrschußverletzung; typischer doppelseitiger pulsierender Exophthalmus. Augendruck rechts 38 mm, links 42 mm Hg. Beiderseits volle Sehschärfe; Augenhintergrundsveränderung vgl. S. 73—74.

15. Elschnig (1916) Fall 1. 42 jähriger Mann, typischer pulsierender Exophthalmus, 6 Wochen nach Revolverschußverletzung sich entwickelnd; 4 Monate später S. = $^1/_2$; starke Pulsation; wenige Tage darauf plötzlich eintretende Venenthrombose, besonders deutlich an Lid- und Bindehautvenen erkennbar. Aufhören der Pulsation und gleichzeitig »enorme« Erhöhung der Spannung. Typisches »inkompensiertes« Glaukom. Unter Pilokarpin und Eis Besserung. 5 Tage später Druck 35 mm Hg. Punktion der vorderen Kammer. 3 Monate später T = 40 mm Hg. Amaurose.

16. Elschnig (1916) Fall 2. 22 jähriger Soldat. Schädelschuß. Typischer Fall mit ausgesprochener venöser Stauung. Bezüglich des Augendrucks siehe vorstehende Seite.

17. Salus (1918) 22 jähriger Soldat; vergleiche vorstehende Seite. Rechts sofort nach Verletzung Amaurose.

II. Spontane Fälle mit Glaukom.

1. V. Oettingen (1866). Frau, 64 J.; dekrepid; Spannung vermehrt; Glaukom wenige Tage nach Beginn des pulsierenden Exophthalmus; S. = 0.

2. Eissen (1890). Mädchen, 21 J.; schwächlich; Augapfel durch retrobulbaren Druck abgeplattet; T. = + 3 wenige Tage nach Beginn; S. = 0.

3. Knaggs (1894). Mädchen, 24 J.; S. anfangs gut; später durch Glaukom erblindet.

4. Slomann (1898). Frau, 16 J.; nach Niederkunft T. = + 1; S. = Lichtschein; nach Operation: S. = $1/2$ und T. vermindert.

5. Graefe (1898). Frau; hochgradiger Exophthalmus; T. = + 3; nach Operation Druck normal; S. »ziemlich gut«.

6. Reclus (1908). Frau; $1^3/4$ Jahr nach Beginn der Erkrankung Auftreten von Glaukom gleichzeitig mit dem Einsetzen einer Venenthrombose; S. = 0.

7. Schafer (1910). Frau, 74 J.; Arteriosklerose; Bulbus steinhart wenige Tage nach Beginn; S. = 0.

10. Sehvermögen und Gesichtsfeld.

§ 22. Über den Grad des Sehvermögens beim pulsierenden Exophthalmus gibt die folgende Tabelle[1]) Aufschluß.

Sehvermögen	traumatische Fälle	spontane Fälle
blind	33	24
Lichtschein bis $1/10$	37	6
» » $1/10 - 1/2$	44	9
» » $1/2 - 1$	60	6
	174	45

In vielen Veröffentlichungen von Fällen mit pulsierendem Exophthalmus ist das Sehvermögen überhaupt nicht mitgeteilt, und gerade in diesen Fällen dürfte vermutlich keine wesentliche Sehstörung bestanden haben. Daher glaube ich, daß das Sehvermögen in einer größeren Zahl von Fällen, als es aus der Tabelle ersichtlich, ein gutes war: man kann vielleicht annehmen, daß es in etwa der Hälfte der Fälle von pulsierendem Exophthalmus in Mitleidenschaft gezogen wird.

Bei den spontanen Fällen ist, wie die tabellarische Zusammenstellung sehr deutlich zeigt, das Sehvermögen wesentlich mehr gefährdet als bei den traumatischen. Gutes Sehvermögen ist in der Tabelle in etwas über $1/3$ der traumatischen, aber in nur etwa $1/8 - 1/9$ der idiopathischen Fälle registriert. Erblindung findet sich in noch nicht $1/5$ der traumatischen, aber in über $1/2$ der spontanen Fälle.

[1]) Bei mehrfachen Angaben des Sehvermögens in einem Fall ist die letzte Angabe in der Tabelle verwertet.

Berücksichtigt man, daß bei den traumatischen Fällen Erblindung mitunter durch eine Quetschung des Nervus opticus infolge eines durch den Canalis opticus gehenden Schädelbasisbruchs veranlaßt wird, so ist bei den traumatischen Fällen die Zahl der durch den pulsierenden Exophthalmus im eigentlichen Sinn herbeigeführten Erblindungen eine noch geringere.

Die durch Fraktur des Canalis opticus veranlaßte Erblindung wird gewöhnlich unmittelbar beim Erwachen aus der Bewußtlosigkeit festgestellt, die Entwicklung des pulsierenden Exophthalmus erfolgt manchmal erst später.

Bei den spontanen Fällen tritt die Erblindung bisweilen außerordentlich rasch kurz nach Beginn der Erkrankung ein.

So erlosch bei der 32jährigen Patientin GENDRINS (1841), bei der 69jährigen Patientin JULLIARDS (1873), bei der 23jährigen Patientin MORTONS (1875) und bei der 80jährigen Patientin von CANTONNET & CÉRISE (1906) — sämtlich spontan entstanden — das Augenlicht innerhalb der ersten 24 Stunden vollständig.

Bei anderen Patienten vergeht eine Reihe von Tagen, Wochen oder Monaten unter allmählicher Abnahme des Sehvermögens, bis völlige Amaurose eintritt; in einigen Fällen erhielt sich das Sehvermögen lange gut, bis es erst im weiteren Verlauf plötzlich rasch abnahm.

In den völlig erblindeten Fällen ist gewöhnlich das ophthalmoskopische Bild einer Optikusatrophie festzustellen (frühestens 1—2 Monate nach Beginn des Leidens). Glaukom findet sich bei 6 traumatischen und 5 idiopathischen erblindeten Augen. In manchen Fällen müssen Netzhaut- oder Glaskörperblutungen für die Abnahme des Sehvermögens verantwortlich gemacht werden.

Hornhauttrübungen geben in einer verhältnismäßig großen Zahl von puls. Exophthalmusfällen die Veranlassung zu einer mehr oder weniger hochgradigen Sehstörung. Die Hornhauttrübungen sind zurückzuführen entweder auf eine Keratitis neuroparalytica infolge von Trigeminuslähmung oder auf Hornhautgeschwüre, die an dem stark vorgetriebenen, von den Lidern mangelhaft bedeckten Augapfel entstehen.

Eine Sehstörung kann auch veranlaßt werden durch eine infolge des von hinten auf dem Augapfel lastenden Drucks herbeigeführte Verkürzung der Bulbusachse und der damit verbundenen erworbenen Hyperopie. So konnte HJORT (H. SATTLER 1880 S. 834) eine erworbene Weitsichtigkeit von 12 D. feststellen.

Eine bestehende Oculomotoriuslähmung kann durch Aufhebung des Akkommodationsvermögens das Sehen in der Nähe beeinträchtigen (AUGSTEIN 1916 u. a.).

Das Sehvermögen kann sich nach erfolgreicher Behandlung wieder wesentlich bessern. (Beispiele siehe S. 223.)

Von subjektiven Gesichtswahrnehmungen erwähne ich die Beobachtung der Patienten von HAASE (1886) und von BULLER (1888), welche beim Fixieren eines Gegenstandes eine rhythmische Bewegung desselben, entsprechend ihrem Pulsschlag sahen, und die Angabe des Patienten von SECONDI (1881), daß sein Sehvermögen beim Neigen des Kopfes (Zunahme der venösen Stauung) sich verschlechtere.

Über die Beschaffenheit des Gesichtsfelds bei pulsierendem Exophthalmus finden sich nur spärliche Angaben. In 10 Fällen [1]) werden Gesichtsfeldstörungen berichtet. Meist handelt es sich um leichte konzentrische Einengungen, verbunden mit partieller Optikusatrophie. Bei der 24jährigen Patientin ZUR MÜHLENS (1904) befand sich eine linkseitige homonyme Hemianopsie mit entsprechender Abblassung der Sehnervenscheiben als Zeichen einer Traktusläsion (traumatischer Fall).

WOOD (1901) fand bei seinem Patienten (traumatischer Fall) neben einer leichten Optikusatrophie eine periphere Gesichtsfeldeinengung und ein exzentrisches Skotom. Bei WURDEMANNS (1903) 40jähriger Patientin (spontaner Fall) bestand ein schmales parazentrales Skotom, welches nach Karotisligatur verschwand, unter gleichzeitiger Besserung des Sehvermögens von $^5/_{24}$ auf $^5/_8$. Auch im Fall RUATAS (1915) stellte sich nach Karotisunterbindung das anfangs beträchtlich eingeschränkte Gesichtsfeld wieder her. Der von SIEGRIST (1901) festgestellte große Gesichtsfeldausfall war die Folge einer nach Karotisligatur eintretenden Embolie (Thrombose) der Arteria centralis retinae. In einem spontanen Fall fand ich 1919 ein zentrales relatives Skotom, temporale Abblassung des nervus opticus, S. = $^4/_{50}$.

11. Gehör.

§ 23. Auf die durch das intrakranielle aneurysmatische Geräusch verursachten, in der Regel sehr störenden subjektiven Gehörsempfindungen wurde schon oben im Kapitel »Subjektive Beschwerden« S. 28—31 hingewiesen.

Ebenso ist oben S. 19—20 unter den Schädelbruchsymptomen des traumatischen pulsierenden Exophthalmus erwähnt, daß in einer Reihe von Fällen durch die Schädelbasisfraktur der Nervus acusticus zerstört ist.

Im übrigen scheint das Gehörorgan nur ganz ausnahmsweise durch den pulsierenden Exophthalmus in Mitleidenschaft gezogen zu sein. So z. B. führt ZUR MÜHLEN (1904) eine bei seiner 24jährigen Patientin bestehende Schwerhörigkeit auf die venöse Hyperämie des inneren Ohres zurück. Das junge Mädchen hatte seit 14 Jahren unter einem mit außerordentlich starken Stauungserscheinungen an den Schläfen und an der Kopfschwarte speziell auch der Vena mastoidea einhergehenden pulsierenden Exophthalmus zu leiden. ZUR MÜHLEN glaubt, daß infolge der langen Dauer im Gehörorgan eine Bindegewebshypertrophie sich entwickelt habe (Näheres über den Fall siehe S. 51).

---

1) GUIBERT & BLÉ (1895), KELLER (1898), WOOD (1901). CALDERARO (1901, KNAPP 1901), SIEGRIST (1904), WÜRDEMANN (1903), ZUR MÜHLEN (1904), BEAUVOIS (1907), RUATA (1915).

Die Gehörprüfung ergab: U-Laute in 1 m.   Zahlen und Worte mit Zisch-
lauten in 2 m.   Weber beiderseits gleich, Rinne beiderseits positiv.   Stimmgabel
und Klavier: je tiefer um so deutlicher.

Isupow (1909) beobachtete bei einem an pulsierendem Exophthalmus
Leidenden durch eine alte Perforationsöffnung im Trommelfell einen pulsatorischen Reflex am Promontorium.   Es weist dies darauf hin, daß sich
bei Ruptur der Karotis im Sinus cavernosus die arterielle Blutwelle in das
Venensystem des Gehörorgans fortpflanzen kann.

12. Wirkung der Karotiskompression auf den Befund.

§ 24.   Zur Vervollständigung der Symptomatologie des pulsierenden
Exophthalmus gehört die Beschreibung der Veränderung des Befundes,
welche durch Kompression der Arteria carotis bewirkt wird.

Es ist leicht verständlich, daß durch Kompression derjenigen Carotis
communis, welche das Blut zur Rupturstelle führt, die Krankheitserscheinungen, besonders das störende intrakranielle Geräusch und die Pulsation
vermindert oder zum Schwinden gebracht werden können, während die
Kompression der anderen Arteria carotis communis keinen Einfluß auf die
Krankheitserscheinungen ausübt.   Durch Feststellung, ob Kompression der
linken oder der rechten Arteria carotis die Symptome verringert, läßt sich
demnach entscheiden, ob die linke oder rechte Arteria carotis im Sinus
cavernosus eingerissen ist.

Gewöhnlich ist es die Karotis der gleichen Seite, deren kräftige Kompression so günstig wirkt, nur ganz ausnahmsweise ist es die der Gegenseite,
wie z. B. im Fall von Pincus (1907) und einem eigenen spontanen Fall (1920).

Bei dem 31 jährigen Patienten von Pincus fand sich auf der rechten Seite
nach einem Schädelbruch Erblindung durch Schädigung des Nervus opticus,
Lähmung der Augenmuskeln, des Facialis und des Sympathikus.   7 Wochen
nach der Verletzung entwickelte sich ein pulsierender Exophthalmus auf der
linken Seite.   Die Kompression der linken Karotis hatte keinerlei Einfluß,
während die der rechten Geräusch und Pulsation beseitigte; ein Beweis, daß
das linksseitige Leiden durch Ruptur der rechten Karotis entstanden war.

In doppelseitigen Fällen ist es gewöhnlich die Karotis der stärker oder
der zuerst erkrankten Seite, durch deren Kompression eine Milderung der
Symptome sich erreichen läßt, und die dadurch als die rupturierte sich zu
erkennen gibt; nur selten ist es umgekehrt wie in dem einen Fall von
Reif (Schirmer) (1898).

Bei der 25 jährigen Patientin Reifs entwickelten sich im Anschluß an das
Heben einer schweren Milchkanne hochgradiger Exophthalmus, Pulsation und
sehr starke Stauungserscheinungen am rechten Auge.   Die Augenbewegungen
waren nach allen Richtungen beschränkt ausführbar; S. = $\frac{1}{3}$.   Links bestand
kein Exophthalmus, nur etwas Pulsation, geringe Stauungserscheinungen an den
Netzhautvenen und Lähmung des M. rectus externus.   Das Geräusch war über

dem linken Warzenfortsatz wesentlich deutlicher zu hören als über dem rechten. Nur die Kompression der linken Karotis brachte die Symptome zum Schwinden. Kompression der rechten war ohne Einfluß. Nach 10 Wochen langer Behandlung mit Karotiskompression war das rechte Auge nach Stellung und Beweglichkeit normal, keine Pulsation; links fand sich etwas Exophthalmus und Pulsation.

Die Kompression der rupturierten Arteria carotis bringt dem Kranken stets wesentliche Erleichterung. Sie bewirkt:

1. Ein Aufhören oder wenigstens ein Leiserwerden des Geräusches.

> Manchmal bleibt während der Kompression nur das intermittierende blasende Geräusch bestehen, während das kontinuierliche sausende Geräusch verschwindet (vgl. auch oben S. 44—45).

2. Aufhören oder wesentliche Verringerung der Pulsation.

3. Ein Zusammenfallen der erweiterten Venen (»Pulsierenden Geschwülste«) in der Umgebung der Orbita.

4. Eine Verminderung des Exophthalmus; nach Aufhören der Kompression kann man dann manchmal ein deutliches ruckweises Wiedervortreten beobachten[1]).

5. Eine leichtere Zurückdrängbarkeit des Augapfels (FRANKE 1897, BRAUNSCHWEIG 1905).

6. In einzelnen Fällen eine leichte Besserung des Sehvermögens.

7. In einem Teil der Fälle eine Herabsetzung des Augendrucks (GOLOWIN 1901, RÜBEL 1913, eigene Beobachtungen 1916, 1920 vgl. oben »Augendruck« S. 76—77).

8. Am Augenhintergrund keine Veränderung an der Füllung der Netzhautgefäße (ZUR MÜHLEN 1904, SCHLÜPMANN 1905, PINCUS 1907, eigene Beobachtungen 1916, 1920). Es dürfte dies wohl die Regel sein. Ganz ausnahmsweise findet sich eine vollständige Unterdrückung der Blutzirkulation in den Netzhautarterien (WALKER 1879).

> WALKER glaubte, da er Aufhören der Blutzirkulation in den Netzhautarterien bei Karotiskompression an gesunden Menschen, sowie bei Exophthalmus aus anderen Ursachen vermißte, dieser Erscheinung diagnostische Bedeutung für den pulsierenden Exophthalmus beilegen zu dürfen.

Es sei hier verwiesen auf die Besprechung der Blutversorgung des Auges nach Karotisunterbindung S. 200 und der Gefahr der Karotisunterbindung für das Auge und das Leben S. 202.

Die Wirkung der Kompression ist meist am ausgesprochensten auf das Geräusch, in zweiter Linie auf Pulsation und pulsierende Geschwulst. Der Exophthalmus wird manchmal durch Karotiskompression nicht beeinflußt.

---

1) Wird versehentlich bei der Karotiskompression die Vena jugularis zusammengedrückt, so kann der Exophthalmus durch Vermehrung der Stauung um 1—2 mm zunehmen. (Eigener Fall 1918.)

Daß Karotiskompression keinerlei Einfluß auf den Symptomenkomplex gehabt haben soll, wird von Cantonnet & Cérise (1906) und von Tiet-meyer (1907) angegeben, doch ist die Beschreibung dieser Fälle zu ungenügend, um sich ein klares Bild darüber zu machen. Möglicherweise war die Karotiskompression nicht richtig ausgeführt worden.

Mehrfach konnte das Geräusch durch Druck auf die rupurierte Karotis nur bedeutend gemindert werden und ließ sich erst durch Kompression der anderen Karotis völlig zum Schwinden bringen (Glascott 1883, Moutinho 1907).

13. Ergebnisse der Röntgenstrahlendurchleuchtung.

§ 25. Wiederholt hat sich in Fällen von pulsierendem Exophthalmus nach Schußverletzung der Sitz des Geschosses in der Nähe des Sinus cavernosus röntgenographisch nachweisen lassen. Es sind hierzu natürlich Aufnahmen von mindestens zwei verschiedenen Seiten (ev. stereoskopisch) erforderlich.

Bei dem Patienten von Lystad (1912) fand sich das Geschoß an der Spitze der Felsenbeinprayramide, nahe am Sulcus caroticus, bei dem Patienten von Braunschweig (1905) dicht hinter dem oberen Ende der Fissura orbitalis superior. Moutinho (1907) glaubt auf seinem Röntgenbild, von dem er eine Abbildung bringt, einen aneurysmatischen Sack in der Höhe der Sella turcica nachweisen zu können. (?) (34 jähriger Mann, Entwicklung des traumatischen pulsierenden Exophthalmus erst seit 3 Monaten.) Rübel (1913) berichtet, daß auf der Röntgenplatte seines traumatischen Falles Knochenverschiebungen deutlich sichtbar waren.

Auf der abgebildeten Röntgenaufnahme (Abb. 15) eines Falls von typischem pulsierendem Exophthalmus nach Teschingschuß (Leipziger Universitatsaugenklinik Pilz, Anna. IIc 645) sieht man das an der Stirn eingedrungene Geschoß hinter der Sella turcica. Einige Geschoßsplitter deuten den Schußkanal an. Auf der nicht abgebildeten Frontalaufnahme erkennt man das Geschoß hinter dem äußeren Teil der Fissura orbitalis sup.

Von wesentlicher Bedeutung können Röntgenaufnahmen zur Differentialdiagnose zwischen einem typischen pulsierenden Exophthalmus nach Karotisruptur im Sinus cavernosus und einem pulsierenden Tumor oder einer Enzephalokele der Orbita sein. So ließ sich z. B. im Fall von Lauber & Schüller (1908) aus einem auf der Röntgenplatte sichtbaren Defekt im Orbitaldach auf eine Encephalocele oder Meningocele, die unter dem Bilde des pulsierenden Exophthalmus einhergeht, schließen.

Bei der 20 jährigen Patientin von Friedenwald (1911) fand sich eine Erweiterung der Orbita. Diese sowie der übrige Befund sprachen gegen eine Karotisruptur im Sinus cavernosus und für einen gefäßreichen Tumor oder eine Encephalocele als Ursache der seit 12 Jahren bestehenden Pulsation und Vortreibung des Augapfels.

Abb 15.

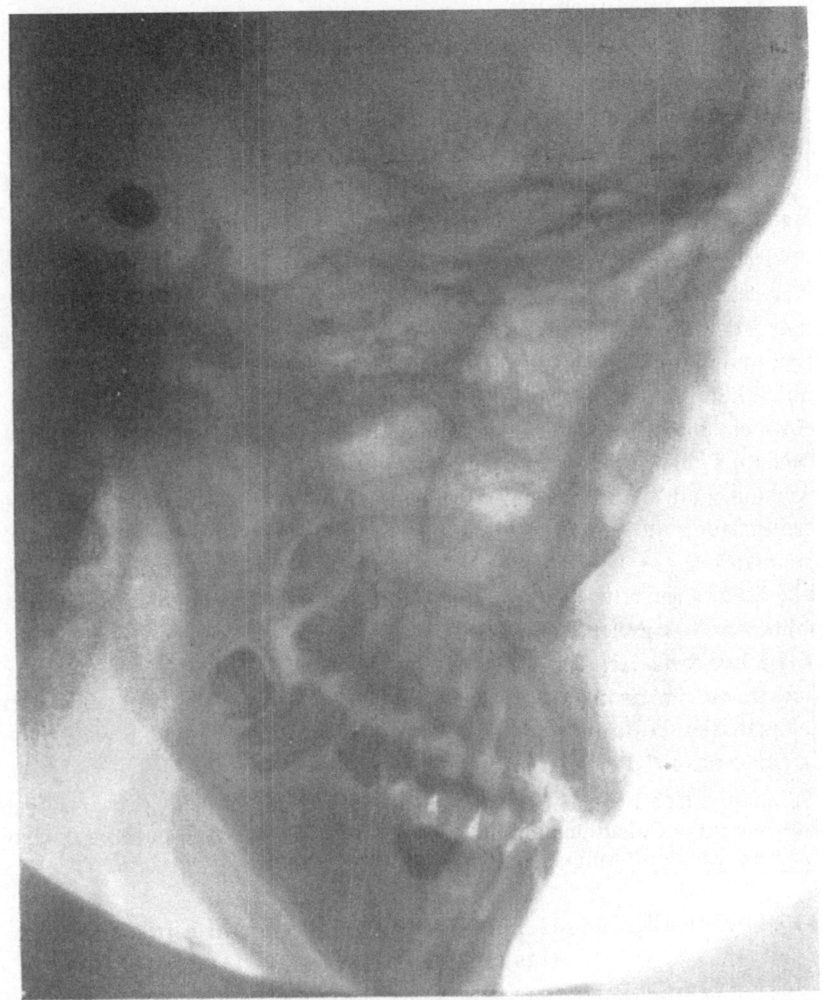

Traumatischer puls. Exophthalmus mit Geschoß in der Gegend der Sella turcica.
(Fall der Leipziger Univ.-Augenklinik.)

14. Doppelseitige Fälle.

§ 26. Unter 175 Fällen von traumatischem pulsierenden Exophthalmus tritt die Erkrankung in 36 doppelseitig auf, also in etwa $^1/_5$ der Fälle, — unter 60 Fällen von spontanem pulsierenden Exophthalmus in 5, also sehr viel seltener, nämlich nur in $^1/_{12}$ der Fälle.

Die Erkrankung entwickelt sich bisweilen gleichzeitig an beiden Augen, aber gewöhnlich in verschieden starkem Grad. In der Mehrzahl der Fälle lag zwischen der Erkrankung des ersten und des zweiten Auges ein Zwischenraum von einigen Tagen, Wochen oder Monaten, wie aus der folgenden kleinen Tabelle ersichtlich ist:

Entwicklung des pulsierenden Exophthalmus:

an beiden Augen gleichzeitig . . . . 9 mal
am 2. Auge 1—7 Tage   nach Beginn der Erkrankung am 1. Auge 5 mal
» 2.   »   1—7 Wochen »   »   »   »   » 1. »   3 mal
» 2.   »   2—15 Monate »   »   »   »   » 1. »   4 mal
während oder nach Heilung beziehungsweise orbitaler Operation
des puls. Exophth. . . . . » 1. »   5 mal[1]

Fast stets entspricht das zuerst und in höherem Grade betroffene Auge der Seite der Karotisruptur, und die Kompression der einen Karotis beseitigt die Symptome an beiden Augen, während die Kompression der anderen Karotis keinerlei Einfluß auf die Augenveränderungen und das Geräusch ausübt.

Als eine höchst seltene Ausnahme dürfte es zu betrachten sein, daß sich, wie im Falle von RECLUS (1908; spontaner puls. Exophthalmus), infolge Entwicklung und Ruptur eines zweiten Aneurysmas der Karotis im Sinus cavernosus der anderen Seite ein pulsierender Exophthalmus am zweiten Auge entwickelt — (durch Sektion nachgewiesen). In einem derartigen Fall beeinflußt vermutlich die Kompression jeder Karotis nur den pulsierenden Exophthalmus der betreffenden Seite.

Bei lange bestehendem einseitigen pulsierenden Exophthalmus können Stauungserscheinungen an Lid- und Bindehautvenen sich auf das andere Auge ausbreiten, ohne daß dieses zweite Auge pulsiert und vorgetrieben wird (HILDEBRAND 1912 u. a.).

SECONDI (1881) beobachtete bei einem doppelseitigen Fall, daß durch Druck auf das eine Auge Pulsation und Blasen auf dieser Seite verschwanden, dagegen auf der anderen Seite um so stärker wurden.

15. Beziehungen des pulsierenden Exophthalmus zu dem Gesamtorganismus.

§ 27. Die Störungen und Erkrankungen des Gesamtorganismus, wie z. B. Arteriosklerose u. a., die ätiologisch für die Entstehung des pulsierenden Exophthalmus in Betracht kommen, sowie dessen Beziehungen zu Pubertät

---

1) In einem von MAIER (1914) beobachteten traumatischen Fall (35 jähriger Mann) trat 3 Wochen nach der Enukleation des ersten Auges das Leiden am zweiten Auge auf. In einem zweiten traumatischen Fall (19 jähriger Mann) desselben Autors, bei einem 19jährigen Patienten (Schußverletzung) DUBUISSONS (1892; = PIQUÉ) und bei einer 69jährigen Patientin JULLIARDS (1873) (spontaner Fall) entwickelte sich der pulsierende Exophthalmus des zweiten Auges während, bzw. im Anschluß an die durch Thrombosierung der Orbitalvenen eingeleitete Spontanheilung des ersterkrankten Auges. Bei dem 35jährigen Patienten von SONNENBURG (1895), WIEMUTH (1902) und ZELLER (1911) entwickelte sich 3 Monate nach Exenteratio orbitae der zuerst erkrankten Seite das Leiden auf dem zweiten Auge.

und Menstruation sind schon oben im Kapitel »Ätiologie« des idiopathischen pulsierenden Exophthalmus S. 16—17 besprochen worden.

Über die Beeinflussung des körperlichen Allgemeinbefindens durch den pulsierenden Exophthalmus ist nicht viel zu sagen. Das ständige Geräusch, die heftigen Schmerzen sowie der vielfach mangelnde Schlaf können neurasthenisch veranlagte Patienten sehr angreifen, so daß sie an Körpergewicht abnehmen.

Fieber bestand nur bei dem 21 jährigen Patienten FRANCKES (1897), bei welchem sich 3 Tage nach Sturz in einen Graben ein typischer pulsierender Exophthalmus entwickelte. 4 Wochen lang fanden sich neben sehr starken Kopfschmerzen remittierende Temperaturschwankungen von 37° bis über 40°.

Die Annahme eines Hirnabszesses erwies sich als unwahrscheinlich, da 5 Tage nach der Unterbindung der Karotis das Fieber völlig verschwand und auch die Kopfschmerzen nachließen.

FRANCKE hält es für »moglich, daß es sich um eine Irritation des Wärmezentrums gehandelt hat«. Mir scheint es wahrscheinlicher, daß es sich trotz des negativen Befundes der Allgemeinuntersuchung um eine vom pulsierenden Exophthalmus unabhanige zufällig eingetretene fieberhafte Krankheit gehandelt hat.

In dem Fall von ZUR MÜHLEN (1904) und in einem anderen Fall, dessen schriftliche Mitteilung ich Herrn Dr. BOERMA (Emden) verdanke, bestand eine auffallende Schläfrigkeit.

Pulsierender Exophthalmus durch Aneurysma arteriovenosum zwischen Arteria carotis und Vena jugularis am Hals.

§ 28. Die zwei interessanten hierher gehörigen Fälle von GIFFORD (1899) und DIBERNARDO (1913), in denen ein am Hals gelegenes Aneurysma arteriovenosum Erscheinungen von pulsierendem Exophthalmus veranlaßt, seien im folgenden berichtet:

Der von GIFFORD (1893) untersuchte 43 jahrige Mann erhielt vor 4 Jahren einen äußerst heftigen Schlag auf die linke Seite des Halses. Es trat sofort danach in dieser Gegend des Halses eine sehr starke Schwellung und dunkle Verfärbung auf. Einige Stunden danach bemerkte der Patient ein Geräusch, das seitdem ununterbrochen anhielt. 4 Wochen spater begann das linke Auge vorzutreten und das Sehen schlechter zu werden. Es entwickelte sich eine Abduzensparese. Das Sehvermogen soll bei der Untersuchung 4 Jahre nach der Verletzung angeblich bei linksgedrehtem Kopf 20/40, bei jeder anderen Kopfhaltung aber nur 20/100 betragen haben. Keine Pulsation an den Netzhautgefäßen. Auf der linken Seite des Halses befand sich eine pulsierende zylindrische Geschwulst zwischen dem vorderen Rand des Sternocleidomastoideus, dem Kehlkopf und dem Unterkiefer. Die ganze Geschwulst pulsierte heftig und übertrug ein deutliches Schwirren dem fühlenden Finger. Ein lautes Geräusch war nicht nur über der Geschwulst, sondern auch im Bereich des Schädels und über dem linken Auge zu hören.

Die Geschwulst hat sich im Laufe der Jahre nicht vergrößert. Das Gerausch storte den Patienten nicht sehr. An eine Schadelverletzung weiß der Patient sich nicht zu erinnern. Es ist wohl kaum anzunehmen, daß ein zweites Aneurysma im Sinus cavernosus die Erscheinungen am Auge veranlaßt hat.

Vielmehr dürfte die arterielle Blutwelle aus der Karotis durch die Vena jugularis ihren Weg in die Sinus des Schädels und durch die Vena ophthalmica in die Orbita gefunden haben.

Der Patient Dibernardos (1913) hatte im Alter von 3 Jahren eine Schußverletzung an der linken Seite des Halses erhalten. Es war damals eine starke Blutung erfolgt, aber unter Kompressionsverband war die Wunde gut geheilt. Einige Monate später hatte sich eine Erweiterung der Venen in der linken Gesichtshälfte bemerkbar gemacht.

Erst 11 Jahre später — gleichzeitig mit dem Eintritt der Pubertät — stellten sich heftige Kopfschmerzen und häufige starke Nasenblutungen ein. Es entwickelte sich ein linkseitiger Exophthalmus und fanden sich stark pulsierende Venen in der linken Gesichtshälfte. Eine pulsierende Anschwellung und ein starkes Geräusch war am Rand des Musculus sternocleidomastoideus nachweisbar. Nach Unterbindung der Arteria carotis communis und der enorm erweiterten Vena jugularis oberhalb und unterhalb des Aneurysma bildeten sich der Exophthalmus und die erweiterten Gesichtsvenen wieder erheblich zurück.

B. Falscher pulsierender Exophthalmus.

(Pulsierende gefäßreiche maligne Tumoren, Encephalocele oder Meningocele orbitae [fortgeleitete Hirnpulsation bei Defekt im Orbitaldach] und Angioma arteriale racemosum bzw. Aneurysma cirsoideum der Orbita unter dem Bilde eines pulsierenden Exophthalmus.)

1. In 10 Fällen von Vortreibung und Pulsation des Augapfels läßt sich mit Sicherheit das Krankheitsbild auf eine sehr gefäßreiche bösartige Geschwulst zurückführen. Sieben von diesen Fällen kamen zur Sektion, bei einem sicherte die Ausräumung der Augenhöhle die Diagnose und in zwei anderen Fällen ließen die eintretenden Metastasen und das zunehmende Wachstum der Geschwulst keinen Zweifel über die Natur der Erkrankung.

2. In 9 Fällen[1]), die unter dem Bilde des pulsierenden Exophthalmus verliefen, konnte ein mehr oder weniger großer Defekt im Orbitaldach mit Sicherheit festgestellt werden und ist die Pulsation als fortgeleitete Hirnpulsation zu erklären (meist Encephalocele orbitae).

3. Ein Angioma arteriale racemosum bzw. ein Aneurysma cirsoideum läßt sich nur in 4 Fällen[2]) fast mit Sicherheit als Ursache von Pulsation und Exophthalmus annehmen; in einem Fall auf Grund des Befundes bei der Operation, in den anderen Fällen auf Grund des klinischen Bildes.

4. In einer Anzahl von Fällen ist man auf Grund der vielfach nur lückenhaften Berichte und in Ermangelung einer anatomischen Untersuchung auf hypothetische Wahrscheinlichkeitsdiagnosen angewiesen und bleibt die

---

1) 5 weitere Fälle von pulsierender Encephalocele der Orbita (meist kleine Kinder), über welche mir nur ein kurzes Referat zur Verfügung stand, sind hierbei nicht mitgezählt.

2) Anmerkung bei der Korrektur: Ein fünfter Fall ist von Augstein 1917 veröffentliche worden (vgl. S. 101).

Pathogenese unsicher. Hierzu gehören unter anderem 9 Fälle mit angeborenem pulsierenden Exophthalmus, bei denen es sich wohl, wie im Abschnitt Pathogenese S. 326 näher erörtert wird, auch um pulsierende arterielle Gefäßgeschwülste oder um fortgeleitete Gehirnpulsation bei Orbitaldachdefekt handeln dürfte.

1. Maligne sehr gefäßreiche Tumoren unter dem Bild des pulsierenden Exophthalmus.

§ 29. Als Veranlassung der Erkrankung wird in 2 unter 10 Fällen ein heftiges Kopftrauma angeführt.

Im Gegensatz zu dem nach Karotisruptur im Sinus cavernosus auftretenden pulsierenden Exophthalmus beginnt die durch pulsierende Tumoren bewirkte Vortreibung des Auges ganz unmerklich und meist nicht mit plötzlich einsetzenden heftigen Kopfschmerzen und unerträglichen Geräuschen.

Die Krankheitsdauer der Fälle von pulsierenden Tumoren der Orbita vom ersten Beginn bis zum Tod ist in einem Fall 7 Monate, in einem weiteren Fall 14 Monate, in 3 Fällen 2—3 Jahre und in 2 Fällen 7—12 Jahre.

Vortreibung und Pulsation des Augapfels waren stets deutlich vorhanden.

Subjektiv und objektiv wahrnehmbare Geräusche wurden in 6 Fällen beobachtet (Zischen, Rauschen, Schwirren); am deutlichsten werden sie über dem Tumor gehört, können aber auch über Metastasen hörbar sein. In einem Fall ist ausdrücklich das Fehlen von Geräuschen erwähnt, in 3 Fällen finden sich keine Angaben über Geräusche.

Fast stets ist im weiteren Entwickelungsverlauf ein mehr oder weniger resistenter Tumor zu fühlen. Der Sitz der Geschwulst ist unter 9 Fällen, in denen sich Angaben darüber finden, 7 mal nach außen oder nach außen oben und nur 2 mal nach innen oben vom Augapfel (Higgens 1886, Van Duyse 1903). In 4 Fällen breitet sich der Tumor über der Schläfe oder über dem Backen aus. Metastasen an entfernten Körperteilen finden sich in 4 Fällen.

Der Knochen des Orbitalrandes kann durch die Geschwulst usuriert sein.

Pulsation und hochgradige Stauung an den Venen der Lider und der Stirn finden sich nicht, doch können die Lider und die Tumoroberfläche bläulichrot erscheinen und variköse Venen durch die Haut durchschimmern. Erweiterungen und Schlängelungen der Netzhautvenen sind nicht beschrieben. Die Augenhintergrunds-Veränderungen beschränken sich auf Stauungspapille in einem Fall und Entwickelung von Optikusatrophie in mindestens 2 Fällen.

Das Sehvermögen kann intakt sein, leidet aber gewöhnlich bei weiterem Wachstum des Tumors durch Schädigung des Sehnerven.

Lähmungen der Augenmuskeln sowie Sensibilitätsstörungen im Gebiet des Trigeminus sind mehrfach beobachtet worden.

In 2 Fällen, in denen gefäßreiche Sarkome ihren Sitz nasal hinter dem Augapfel hatten, kam es wiederholt zu sehr schweren Nasenblutungen.

Kompression der Arteria carotis communis bewirkte in 7 Fällen, in denen sich Angaben darüber finden, Verschwinden der Pulsation, Verminderung oder Aufhören des Geräusches und in 3 Fällen eine Verkleinerung der Geschwulst. In 7 Fällen wurde eine Karotisligatur ausgeführt und dadurch ein nur vorübergehendes Zusammensinken der Geschwulst bewirkt. Nach wenigen Wochen erfolgte wieder neues weiteres Wachstum.

Krankengeschichten der Fälle von malignen gefäßreichen Tumoren, die Pulsation und Vortreibung des Augapfels veranlassen[1]).

1. Lenoir (1852). 26jährige Frau; Sturz über Treppe; danach bewußtlos; Facialislähmung. 8 Monate später entwickelte sich Lidschwellung, Exophthalmus und Anschwellung in der Schlafengegend. Stärkste Geschwulst in der Gegend des äußeren Augenwinkels. Das stark vorgetriebene Auge ist frei beweglich. Pulsation bei leichtem Druck deutlich fühlbar. Tumoroberfläche bläulich verfarbt. Beständiges Geräusch subjektiv wie Spinnrad, objektiv Zischen. Sehvermögen normal. Bei Karotiskompression wird der Tumor kleiner und weicher, die Pulsation hört auf. Nach Karotisligatur Zusamensinken der Geschwulst. 1 Monat später wieder Zunehmen der Geschwulst. 6 Monate nach erstem Auftreten des Leidens entwickelte sich in der Wade eine pulsierende Geschwulst mit Geräusch. Tod 14 Monate nach Beginn des Leidens. Sektion: Tumor von Faustgröße, der Jochbein, Stirnbein und Oberkiefer teilweise zerstört hatte, aus kleinen aber sehr zahlreichen Gefäßen bestand und im Inneren zum Teil erweicht war.

2. Szokalski (1864). 50 jähriger Mann; heftiger Schlag gegen die linke Schläfe durch ein abgesprungenes Holzscheit; einige Wochen später wurde das Auge allmählich nach vorn unten und innen vorgedrängt, es entwickelte sich eine Geschwulst an der linken Schläfe und eine zweite Geschwulst zwischen Augapfel und oberem äußeren Orbitalrand, die sich tief in die Augenhohle erstreckte. Beide Tumoren pulsierten und ließen ein eigentümlich schneidendes Geräusch wahrnehmen; Kompression der Karotis brachte Pulsation und Geräusch zum Schwinden; Druck auf die eine Geschwulst vermehrte die Spannung der anderen; Sehvermogen erlosch allmahlich; Augenmuskellähmung; Karotiskompression ohne Erfolg. 3 Monate spater Karotisligatur, danach wurden die Geschwülste vorübergehend kleiner, 3 Monate später pulsierende Metastase am Darmbein.

3. Nunneley (1865). 43jähriger Mann; ohne bekannte Ursache entwickelte sich innerhalb 4 Monaten hochgradiger Exophthalmus; geringe Pulsation, Schwindel und Rauschen im Kopf, besonders beim Bücken. In Laufe eines Jahres nahm der Exophthalmus noch weiter zu; es entwickelte sich eine pulsierende Anschwellung an der äußeren Seite der Orbita und in der Schläfengegend. Durch Unterbindung der Carotis communis große Erleichterung für den Kranken. Aufhören der Pulsation im Auge und in den Geschwülsten, kein Zurückgehen des Exophthalmus. Unter zunehmender Schwäche Tod 1$\frac{1}{2}$ Jahre nach der Operation; Sektion: Geschwulst in der Augenhöhle, im Sinus cavernosus und in der Schläfengrube.

4. Withusen (1866) (der gleiche Fall ist von Norrie 1898 berichtet). 44jährige Frau; spontan entstanden; allmähliche Abnahme des Sehvermögens

---

1) Über 4 weitere Fälle von puls. gefäßreichem Sarkom der Orbita (R. Sattler, Sichel, Berger und Dufail) berichtet Birch-Hirschfeld Näheres in seiner Bearbeitung der Orbitalsarkome. (Dieses Handbuch 2. Auflage Band IX, Kapitel XIII.)

und heftige Schmerzen besonders in der Schläfe. 2 Monate später zunehmende Lidschwellung, Vortreibung des Augapfels, klopfendes Geräusch. Oberhalb des Augapfels entwickelte sich ein pulsierender, weicher, nicht fluktuierender, nicht druckempfindlicher Tumor, der beim Vorbeugen des Kopfes größer wird. Exophthalmus nimmt zu, so daß die Lider nicht mehr geschlossen werden können und die Hornhaut sich trübt. Starke Pulsation. Lider blaulichrot mit durchschimmernden varikösen Venen. Auf Karotiskompression Tumor kleiner, Aufhören der Pulsation. Nach Karotisligatur verschwinden vorübergehend Schmerzen, Geräusch, Pulsation und Chemosis. Die Lider konnen wieder geschlossen werden. 1 Jahr später Exophthalmus wieder starker. Geschwulst auf der Schläfe. Tod nach 2 Jahren.

5. ALEXANDER (1884). 24jährige Frau; spontan entstanden; langsam zunehmender Exophthalmus; allmähliche Erblindung an beiden Augen; Pulsation; bei tiefem Eindrücken in die Orbita fühlt man harte unregelmäßige Korper; nach Karotisligatur Aufhoren der Pulsation; Dauer des Leidens bis zum Tod 2—3 Jahre. Sektion ergibt: gefäßreiche Geschwulst des Vorderhirns, die das Orbitaldach und die Lamina cribrosa zerstort und den Optikus auf die doppelte Länge gedehnt hat.

6. HIGGENS (1886). 66jähriger Mann; spontan: viele Jahre hindurch Anfälle von äußerst heftigem Nasenbluten, das Tamponade nötig machte; Entwicklung eines pulsierenden Tumors am inneren Lidwinkel; Vortreibung und Pulsation des Auges; beim weiteren Wachstum nahm die Geschwulst schließlich die ganze Augen- und Backengegend ein und verursachte heftige Schmerzen. Die Sektion ergab ein in der linken Nase entstandenes pulsierendes Sarkom, das in die Kieferhohle durchgebrochen war.

7. ISRAEL (1891), OESTREICH (1901). Mann; angeblich seit frühester Jugend bestehende Geschwulst der Schläfengegend und des Oberlids; man fühlt gewundene Strange im Schläfentumor, die sich bis aufs Augenlid fortsetzen; starker Exophthalmus: Pulsation des ganzen Orbitalinhalts: von Geräusch wird nichts erwähnt: Pupille erweitert, reagiert träg auf Licht; Lähmung des zweiten Trigeminusastes: flache Angiome auf der Hand. Sektion ergibt: Großes Lymphangiom, das den Optikus durchsetzt.

8. DE BONO (1896). Frau 45 Jahre; Sturz aus 2 m Hohe; kein Schädelbruch; 2 Monate nach dem Sturz Exophthalmus: ganz allmahlich zunehmend; reponierbar; bei Nachlassen des Drucks tritt das Auge wieder vor: zwischen Augapfel und außerem oberem Orbitalrand pulsierende Geschwulst, die sich spater über die Schlafengegend ausbreitet; blasendes Gerausch, besonders über dem Tumor; später Entwicklung von Chemosis und von Sehnervenatrophie; Sehvermogen anfangs gut, spater Hemianopsie: auf Karotiskompression verschwinden Gerausch und Pulsation; nach Karotisligatur nimmt der Exophthalmus 1—2 Monate ab, um dann wieder stark zuzunehmen. Tod 7 Monate nach Beginn. Sektion ergibt: Adenoangiom (der Tranendrüse?), das das Orbitaldach, das Keilbein und das Siebbein zerstort hatte, in die vordere Schadelgrube eingebrochen war und den Augapfel ganz umgab.

9. VAN DUYSE (1903). 22jähriger Mann; sonst gesund, spontan ganz langsam sich entwickelnder Exophthalmus mit Pulsation; Kopfschmerzen in Stirn und Scheitel; wiederholt heftiges Nasenbluten: Auge besonders nach vorn unten außen verlagert; Pulsation und Geräusch am deutlichsten im inneren Augenwinkel; 3 Jahre nach Beginn erste Nasenuntersuchung, die einen dunkelroten, eindrückbaren, pulsierenden, abgrenzbaren Tumor ergab; rechts Verlust des Geruchs; Motilitat intakt: S. = $^2/_3$; Stauungspapille; auf Karotiskompression Gerausch vermindert; Dauer des Leidens 8 Jahre: Behandlung mit Gelatineinjektionen ohne Erfolg: Unterbindung der einen Karotis bewirkt vorübergehende beträchtliche

Verminderung des Geräusches und der Pulsation; 16 Monate später Unterbindung der zweiten Karotis; Verschwinden von Geräusch und Pulsation; ein Jahr später Tod; Sektion: Fibrosarkom mit schleimiger Entartung von Siebbein ausgehend.

10. ADAM, C. (1907). 40jährige Frau; vor 9 Jahren Operation eines Orbitaltumors; jetzt langsam wachsender pulsierender Tumor; mit einiger Kraft zurückdrängbar; kein Geräusch; bei der Exenteration der Orbita erwies sich der Tumor als ein Angiosarkom.

2. Encephalocele oder Meningocele der Orbita (fortgeleitete Hirnpulsation bei Orbitaldachdefekt) unter dem Bilde des pulsierenden Exophthalmus.

§ 30.   Unter 9 Fällen, in denen eine Kommunikation zwischen Schädel- und Augenhöhle die Fortpflanzung der Hirnpulsation auf das Auge ermöglichte, ist das Krankheitsbild 6 mal erst durch die Sektion geklärt worden. In einem Fall wurde die richtige Diagnose durch einen operativen Eingriff, in einem weiteren auf Grund des klinischen Bildes und des Ergebnisses einer diagnostischen Punktion gestellt und durch den Operations- sowie den Sektionsbefund bestätigt (LÜCKE 1891), und in einem anderen wies der im Röntgenbild nachweisbare Orbitaldefekt auf die Natur des Leidens hin (LAUBER & SCHÜLLER 1908).

Unter den 10 oben beschriebenen Fällen von pulsierenden malignen Tumoren der Orbita sind 2 (ALEXANDER 1884, DE BONO 1896), bei denen der Tumor das Orbitaldach zerstort hatte; doch glaube ich, daß in diesen Fällen die Pulsation des Augapfels nicht durch fortgeleitete Hirnpulsation zu erklären ist, sondern daß die Arterien der sehr gefäßreichen Geschwülste dem Augapfel ihre Pulsation mitteilten.

Abb. 16.

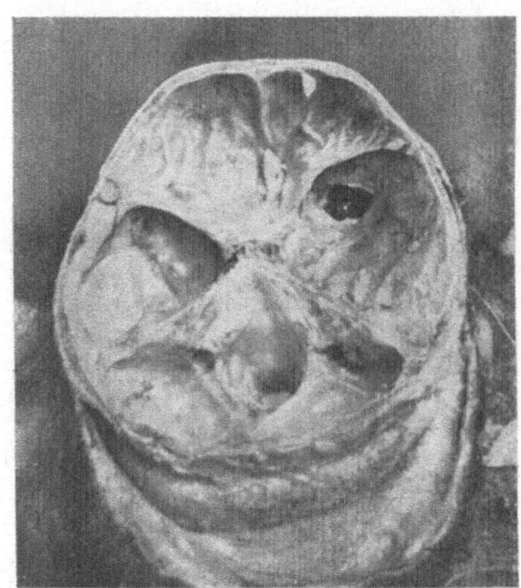

Großer Defekt im Knochen der mittleren, weit nach vorn vorspringenden Schädelgrube. Pulsation und Vortreibung des Auges durch Encephalocele orbitalis congenita. Fall ERCKLENTZ (1901).
Abbildung aus dem stereoskopischen med. Atlas von Neisser-Uhthoff (Tafel 607).
Vgl. Text S. 93, 96 und 173.

In einem Teil der weiter unten S. 101—102 angeführten Fälle von angeborenem pulsierenden Exophthalmus handelt es sich möglicherweise auch um eine angeborene Encephalocele oder Meningocele.

Die Krankheitserscheinungen der Fälle mit fortgeleiteter Hirnpulsation sind verschieden, je nach der dem Orbitaldachdefekt zugrunde liegenden Ursache.

Unter den 8 Fällen mit Sektions- oder Operationsbefund, in denen die Pulsation des Augapfels als fortgeleitete Hirnpulsation aufzufassen war, fand sich außer dem Orbitaldefekt:

einmal eine spontan aufgetretene (angeborene) Encephalocele (Sektions-befund); (Abb. 16),

einmal eine nach Trauma in Erscheinung getretene Encephalocele oder Meningocele (Sektionsbefund); (Abb. 17),

einmal eine Encephalocele bei Hydrocephalus; angeboren, aber durch Trauma vergrößert und danach Vortreibung sowie Pulsation des Augapfels herbeiführend (Operations- und Sektionsbefund);

einmal ein Hydrocephalus internus (Sektionsbefund);

» ein Hirnabszeß (Trauma) (Sektionsbefund);

» eine Echinokokkuszyste (Operationsbefund);

zweimal verhältnismäßig gefäßarme Tumoren (Sektionsbefunde: Gliom mit Hirnabszeß; Fibrom).

Die Entwicklung des Leidens erfolgt in einigen Fällen (Orbitaldachdefekt durch Fibrom, Echinokokkus, spontan ent-standene Encephalocele: Fälle Nr. 1, 3, 4, 9) langsam und allmählich im Verlauf von Jahren. In anderen Fällen dagegen bilden sich Exophthalmus und Pulsation in kurzer Zeit aus z. B. nach Trauma Fälle Nr. 5, 8, 9).

Der Exophthalmus erreicht in den Fällen von Orbitaldachdefekt durch Tu-moren und Echinokokkus hohe Grade, war aber in den Fällen von eigentlicher unkomplizierter Meningocele bzw. Ence-phalocele geringer. Der Augapfel ist in der Regel nach vorn unten, seltener nach vorn unten außen verlagert.

Der Einfluß von Kopfneigung oder Husten auf den Grad des Exophthalmus ist nur in einem Fall (4) unter-sucht worden. In diesem erfolgte dabei keine Zunahme des Exophthalmus.

In der Regel findet sich eine halbkugelig vorgewölbte Geschwulst unter dem Oberlid nahe dem oberen Orbitalrand (Abb. 17). Bei der Palpation er-scheint die Geschwulst gut abgrenzbar, bisweilen fluktuierend, mehr oder weniger stark gespannt und zeigt meist keinerlei Differenz in der Konsistenz. Sie bietet nicht das Gefühl erweiterter geschlängelter Gefäße wie meist beim echten pulsierenden Exophthalmus. In einem Fall ist das Fehlen von Fluk-

Abb. 17.

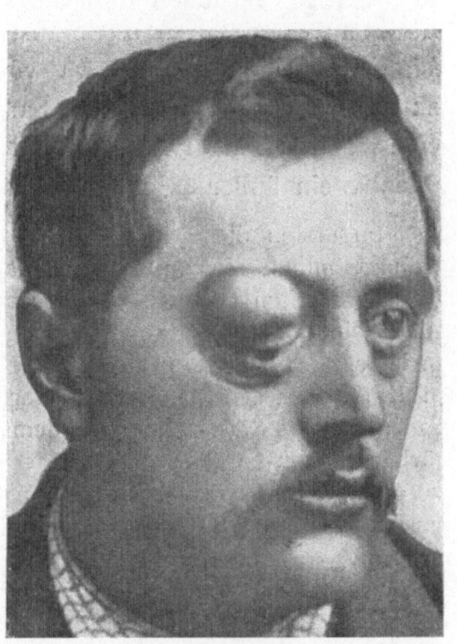

Pulsierende Encephalocele orbitae
(Luecke 1891).

tuation ausdrücklich erwähnt. Die Geschwulst kann leicht (2) oder schwer (4) zurückdrängbar sein. Von großer diagnostischer Bedeutung ist die Anwesenheit einer zweiten Meningocele wie im Fall Nr. 1, in welchem Druck auf die orbitale Geschwulst oder den Bulbus eine Vorwölbung der zweiten, an der Lambdanaht gelegenen Meningocele veranlaßte. In diesem Fall und ebenso im Fall Nr. 8 traten bei stärkerem Druck auf die Geschwulst Gehirnerscheinungen (Schwindel) auf. Diagnostische Punktion der Geschwulst ergab im Fall Nr. 8 Gehirnflüssigkeit.

Der Orbitaldachdefekt kann hinter dem oberen Orbitalrand mit dem Finger fühlbar sein (8). Er ist auch im Röntgenbild nachweisbar (3).

Die Pulsation war stets deutlich erkennbar und zwar sowohl an dem Bulbus wie an der Geschwulst unter dem Oberlid. Im Fall Nr. 7 war sie schon auf weite Entfernung sichtbar.

Was das für die Diagnose des eigentlichen pulsierenden Exophthalmus so wichtige Geräusch anbelangt, so ist unter 9 Fällen 3mal ausdrücklich das Fehlen eines jeden Geräusches erwähnt (3, 5, 7), 2mal findet sich keine Angabe über ein etwa vorhandenes Geräusch, 1mal war nur subjektiv im Liegen ein geringes Sausen zu hören, objektiv aber kein Geräusch nachweisbar (Fall Nr. 1 Orbitaldachdefekt mit Fibrom). Nur 3mal war objektiv ein äußerst leises Geräusch wahrzunehmen.

Im ersten dieser 3 Fälle (Nr. 4; Echinokokkus) war nur vorübergehend im Anfangsstadium ein ganz leises Blasen zu hören, spater dagegen nie mehr.

Im zweiten (Nr. 8: angeborene Encephalocele [»Meningocele«] der Orbita mit Ausbildung von Exophthalmus und Pulsation nach Trauma) war 2 Monate nach Beginn kein Geräusch festzustellen (schriftliche Mitteilung des Herrn Dr. Quint an H. Sattler sen.). Nach $^5/_4$jährigem Bestehen des Leidens war beim festen Andrücken des Stethoskops ein dem Nonnensausen ähnliches, ganz leises Geräusch hörbar (Lücke 1891).

Im dritten (Nr. 9) war ein äußerst leises, nur an Stirn und Schläfe hörbares Geräusch nachweisbar, das subjektiv nicht empfunden wurde.

Stauungserscheinungen an Lid- und Bindehautvenen sind nur 1mal 9) erwähnt. Im Augenhintergrund ist 2mal eine geringe Schlängelung der Netzhautvenen beobachtet (1, 4).

Das Sehvermögen war in 2 Fällen erloschen (Fall 6: Optikusatrophie; Fall 2: starke Drucksteigerung). Einmal war es infolge Sehnervenatrophie auf $^1/_8$ herabgesetzt (4).

Von den übrigen, die Augenhöhle berührenden Gehirnnerven waren der zweite Ast des Trigeminus 1mal (Fall 3), Augenmuskelnerven 2mal (Fälle 6, 8) betroffen.

Die Wirkung der Karotiskompression ist in 6 Fällen erwähnt. Danach soll in 3 Fällen (1, 2, 4) bei Kompression der Karotis der gleichen Seite die Pulsation völlig verschwunden sein; in 2 Fällen (3, 9) wurde die Pulsation geringer und zwar im Falle Nr. 3 sowohl bei Kompression der linken wie der rechten Karotis; in einem Falle (8) bewirkte die Karotiskompression keine Änderung des Symptomenkomplexes. Im Fall Nr. 1 kollabierte bei Karotiskompression die Geschwulst, und der vorgetriebene Augapfel ließ sich leichter zurückdrängen.

Krankengeschichten der Fälle von Vortreibung und Pulsation des Augapfels infolge fortgeleiteter Hirnpulsation bei bestehendem Defekt im Orbitaldach[1]).

1. v. OETTINGEN (1873), 14jähriger Junge; Sturz als 1jähriges Kind; seitdem allmähliche Zunahme von Oberlidschwellung und Exophthalmus. Befund: Oberlid enorm geschwellt, von breiten Venen durchzogen, darunter mäßig gespannte fluktuierende Geschwulst mit starker Pulsation; Augapfel sehr stark nach vorn und unten verlagert, pulsierend. Orbita erweitert; im Liegen vernimmt Patient angeblich ein leises pulsierendes Sausen: bei Auskultation Geräusch nicht wahrnehmbar. Druck auf den Augapfel oder auf die pulsierende Geschwulst verursacht Schwindel und Vortreibung einer zweiten Meningocele, die sich an der Lambdanaht findet; Netzhautvenen leicht geschlängelt; Sehvermögen anfangs gut, später durch Hornhautvereiterung stark vermindert; bei Kompression der Karotis Aufhören der Pulsation, Kleinerwerden der Geschwulst, leichte Zurückdrängbarkeit des Augapfels. Nach Kompression der Vena jugularis wird die Geschwulst praller.

Nach Unterbindung der Carotis communis hört die Pulsation sofort auf, und die Geschwulst fällt zusammen. 4 Stunden später wieder Auftreten der Pulsation. Allmähliche Abnahme der geistigen Fähigkeiten; Schlafsucht. Tod 2 Jahre nach der Karotisligatur. Sektion: Fibrom in einer großen Exkavation der linken vorderen Schädelgrube. Türkensattel und Orbitaldach zum größten Teil zerstört.

2. SCHELL (1881). 49jähriger Mann; spontaner Beginn; innerhalb 2—3 Monaten allmähliche Zunahme von Lidschwellung und Exophthalmus. Auftreten von Doppelsehen, Abnahme des Sehvermögens, starke Schmerzen im Auge; Nasenbluten. Augapfel nach unten außen und vorn verlagert, pulsierend. Innen oben sanft pulsierende, fluktuierende, verdrängbare Geschwulst. Chemosis. Sehvermogen völlig schwindend. Augendruck hochgradig gesteigert. Bei Karotiskompression Aufhören der Pulsation. Keine Behandlung; Hemiplegie, Verwirrtheit, Tod. Sektion: Kugelige Geschwulst der linken vorderen Schädelgrube. Vorderer Teil des Orbitaldachs fehlend. Hirnabszeß in der linken mittleren Schädelgrube; Erweichungsherd im linken Vorderhirn. Der Tumor hatte angeblich die Konsistenz einer hepatisierten Lunge und erwies sich bei der mikroskopischen Untersuchung als Gliom.

3. LAUBER & SCHÜLLER (1908). 21jähriger Mann. Als 2jähriges Kind Sturz. Seitdem allmähliche Verbildung des Gesichts. Schon vor 8 Jahren angeblich pulsierender Exophthalmus. Augapfel nach vorn unten und innen verdrängt. Haut der Lider, der Schlafen und der Mundschleimhaut von schlaffer, schwammiger Beschaffenheit. Deutliche Pulsation von Lidhaut und Bulbus. Kein Geräusch. Der Augapfel laßt sich leicht in die Orbita zurückdrängen. Bei extremen Augen-

---

1) Bezüglich der Krankengeschichten einer weiteren Reihe von Fällen mit Encephalocele orbitae, bei denen Pulsation und Vortreibung des Auges wenig oder gar nicht ausgesprochen waren, verweise ich auf die Zusammenstellung in der Arbeit von RICHARD PETERS (Klinische Monatsblätter f. Augenheilk. 1917, II, Bd. 59, S. 553—572).

bewegungen tritt der Augapfel in die Augenhöhle zurück. Sehvermögen mit minus 20 $= ^3/_{60}$. Sensibilitätsstörung des Trigeminus. Kompression sowohl der rechten wie der linken Karotis bewirkt nahezu völliges Verschwinden der Pulsation. Die Röntgenbilder ergeben das Bestehen einer breiten Kommunikation der Augenhöhle mit der Schädelhöhle, Fehlen eines Teils der äußeren hinteren oberen Orbitalwand, sowie Vorwölbung eines Teils der äußeren Orbitalwand und der Schädelwand. Die Sattelgrube ist auf das 5—6fache vergrößert wie bei Hypophysistumoren.

LAUBER & SCHÜLLER glauben, daß es sich vielleicht um ein Lymph- oder Hämangiom oder um einen stark vaskularisierten Tumor handelt. Die Pulsation sei wohl von der Schädelhöhle mitgeteilt. Die Retraktionsbewegung lasse sich durch ein Ausweichen des Orbitalgewebes in den lateralen, ausgeweiteten Teil der Orbita erklären.

4. DEMICHERI (1908). Junge. Im 5. Lebensjahr starker Stoß gegen Kopf. Ein halbes Jahr später allmählicher Beginn von Exophthalmus und Lidschwellung. 1 Jahr nach dem Stoß Pulsation. Innerhalb Jahren ganz allmähliche Zunahme des Exophthalmus. Nach 9 Jahren ist am oberen Orbitalrand eine trichterförmige Vertiefung fühlbar, aus welcher sich bei Anstrengungen eine haselnußgroße zystische Geschwulst vorwölbt. 3 Jahre später nußgroße Zyste. Augapfel um 2 cm nach vorn und unten verlagert. Deutlich pulsierender eindrückbarer Tumor innen oben. Ganz leises, zartes blasendes Geräusch angeblich vorübergehend gehört. Später bei Zunahme der Erscheinungen kein Geräusch. Im 18. Lebensjahr Exophthalmus nur wenig zurückdrängbar, bei Husten und Kopfneigung unverändert. Allmählich eintretende Sehnervenatrophie. Motilität intakt. Bei Karotiskompression verschwindet die Pulsation.

Operative Freilegung und Exstirpation einer Echinokokkuszyste von 250 ccm Inhalt mit zahllosen Tochterzystchen. Dabei zeigt sich das ganze obere Orbitaldach fehlend.

5. MAYNARD & ROGERS (1904). 15jähriges Mädchen. Kopf groß und rund, zeitweise epileptiforme Anfälle. Seit 6 Monaten Vortreibung des rechten Augapfels. In der Tiefe der rechten Orbita hinter und außerhalb des Angapfels eine schwache Pulsation fühlbar. Beiderseits völlige Lahmung der inneren und äußeren Augenmuskeln sowie Erblindung. Enukleation des rechten Auges. Tod.

Sektion: An Stelle des Foramen opticum und der Fissura orbitalis superior ist rechts ein großer Defekt von ungefähr 2,5 cm im Quadrat. Darin findet sich der Nervus opticus hochgradig sackartig erweitert (2,5 zu 1,5 cm Durchmesser), breit der Gehirnbasis aufsitzend. Der zystische Sehnerv mit klarer Flüssigkeit erfüllt. Die Seitenventrikel und der dritte Ventrikel hochgradig erweitert. Ein Chiasma ließ sich angeblich nicht finden.

6. ERCKLENTZ (1901). 23jähriges Mädchen. Spontan. Seit Kindheit Exophthalmus. Seit dem 18. Lebensjahr Pulsation des Augapfels. Rechts starke Vortreibung des Auges nach vorn. Pulsation schon von weiter Ferne sichtbar. Sehvermögen, Motilität, Pupillen, Augenhintergrund normal. Keine Stauungserscheinungen an den Venen. Keinerlei Geräusch. Tod infolge Magenkrebs.

Sektion: Das ganze obere Orbitaldach fehlt. Das Stirnhirn in die Orbita vorgefallen, drängt den Augapfel nach vorn (vgl. Abb. 16, Tafel S. 93).

7. EMERYS JONES (1884). 2jähriges Kind. Verletzung am Lidwinkel. 4 Monate später pulsierender elastischer Tumor. Augapfel nach vorn und unten verlagert. Deutlich pulsierend. Kein Geräusch. Pulsierende elastische Geschwulst am inneren Lidwinkel.

Sektion: Hinter und über dem Augapfel ein mit Eiter gefüllter Sack, der frei mit der Schädelhöhle durch ein rundes Loch kommuniziert und mit dem Vorderhirn in Verbindung steht.

8. Lücke (1891) (vgl. Abb. 17 S. 93). 26 jähriger Mann. Vor 3 Jahren Lues. Seit 6—7 Jahren spastischer Gang, deshalb vom Militär entlassen. Vor einem Jahr heftiger Stoß gegen rechten inneren Augenwinkel. Am folgenden Tag Doppelsehen, zunehmende Lidschwellung. 4 Wochen nach dem Unfall findet sich dicht unter dem oberen Orbitalrand eine 1 cm lange, fingerdicke, quer verlaufende, fluktuierende, sichtbar und fühlbar pulsierende Geschwulst. Hautvenen stark gefüllt und geschlängelt, desgleichen Netzhautvenen. Bindehaut chemotisch von stark gefüllten Venen durchzogen. Augapfel vorgetrieben, Beweglichkeit etwas nach oben beschränkt. Keinerlei Geräusche, keine Schmerzen. Karotiskompression und Druckverband auf dem Auge ohne Erfolg. Karotisunterbindung bewirkt keine wesentliche Veränderung der objektiven Symptome, nur eine vorübergehende Verkleinerung der Geschwulst für einige Tage.

Fünf Vierteljahre später walnußgroße, weiche fluktuierende Schwellung von gleichmäßiger Konsistenz der Wandungen, pulsierend, überall gut abgrenzbar, mit der Lidhaut nicht verwachsen. Augapfel stark nach unten vorn verlagert. Beweglichkeit angeblich nicht beeinträchtigt. Hinter dem hinteren oberen Orbitalrand Knochendefekt fühlbar. Bei festem Anlegen des Stethoskops leises Geräusch ähnlich dem Nonnensausen hörbar. Durch Druck auf die Geschwulst läßt sich diese fast vollständig beseitigen, wobei das Auge verhältnismäßig wenig nach unten und vorn gedrängt wird. Bei längerem Druck Schwindelgefühl. Punktion ergibt wasserklare Flüssigkeit, durch Analyse als Gehirnflüssigkeit erkannt.

Operation: Freilegung und Abbindung eines sehr dünnwandigen Hirnbruchsacks. Defekt im Orbitaldach für die Kuppe des Zeigefingers gut durchgängig. In den folgenden Tagen reichliches Abfließen von Cerebrospinalflüssigkeit. 4 Tage später Bewußtlosigkeit, Krämpfe, Tod.

Sektion: Starke Erweiterung sämtlicher Ventrikel; rechter Schläfenlappen ist verklebt mit dem Orbitaldachdefekt. Kommunikation des rechten Seitenventrikels mit dem Bruchsack. Umschnürungsfaden zerrissen.

9. Gerhardt (1899—1901), Widenmann (1900). Als 14 jähriger Junge Schlag mit Dreschflegel am oberen Augenhöhlenrand. 14 Tage später angeblich Pulsation des rechten Auges. 43 Jahre später Exophthalmus von 5 mm. Sehr leises, nur an Schläfe und nur bei völliger Stille objektiv hörbares Gräusch. Kein Schwirren, keine Stauungserscheinungen im Augenhintergrund. Keine Augenmuskellahmungen. $S = {}^1\!/_7$. Nach Kompression der rechten Karotis Pulsation geringer.

Sektion: Die hinteren $^2/_3$ des Orbitaldachs fehlen. Rechter Bulbus direkt von Dura bedeckt. Rechter Sinus cavernosus nicht erweitert. Rechte Karotis im Sinus stark erweitert, keine Perforation. Arterien und Venen der Orbita ohne Besonderheiten. Der Autor glaubt, daß die stark erweiterte Karotis die Pulsation auf den Sinus übertragen habe, und von diesem die Pulsation auf die Orbita fortgeleitet sei.

3. Angioma arteriale racemosum (Rankenangiom) und Aneurysma cirsoideum unter dem Bilde des pulsierenden Exophthalmus.

§ 31. Der Unterschied zwischen diesen beiden Arten von stark erweiterten und vielfach geschlängelten Arterienkonvoluten besteht darin, daß es sich

in jenem um eine geschwulstartige Neubildung erweiterter Arterien, in diesem
dagegen um eine mit Wandverdickung einhergehende Erweiterung und
Schlängelung vorhandener Arterien, also um eine Art Hypertrophie handelt.

Da in keinem der in diese Gruppe gehörigen Fälle ein Sektionsbefund
vorliegt und die Berichte vielfach lückenhaft sind, läßt sich nur bei 5 (6) Fällen
die Diagnose eines Angioma arteriale racemosum bzw. eines Aneurysma
cirsoideum als Ursache von Pulsation und Vortreibung des Augapfels mit
einiger Sicherheit stellen; das eine Mal auf Grund eines allerdings nur mangelhaften Operationsbefundes (Frothingham 1877), in den anderen Fällen
auf Grund des klinischen Bildes (Rampoldi 1881, Kreutz 1903, Krauss 1910,
H. Augstein 1917, Kümmel 1918 siehe Nachtrag S. 241).

Über eine größere Reihe weiterer, meist angeborener Fälle von Pulsation und Vortreibung des Auges, in denen möglicherweise auch ein Rankenaneurysma oder eine arterielle Gefäßgeschwulst vorliegt, aber für eine
sichere Diagnosenstellung die nötigen Unterlagen fehlen, wird unten S. 101
bis 102 berichtet.

Als charakteristisch für Rankenangiom der Orbita dürften anzusehen
sein: das gewöhnlich äußerst langsame, keine stärkeren Beschwerden ver-
ursachende Wachstum der Geschwulst, der Sitz schläfenwärts vom Augapfel, der mehrfach zur Beobachtung gekommene Zusammenhang mit einer
Schläfengeschwulst (durch die Fissura orbitalis inferior), unter Umständen
die Abnahme bzw. das Schwinden der Pulsation bei Kompression der
Carotis externa, das gleichzeitige Vorkommen von Angiomen an anderen
Stellen des Kopfes, die Schwäche oder das Fehlen der Geräusche, die Ab-
wesenheit von Netzhautblutungen sowie von stärkeren Stauungserscheinungen
an den Venen der Netzhaut und Bindehaut.

Krankengeschichten der Fälle, in denen wahrscheinlich Pulsation und Vortreibung des Augapfels auf ein Rankenangiom zurückzuführen ist.

Im Falle Frothingham (1877) war das allerdings nicht vollständig genug
geschilderte klinische Bild, abgesehen von dem Sitz der pulsierenden Geschwulst am äußeren Winkel der Orbita und dem allmählichen Auftreten
des Leidens im großen und ganzen dem eines eigentlichen pulsierenden
Exophthalmus entsprechend. Erst die operative Entfernung der Geschwulst
ermöglichte die Feststellung, daß es sich um ein gleichzeitiges Vorkommen
eines Aneurysma cirsoideum und eines kavernösen Angioms handelte.

35 jährige Frau. Allmählich innerhalb 3 Jahren aufgetretener Exophthalmus.
Pulsation des vorgetriebenen Augapfels. Geräusche an der Schlafe. Bei Karotiskompression verschwinden Pulsation und Geräusche, der Augapfel läßt sich danach
etwas, wenn auch nicht vollständig zurückdrängen. Am äußeren Winkel der
Orbita ein elastischer, pulsierender Tumor. Das Oberlid hängt über den Aug-

apfel herab. Sehvermögen etwas beeinträchtigt. Karotiskompression ohne Erfolg.
Nach Karotisunterbindung Aufhören des Gerausches und der Pulsation, Verkleinerung der Geschwulst. Nach 14 Tagen wieder Pulsation, der Exophthalmus
und die Geschwulst beginnen wieder zuzunehmen.

Bei der operativen Entfernung unter gleichzeitiger Opferung des Auges zeigt
sich, daß die Geschwulst auf die Orbita beschränkt ist und von mächtigen,
durch die stark erweiterte (für den untersuchenden Finger gut durchgängige)
Fissura orbitalis inferior eintretenden Gefäßen gespeist wird. Es trat vollständige dauernde Heilung ein.

Die ausgeschnittene Masse besteht aus 2 Teilen. Der eine nach innen oben
gelegene Teil ist gebildet durch ein Konvolut sackartig erweiterter Gefäße, die
durch lockeses Bindegewebe zusammengehalten werden, und steht durch eben
solches Gewebe in loser Verbindung mit dem anderen dichteren Anteil der Geschwulst. Dieser letztere enthält eine große Menge zaheren Bindegewebes und
gleicht in seiner Struktur einem Schwamm mit verschieden großen und verschieden gestalteten Hohlräumen, welche mit den Blutgefäßen frei kommunizieren.
Auf der beigegebenen Abbildung erscheint der dichtere Teil der Geschwulst ein
abgekapseltes kavernöses Angiom.

In dem Fall von Rampoldi (1881) scheint zwar gegen die Annahme
eines Angioma arteriale das angeblich ziemlich plötzliche Auftreten der
Krankheitserscheinungen bei einer schon 66jährigen Patientin zu sprechen.
Doch dürfte auf die Anamnese weniger zu geben sein als auf einige Tatsachen im klinischen Befund, die sich am besten durch ein in der Schläfengrube gelegenes und durch die Fissura orbitalis inferior sich auf die Orbita
ausbreitendes, von der Carotis externa mit Blut versorgtes Rankenangiom
erklären lassen:

1. Der Sitz der pulsierenden Geschwulst im äußeren Orbitalwinkel.
2. Das Bestehen einer pulsierenden Geschwulst an der Schläfe.
3. Druck auf die Schläfengeschwulst veranlaßt beträchtliche Zunahme
   des Exophthalmus.
4. Kompression der Carotis externa veranlaßt dessen Abnahme.
5. Bestehen eines weiteren teleangiektatischen Tumors in der linken
   Oberkiefergegend.
6. Keine Veränderung im Befund während einer zweimonatlichen Beobachtungsdauer.

66jährige Frau, merkte angeblich früh beim Erwachen eine Anschwellung
und ein Gerausch in der rechten Schlafe, während sie am Abend vorher völlig
gesund gewesen sein soll. Parästhesien der rechten Wange, Gehörstörung, zu-
nehmendes Hervortreten des Auges, Abnahme des Sehvermogens. Bald nach
Beginn fiel die Patientin 4—5 Stufen hinunter auf die linke Seite. Doch scheint
dieser Sturz nichts an dem krankhaften Zustand geändert zu haben.

Exophthalmus 15 mm; Augapfel sichtbar und fühlbar pulsierend: im äußeren
Orbitalwinkel pulsierende Geschwulst. Netzhautarterien normal, Venenpuls an
der Papille. An der Schläfe eine pulsierende Geschwulst, bei deren Kompression
der Augapfel weiter vorgedrangt wird. Schlafengeschwulst und Geschwulst im
äußeren Orbitalwinkel hängen miteinander zusammen. Bei Kompression der

Arteria carotis communis sinkt der Bulbus in die Orbita zurück und die Pulsation verschwindet. Bei Kompression der Arteria carotis externa nimmt die Pulsation ab. Das blasende Geräusch am lautesten über dem Tumor, aber auch bis zum Scheitel hörbar. Haselnußgroße, teleangiektatische Geschwulst der linken Oberkiefergegend. Während zweimonatlicher Beobachtung bleibt die Geschwulst unverändert. Kompression der Carotis communis wird nur 10—15 Sekunden vertragen, dann »Erstickungsanfälle«. Behandlung mit Kompression der Arteria carotis externa und Druckverband auf den Tumor bleibt erfolglos.

Abb. 18.

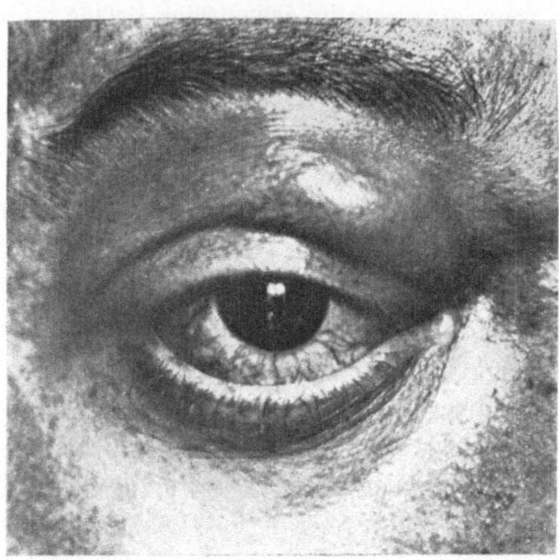

Innerhalb vieler Jahre allmählich zunehmende Vortreibung und Pulsation des Auges infolge Aneurysma cirsoideum im Bereich der Art. carotis (gleichzeitig Aneurysma cirsoideum der Art. centr. Retinae) Kreutz. Wiener med. Wochenschr. 1903 Nr. 37. (Photographie von Prof. Elschnig.)

Bei der Patientin von Kreutz (1903) wird die Diagnose eines Rankenangioms vor allem gestützt durch das gleichzeitige Vorhandensein von Rankenangiomen im Gefäßgebiet der Arteria carotis externa und der Arteria centralis retinae. Vgl. Abb. 18.)

28 jähriges Mädchen. Kein Trauma vorausgegangen. Seit etwa 3 Jahren allmählich auftretender Exophthalmus rechts mit fühlbarer Pulsation des Augapfels. Zuerst sei das rechte Oberlid geschwollen und blau geworden; gleichzeitig habe ein Stechen und Reißen in der rechten Kopfhälfte angefangen, das seitdem in wechselnder Stärke bestehe und sich beim Bücken steigere, bei Rückenlage aber geringer werde. Manchmal Schwindelanfälle, welche bei Ruhe rasch wieder vergehen. Sehr häufig starkes Nasenbluten rechts, in der letzten Zeit häufiger als früher. Nasenuntersuchung: Rhinitis hypertrophica. Augapfel 10 mm nach vorn und 5 mm nach unten verlagert, leicht in die Orbita zurückdrängbar. Pulsation hierbei zu fühlen. An den Lidern und in der Bindehaut kein Ödem. Unter dem rechten Oberlid sowie zwischen dem rechten Warzenfortsatz und dem Unterkiefer ein Bündel pulsierender, leicht komprimierbarer, geschlängelter Gefäße von Fingerdicke fühlbar. Auch das Ohrläppchen wird bei jeder Pulsation stark erschüttert. Beim Augenspiegeln des rechten Auges findet sich zwischen Papille und Macula ein Klumpen wirr durcheinander verlaufender, stark erweiterter und geschlängelter Arterien. Dieser Gefäßknauel von etwa einem Papillendurchmesser ist vergleichbar mit einem Haufen Maden und ragt aus der Netzhaut gegen den Glaskörper vor. Das im übrigen völlig normale Auge hat mit + 1 volle Sehschärfe. Geräusche sind meist nicht vorhanden. Erst nach wiederholtem Befragen und längerem Besinnen gibt die Patientin an, daß sie zuweilen ein leises Summen im rechten Ohr habe, als ob Bienen darin wären. Motilität intakt. Sofort nach Unterbindung der Karotis

wird die Geschwulst unter dem Oberlid etwas kleiner und die Pulsation verschwindet.

Im Fall von KRAUSS (1910) ist die Diagnose eines Rankenangioms gesichert durch den Befund einer angeborenen, aus wurmartigen Gefäßschlingen zusammengesetzten, leicht pulsierenden Geschwulst an der Schläfe und einer weiteren im äußeren Augenwinkel, durch das Vorhandensein zahlreicher kapillarer Angiome im Gesicht, sowie dadurch, daß Druck auf den Schläfentumor die Pulsation des Exophthalmus verstärkt.

35jährige Frau. Angeblich seit Geburt in der Gegend des äußeren Lidwinkels und an der Schläfe weiche, aus wurmartigen Gefäßen zusammengesetzte Geschwulst mit nicht sichtbarer, sondern nur fühlbarer Pulsation. Augapfel wenig nach vorn innen unten vorgedrängt, deutlich pulsierend besonders beim Blick nach innen unten. Bulbus leicht zurückdrängbar, Pulsation bei vermehrtem Druck geringer, bei Druck auf die Schläfengeschwulst deutlich fühlbar. Bei exspiratorischem Pressen Zunahme des Exophthalmus um 9 mm. Keinerlei Geräusche, keine Stauungserscheinungen. Sehvermögen mit — 6 = $^6/_8$. Im Gesicht zahlreiche kapilläre Angiome.

Gesichert wird die Diagnose im Falle AUGSTEINS (1917) durch die vorausgegangene Operation eines Angioms an der Wange, das Fehlen von Geräuschen und von Stauung an den Netzhautvenen.

40jähriger Mann. Vor 20 Jahren Operation eines Angioms an der rechten Wange. Doppelsehen. Operationsnarbe in der rechten Jochbeingegend. R. Bulbus in Konvergenz, 2 mm vorstehend, deutlich pulsierend, in Rückenlage etwa 1 mm zurücksinkend, beim Beugen 2—3 mm vortretend. Keine Geräusche im Kopf. Abducensparese. Sehvermögen und Augenhintergrund ohne Besonderheit.

Der in der Tabelle der malignen pulsierenden Tumoren (S. 91) mit verzeichnete angeborene, bei der Sektion als Lymphangiom betrachtete Tumor der Schläfe und Orbita (ISRAEL 1894, ÖSTREICH 1901), der den Optikus durchsetzt hatte und über den leider nur ein sehr lückenhafter Bericht veröffentlicht ist, steht den Rankenangiomen jedenfalls sehr nahe. Man fühlte gewundene Stränge im Schläfentumor. An der Haut fanden sich flache Angiome. Fall KÜMMELL (1918) siehe Nachtrag S. 242.

C. Fälle von Vortreibung und Pulsation des Auges mit nicht völlig sicherer Pathogenese.

§ 32. Bei den im folgenden kurz zusammengestellten Fällen sind in Ermangelung irgendeiner anatomischen Untersuchung und auf Grund der vielfach lückenhaften Krankheitsberichte nur Wahrscheinlichkeitsdiagnosen zu stellen. Es handelt sich hierbei fast ausnahmslos um Fälle mit angeborener Vortreibung und Pulsation des Augapfels, anscheinend meist entweder infolge eines Angioma arteriale oder einer Encephalocele der Orbita.

SATTLER (1880, S. 874). 22jähriger Mann, angeboren. Kein umschriebener Tumor zu fühlen, auch nicht in Narkose. Augapfel nach vorn und unten verlagert, deutlich pulsierend; kein Geräusch; Hintergrund normal, Doppelbilder.

v. HOFMANN (1881). $^{3}/_{4}$jähriges Kind, angeboren, langsam wachsend. Auge nach innen oben vorgetrieben. Pulsation, Geräusch.

BRONNER (1889). Angeblich im Alter von 1 Jahr nach Sturz aufgetreten. Bis zum 65. Jahr bestehen bleibend. Auge nach unten außen und vorn verlagert, zurückdrängbar. Bei Anstrengungen zunehmender Exophthalmus. Geräusch nie subjektiv, nur objektiv festzustellen. Keine Schwellung der Lidvenen. Augenhintergrund normal. Sehvermögen gut. Doppelbilder. Orbita vergrößert. Im 66. Lebensjahr wurde Patient von einer nicht näher bezeichneten Krankheit befallen, während welcher der Augapfel sehr stark zurücktrat und das Geräusch undeutlich wurde. (Trombose der Orbitalvenen; Aneurysma arteriovenosum der Carotis int. im Sinus nicht ausgeschlossen.)

CLARKE (1895). 4jähriges Kind, angeboren. Augapfel stark nach unten außen verlagert. Deutliches Geräusch. Netzhautvenen erweitert.

BATTEN (1898). $^{3}/_{4}$jähriges Kind, angeboren, innen oben pulsierende Schwellung, beim Husten zunehmend. Kein Geräusch. Orbitalrand defekt. Karotisligatur bewirkt nur eine 14 Tage anhaltende Besserung.

ROCKLIFFE (1899). $^{3}/_{4}$jähriges Kind, angeboren. Oberhalb des Augapfels in der Tiefe weiche zystische pulsierende Schwellung fühlbar. Auge nach vorn unten innen verlagert.

KESCHMANN (1900). 14jähriger Junge, angeblich nach Sturz als 2jähriges Kind, möglicherweise aber doch angeboren. Gesicht stark asymmetrisch. Augapfel nach vorn unten verlagert. Kein Geräusch. Hintergrund normal. Lähmung des ersten Trigeminusastes, des Abducens und Oculomotorius.

FRUGINELE (1904). 12jähriges Mädchen, angeboren. Pulsation des Auges, pulsierende Schwellung unter dem Oberlid. Exophthalmus beim Vorbeugen zunehmend, reponierbar. Hintergrund normal. Beweglichkeit gut. Abnahme der Pulsation bei einseitiger Karotiskompression. Aufhören bei doppelseitiger Karotiskompression.

FRIEDENWALD (1911). 20jährige Negerin, angeboren. Auge nach vorn unten verlagert, stark pulsierend. Bei jeder Kopfhaltung gleich. Objektiv kein Geräusch, subjektiv zeitweise geringes Geräusch. Keine Stauungserscheinungen. Orbita etwas erweitert. Atrophia nervi optici.

D. Pulsierender intermittierender Exophthalmus.

§ 33. Das von DE VINCENTIIS (1894) beobachtete »angeboren pulsierende Auge« dürfte wohl in die Gruppe des intermittierenden Exophthalmus zu rechnen sein. Bei dem 56jährigen Patienten bestand bei Rückenlage Enophthalmus mit schwacher Pulsation, bei gerader Haltung 2 mm Exophthalmus mit deutlicher Pulsation und bei vorgebeugter Haltung 20 mm Exophtalhmus mit sehr geringer Pulsation. Der gut aktiv bewegliche Bulbus war sehr leicht weit in die Augenhöhle zurückdrängbar. Beim Zurückdrängen nahm die Pulsation ab. Geräusch und Netzhautvenenstauung waren nicht vorhanden.

Ebenso gehören die 2 Fälle von MULDER (1900) zum intermittierenden Exophthalmus: 1. Ein 18jähriges Mädchen mit Zunahme des Exophthalmus beim Pressen, Bücken und während der Menses, leichter Pulsation und fehlendem Geräusch. 2. Ein 37jähriger Arbeiter mit starker Pulsation in jeder Körperhaltung, zunehmendem Exophthalmus bei Jugulariskompression und beim Bücken; Enophthalmus bei aufrechter Haltung.

Näheres siehe im Abschnitt Pathogenese S. 179—180.

Vergleiche hierzu auch das von Birch-Hirschfeld bearbeitete Kapitel über intermittierenden Exophthalmus dieses Handbuchs, Band 9, S. 119—21.

VI. Verlauf, Dauer und Ausgang.

A. Eigentlicher pulsierender Exophthalmus.

1. Verlauf.

§ 34. Unter allmählicher Zunahme der Krankheitserscheinungen entwickelt sich der durch Karotisligatur im Sinus cavernosus hervorgerufene pulsierende Exophthalmus im Verlauf von einigen Wochen oder Monaten zu seinem Höhepunkt.

Jede körperliche Anstrengung verstärkt gewöhnlich die Beschwerden, so insbesondere Bücken, Heben, auch Husten, während Ruhe die Krankheitserscheinungen mildert.

Eine im Verlauf des Leidens erfolgende Niederkunft kann eine starke Zunahme der Protrusion sowie eine wesentliche Verstärkung des Geräusches zur Folge haben (Nieden 1881, Lloyd 1882). In einem der Fälle Mahers (1913) trat infolge Seekrankheit eine beträchtliche Verschlechterung des Leidens ein.

2. Dauer.

Wird keine zweckmäßige Behandlung eingeleitet oder erfolgt nicht Spontanheilung infolge einer eintretenden Thrombose der Orbitalvenen, so kann das Krankheitsbild jahrelang ziemlich unverändert bestehen bleiben.

Unter den Fällen mit typischem Symptomenkomplex bestand das Leiden am längsten bei der 60jährigen Patientin von Fritsch (1917), nämlich seit frühester Kindheit. Es kam nach Karotisunterbindung zur Heilung.

Von langer Dauer waren die traumatischen Fälle von W. A. Frost (1883 und 1896), bei welchem nach 34jährigem Bestehen, von Hildebrand (1912 und eigene Beobachtung 1914), bei welchem nach 19jährigem Bestehen, und von Pincus (1896 und 1907), bei welchem nach $10^1/_2$jährigem Bestehen Spontanheilung eintrat. Bei der Patientin von Zur Mühlen führte nach 14jährigem Bestehen des Leidens eine Karotisligatur wesentliche Besserung herbei. In dem von Sonnenburg (1895), Wiemuth (1902) und Zeller (1911) veröffentlichten mehrmals ohne Erfolg operierten Fall bestand das Leiden bis zu dem infolge einer Operation eingetretenen Tod 13 Jahre.

Bei dem Patienten Bronners (1889), welcher 65 Jahre (seit seinem ersten Lebensjahr) an pulsierendem Exophthalmus litt, und bei dem dann eine spontane Besserung eingetreten sein soll, handelt es sich wahrscheinlich nicht um eine Karotisruptur im Sinus cavernosus, sonder vielleicht um ein Encephalocele oder ein Angioma arteriale der Orbita.

3. Ausgang.

Über den Ausgang des Leidens erfahren wir in vielen Fällen, besonders in solchen, in denen die Behandlung keinen Erfolg hatte, nichts Näheres.

In einer Reihe von Fällen erfolgt eine mehr oder weniger vollständige Spontanheilung, in anderen tritt eine allmähliche spontane Besserung auf, nur höchst selten führt das Leiden zum Tod. Bezüglich der Erfolge der Behandlung verweise ich auf den letzten Abschnitt Therapie S. 186 ff.

a) Spontanheilung.

Eine Spontanheilung d. h. eine nicht durch Behandlung herbeigeführte Rückbildung von Exophthalmus, Pulsation, Geräusch und pulsierender Geschwulst tritt nur sehr selten allmählich ein. Meist erfolgt sie plötzlich unter dem Bilde einer akuten Thrombosis orbitae. Das Leiden kann schon viele Jahre bestanden haben.

Unter 322 Fällen von pulsierendem Exophthalmus wird in 18 Fällen eine Spontanheilung berichtet, also in etwa 5,6%. Es kann sein, daß sie noch etwas häufiger vorkommt, da in zahlreichen Fällen, die gar nicht oder ohne Erfolg behandelt worden waren, der Endausgang nicht mitgeteilt ist.

Unter den 18 Fällen sind 2, in denen im Laufe von $1\frac{1}{2}$ und von 2 Jahren ohne nennenswerte therapeutische Beeinflussung eine ganz allmähliche spontane Rückbildung der wesentlichen Krankheitserscheinungen erfolgte (Fryer 1897, Hirsch 1897, traumatische Fälle). In den übrigen 16 Fällen wurde die Besserung durch eine mit schweren entzündungsähnlichen Erscheinungen einhergehende Thrombose der Orbitalvenen eingeleitet. 10 unter diesen 16 Fällen waren traumatische und 6 spontane Fälle. Es entspricht dies einem Prozentsatz von 4% der traumatischen und 8% der spontanen Fälle. Es scheinen die spontanen Fälle mehr zu einer Venenthrombose und einer dadurch herbeigeführten Spontanheilung zu neigen als die traumatischen.

Der klinische Verlauf einer durch Thrombose eingeleiteten Spontanheilung ist folgender:

Unter den allerheftigsten von der Augenhöhle in den Kopf ausstrahlenden Schmerzen, manchmal auch unter starkem Schwindel, Erbrechen und schwerem Krankheitsgefühl nimmt die Lidschwellung und der Exophthalmus meist innerhalb weniger Stunden außerordentlich stark zu. Der Bulbus läßt sich nicht zurückdrängen. Bestehen pulsierende Tumoren auf der Stirn oder den Schläfen, so fallen diese zusammen. Das Geräusch hört auf. Die hochgradige Spannung und Schwellung der Lider, welche über dem stark vorgetriebenen unbeweglichen Augapfel meist gar nicht geschlossen werden können, hält einige Tage an, um dann innerhalb weniger Wochen wieder allmählich zurückzugehen. Nicht selten lassen sich an Stelle der früheren weichen pulsierenden Venenkonvolute harte thrombosierte Knoten unter dem Oberlid fühlen.

In den Tagen des höchstgradigen Exophthalmus kann die Hornhaut infolge der mangelhaften Lidbedeckung vereitern. An Stelle des Exophthalmus findet sich nach Ablauf der exsudativen Erscheinungen bisweilen ein Enophthalmus (PINCUS 1907, eigene Beobachtung 1914). Das Geräusch und die Pulsation bleiben meist verschwunden. Die subkonjunktivalen Venen und manchmal auch die Netzhautvenen können dauernd erweitert bleiben (BITSCH 1879), vgl. die Abb. 9 einer eigenen Beobachtung S. 55. Das Sehvermögen kann durch die akute Thrombose und die Folgen des hochgradigen Exophthalmus stark geschädigt werden. In einem Falle ELSCHNIGS (1916) trat gleichzeitig mit der Thrombose ein Glaukom auf, das zur Erblindung führte.

In manchen Fällen kann natürlich eine vollständige Spontanheilung durch Thrombosierung erfolgen, nachdem vorhergehende operative Eingriffe keinen oder nur teilweisen Erfolg gehabt hatten.

Z. B. waren bei dem Patienten OLIVERS (1904) beide Karotiden $2^3/_4$ Jahre vor dem Eintritt der Spontanheilung vergeblich unterbunden worden. Bei einem Patienten NIEDENS (1875) war durch Karotisligatur Schwirren und Pulsation geschwunden. Die Protrusion und das Geräusch waren geringer geworden. Völlige Heilung trat aber erst etwa 1 Jahr später nach einer spontan einsetzenden akuten Thrombose der Orbitalvenen ein.

Im Anschluß an die durch Thrombose erfolgende Heilung des pulsierenden Exophthalmus kann das zweite Auge erkranken (MAHER 1914 u. a.).

Fälle mit pulsierenden Venengeschwülsten scheinen mehr zu Spontanheilung zu neigen als Fälle ohne Venengeschwülste. Unter 10 genauer beschriebenen zur Spontanheilung gekommenen Fällen hatte eine pulsierende Venengeschwulst bei 7 bestanden (JULLIARD 1873, NIEDEN 1875, GAYET 1883, FROST 1883 uud 1896, STARKEY 1902, CARLOTTI 1908, eigene Beobachtung 1914 eines vor der Thrombose 1912 von HILDEBRAND veröffentlichten Falls).

Die Erkrankungsdauer war unter 12 durch akute Thrombose spontan zur Heilung gekommenen Fällen 3 mal über 10 Jahre (traumatische Fälle), 6 mal $^3/_4$—4 Jahre (3 traumatische und 3 spontane Fälle) und 4 mal $^1/_4$ Jahr oder kürzer (1 traumatischer und 3 spontane Fälle).

Es sei hier nebenbei erwahnt, daß man die in der Therapie von Aneurysmen zur Anregung der Thrombosierung vielfach angewendete Methode der Gelatine injektionen auch beim pulsierenden Exophthalmus versucht hat, und zwar unter 8 Fällen 4 mal mit Erfolg. Näheres siehe im Abschnitt Therapie S. 189—191.

Die Fälle von plötzlich mit akuter Thrombosis orbitae einsetzender Spontanheilung sind folgende:

FICKE (1859), v. OETTINGEN (1886), JULLIARD (1873), NIEDEN (1875), BITSCH (1879), GAYET (1883), FROST (1883 und 1896), WALKER (1887), MEYER (1894), BULL (1900), STARKEY (1902), OLIVER (1904), PINCUS (1907), CARLOTTI (1908), eigene Beobachtung 1914 eines 1912 vor der Venenthrombose von HILDEBRAND veröffentlichten Falls, MAHER (1914), ELSCHNIG (1916).

b) Spontane Besserung.

Auf partieller langsam fortschreitender Blutgerinnung (Thrombenbildung) in den erweiterten pulsierenden Orbitalvenen dürfte sich die in vereinzelten nicht behandelten Fällen spontan auftretende Besserung zurückführen lassen. Hierbei werden meist schwere Erscheinungen von Thrombosis orbitae, die bei Spontanheilung zur Beobachtung kommen, vermißt.

Bei langjährigem Bestehen kann nach Thrombosierung der erweiterten Orbitalvenen infolge der bestehenden Atrophie des Orbitalfettes ein Enophthalmus zurückbleiben. So lag z. B. im Falle BRONNERS (1889) (Pathogenese nicht völlig sicher) nach spontaner Besserung eines 65 Jahre lang bestehenden Leidens der Augapfel angeblich »2 cm hinter den geschlossenen Lidern, so daß man bei geschlossenem Auge glaubte, es handele sich um einen enukleierten Patienten«.

Im Falle BELT (1901) schloß sich die spontane Besserung an das Überstehen eines Erysipels an.

c) Tod als Folge des pulsierenden Exophthalmus.

Der durch Ruptur der Karotis im Sinus cavernosus hervorgerufene pulsierende Exophthalmus hat nur höchst selten tödlichen Ausgang.

Unter 322 Fällen war 8mal[1]) (2,5 %) der Tod Folge des pulsierenden Exophthalmus. Rechnet man 2 nicht völlig ausgebildete Fälle von pulsierendem Exophthalmus mit tödlichem Ausgang davon ab, so führt in 1,9 % der pulsierende Exophthalmus zum Tod.

In 4 Fällen von ausgebildetem und einem von unausgebildetem pulsierendem Exophthalmus erfolgte der Tod durch schwere Nasenblutungen. Diese Fälle hätten wahrscheinlich wie der Patient von JACQUES (1907) — Näheres über diesen im Kapitel Therapie S. 235 — durch rechtzeitige sachgemäße Tamponade von der Nase aus gerettet werden können. In den 2 anderen Fällen (und einem nicht völlig ausgebildeten Fall), also nur in 0,6 % der Fälle (bei Mitberücksichtigung des unausgebildeten Falls 0,9 %) war der Tod nicht verhütbar; er wurde verursacht durch Ruptur des Sinus cavernosus und Verblutung in die Schädelhöhle.

---

1) HENRY (1856, traumatisch), BULLER (1888; 2 Fälle, darunter einer nach Carotisligatur), TANSLEY (1897), GUIBERT (1898, unausgebildeter Fall), NUEL (1901, unausgebildeter Fall), GIBSON (1905), RECLUS (1908).

Unter diesen 3 Fällen waren 2 traumatische (Verletzungen der Orbita durch das spitze Ende einer Regenschirmrippe) und ein spontaner. Zwischen Verletzung beziehungsweise Beginn der Erkrankung und dem durch Ruptur des stark erweiterten Sinus erfolgenden Tode war ein Zwischenraum von 3 Monaten, 2 Jahren und 9 Jahren. In 3 Fällen war eine Karotisligatur vorausgegangen, welche eine Besserung bewirkt hatte; in einem dieser Fälle war außerdem eine Kur mit Gelatineinjektionen früher durchgeführt worden. Die drei Fälle (GIBSON 1905, RECLUS 1908, NUEL 1901) sind referiert auf den Tabellen S. 122—131 unter den Nr. 8, Nr. 15, Nr. 32.

Andere Todesfälle sind nicht als direkte Folge des pulsierenden Exophthalmus zu betrachten, sondern entweder eine Folge der den pulsierenden Exophthalmus veranlassenden Verletzung (z. B. STUELP 1895: große traumatische Erweichung in der linken Hemisphäre nach Schädelbruch; BARNARD & RUGBY 1904: Gehirnabszeß nach Schußverletzung) oder bei idiopathischen Fällen eine Folge des den pulsierenden Exophthalmus hervorrufenden Grundleidens (z. B. COGGIN 1885: Arteriosklerose; DEBAYLE 1901: Ruptur eines Aortenaneurysmas) oder einer anderen interkurrenten Krankheit.

Die Todesfälle, die in Gefolge von operativen Eingriffen eingetreten sind, werden im Abchnitt Therapie S. 203 eingehend besprochen. Sie sind nicht als direkte Folge des pulsierenden Exophthalmus zu betrachten, da wahrscheinlich ohne die eingeleitete Therapie der Exitus nicht eingetreten wäre.

In der vorantiseptischen Zeit sind eine Reihe von Todesfällen durch Wundinfektion herbeigeführt worden z. B. NUNNELEY (1859), BOWMAN (1860), DELENS (1870) u. a., ein Ereignis, daß heutzutage wohl kaum mehr zu befürchten ist.

Selten erfolgte der Exitus durch Verblutung einige Zeit nach der Karotisligatur aus der Wunde (BLESSIG 1877, DEMPSEY 1886) oder während der Operation (Karotisunterbindung innerhalb der Schädelhöhle; ZELLER 1911).

Eine weitere Anzahl von Todesfällen war eine Folge der durch Karotisligatur herbeigeführten Zirkulationsstörungen im Gehirn und ereignete sich nach einseitiger Karotisunterbindung nur bei idiopathischen Fällen (9 mal) und nur nach doppelseitiger Ligatur bei traumatischen (2 mal).

B. Falscher pulsierender Exophthalmus.

Pulsierende Tumoren der Orbita und fortgeleitete Gehirnpulsation bei Orbitaldachdefekt.

Unter 7 Fällen von pulsierenden malignen Tumoren, in denen die gesamte Krankheitsdauer vom ersten Beginn bis zum tödlichen Ausgang aus der Krankengeschichte ersichtlich ist, berechnet sich die mittlere Krankheitsdauer auf $4^{1}/_{2}$ Jahre (kürzeste Zeit 7 Monate, längste etwa 10 Jahre).

Das Leiden führt unter Metastasenbildung wohl stets zum Tode. Eine Radikaloperation wird wohl nur in den seltensten Fällen möglich sein. Über Bestrahlungsbehandlung pulsierender Tumoren der Orbita liegen bisher Erfahrungen noch nicht vor.

Die Krankheitsdauer der Fälle, in denen die Pulsation des vorgetriebenen Augapfels auf Fortleitung der Gehirnpulsation bei Orbitaldachdefekt zurückgeführt werden muß, ist gewöhnlich eine sehr lange, da die Encephalocele meist angeboren ist und schon frühzeitig das Bild des pulsierenden Exophthalmus hervorrufen kann. (Mittlere Krankheitsdauer 19 Jahre.)

Die relative Häufigkeit der Todesfälle (unter 9 Fällen 7 Todesfälle, darunter einer an den Folgen einer Operation) kommt hauptsächlich daher, daß meist die Diagnose erst durch den Sektionsbefund gesichert werden konnte; dagegen wurde in manchen anderen zum Teil ungenügend untersuchten Fällen, in denen Pulsation und Vortreibung des Auges möglicherweise auch auf eine Encephalocele zurückzuführen ist, in Ermangelung einer Sektion die richtige Diagnose nicht gestellt.

Unter den Fällen von »angeborenem pulsierendem Exophthalmus« (vgl. S. 101—102) sind vermutlich manche Fälle von Cephalocele orbitae.

Fälle von pulsierendem Exophthalmus durch Angioma arteriale oder Aneurysma racemosum sind nur wenige bekannt. Todesfälle sind nicht darunter.

VII. Prognose und Unfallbegutachtung.

a) Prognose beim pulsierenden Exophthalmus.

§ 35. Was die Prognose bezüglich der Dauer des Leidens, der Gefahr für das Leben des Patienten sowie bezüglich der Aussicht auf Spontanheilung anbelangt, so verweise ich auf die Darstellung der »Dauer« und des »Ausgangs» der Erkrankung in vorstehendem Abschnitt (S. 103—107).

Die sachgemäße Behandlung erzielt in über der Hälfte der Fälle Heilung, d. h. Beseitigung der Hauptsymptome: Exophthalmus, Geräusch, Pulsation und pulsierende Geschwulst.

In über $1/4$ der Fälle tritt eine Besserung ein insoweit, als es dem Patienten möglich ist, leichte Arbeiten, die keine stärkere Muskelanstrengung erfordern, zu verrichten und er nur noch von den Krankheitserscheinungen des pulsierenden Exophthalmus belästigt wird.

Als nicht gebessert dürften wohl weniger als 10% verbleiben.

Näheres über die Erfolge der Behandlung findet sich im Abschnitt »Therapie«.

Was die Prognose bezüglich des Sehvermögens anbelangt, so ist darauf hinzuweisen, daß die Gefahr der Erblindung bei spontanen Fällen eine sehr viel größere ist als bei den traumatischen Fällen. Es kommt in 31,6% der spontanen Fälle und in 13,4% der traumatischen Fälle zu völliger dauernder Erblindung, vielfach trotz einer im übrigen erfolgreichen Behandlung. Mit dem Rückgang des pulsierenden Exophthalmus können sich Sehstörungen bisweilen wieder wesentlich bessern, naturgemäß besonders solche, die durch Hornhautgeschwüre veranlaßt waren, vereinzelt aber auch Fälle, in denen eine vorübergehende Sehnervenkompression, Netzhautblutungen oder Glaukom als Ursache der Sehstörung in Betracht kommen.

Eine Besserung des Sehvermögens von Erkennen von Lichtschein auf $^2/_5$ trat im Falle WALKERS (1878) nach erfolgreicher Karotisligatur ein (Augenhintergrund starke Stauung der Netzhautvenen); im Falle WINGS (1891) stieg das Sehvermögen von $^1/_{10}$ auf $^1/_2$, im Falle SLOMANNS (1898) angeblich von 0 auf $^4/_9$ (es blieb eine nasale Gesichtsfeldeinengung und leichte Optikusatrophie); in den Fällen von BULLER (1888) und CARLOTTI (1908) von $^1/_5$ auf 1, bzw. von $^1/_{10}$ auf $^1/_3$ bei klaren brechenden Medien unter Abnahme der Stauungserscheinungen in der Netzhaut; bei dem Patienten WÜRDEMANNS (1903) soll ein zentrales Skotom nach erfolgreicher Karotisunterbindung verschwunden sein.

Bezüglich der Nervenlähmungen scheint die Prognose weniger günstig zu sein als bezüglich der eigentlichen Hauptsymptome. Es können sich bei erfolgreicher Behandlung sowohl Augenmuskellähmungen wie Gefühlsstörungen im Bereich des Trigeminus in weitgehendemMaße wieder zurückbilden. Während öfters der gelähmte Oculomotorius und der Trochlearis wieder völlig funktionsfähig werden, bleibt häufig, eine Abducenslähmung doch dauernd bestehen (z. B. ECKERLEIN 1887, CHURCHMANN 1895, COGGIN 1898, COTTERI 1910 u. a).

Auch nach 2 Monate langem Bestehen der Lähmung kann, wie ein Fall v. HOFMANNS 1881 mit doppelseitiger Abduzenslähmung zeigt, die Funktion wieder eintreten.

Daß sich bei einer nur infolge eines höchstgradigen Exophthalmus', also durch rein mechanische Momente bewirkten Unbeweglichkeit des Augapfels nach Rückgang des Exophthalmus die Motilität wieder herstellt, ist selbstverständlich.

b) Prognose bei Vortreibung und Pulsation des Auges infolge pulsierender Tumoren der Orbita und Defekt im Orbiteldach (Fortleitung der Gehirnpulsation).

Die Prognose dieser Erkrankungsformen entspricht der der Grundkrankheit überhaupt. Die pulsierenden Sarkome scheinen ganz besonders bösartig zu sein und führen unter Metastasenbildung ausnahmslos in wenig Jahren zum Tode.

Ein Rankenangiom der Orbita hat dagegen in keinem Fall den Tod verursacht.

In manchen Fällen von Orbitaldachdefekt mit Vortreibung und Pulsation des Auges gibt ein gleichzeitig bestehender Hydrozephalus, Gehirnabszess oder Tumor die Veranlassung zum Tod. Da die Diagnose: Orbitaldachdefekt mit Pulsation und Vortreibung des Auges (Encephalocele usw.) meist nur bei Sektionsfällen gestellt wurde, scheint die Prognose eine verhältnismäßig ungünstige. Man muß jedoch zweifellos einige der als »angeborener pulsierender Exophthalmus« bezeichneten Fälle (vgl. S. 101), in denen die dem Leiden zugrunde liegende Ursache nicht festgestellt wurde

(Fehlen einer Röntgenaufnahme), und in denen der Befund während der Beobachtungszeit sich anscheinend nicht wesentlich geändert hat, auch als Encephalocele oder Meningocele auffassen. Es dürfte daher die Prognose der eigentlichen Encephalocele bzw. Meningocele orbitae posterior, die unter dem Bild eines pulsierenden Exophthalmus verläuft, quoad vitam doch nicht so ernst sein, wie sie auf Grund des Sektionsmaterials zu sein scheint (vgl. auch BIRCH-HIRSCHFELD, dieses Handbuch Bd. 9, Kap. 13, S. 545).

Unfallbegutachtung bei pulsierendem Exophthalmus.

Über den Zusammenhang zwischen Trauma und Entstehung des pulsierenden Exophthalmus werden Zweifel wohl nur in den seltensten Fällen bestehen. Auch in idiopathischen Fällen kann schweres Heben oder Bücken die Ruptur einer aneurysmatischen schwer erkrankten Karotiswand auslösen (vgl. auch Ätiologie S. 17).

Der Grad der Erwerbsbeschränkung wird meist ein recht beträchtlicher sein, da jede körperliche Anstrengung die Beschwerden steigert. Auch nach einem die Kardinalsymptome mehr oder weniger vollständig beseitigenden Heilerfolg wird oft eine Erwerbsbeschränkung infolge einer Sehstörung, Doppelbildern oder anderer Beschwerden bestehen bleiben. Die Höhe der Erwerbsfähigkeit wird daher von Fall zu Fall beträchtlich wechseln. Im folgenden seien einige Beispiele angeführt:

Eine 23 jährige Patientin von NEFF (1902) hatte 4 Jahre nach erfolgreicher Karotisunterbindung keinen nennenswerten Exophalmus, keine störenden Geräusche, wohl aber noch beim Bücken zeitweise Kopfschmerzen. Sehvermögen: $^1/_{10}$ und $^3/_4$. Die Patientin war angeblich durch das Leiden verhindert, ihre frühere Stellung als Dienstmadchen beizubehalten. Ihre Erwerbsbeschränkung wurde auf $33^1/_3 \%$ eingeschätzt.

Ein 37 jähriger Patient der Leipziger Universitats-Augenklinik (STRYACK 1913; Bauarbeiter) hatte im Gefolge eines schweren Schädelbruchs rechts Fazialisparese, Glaskörpertrübungen, Sehnervenatrophie; S = Lichtschein. Links: Leichte Lähmung des Oculomotorius, Lähmung des Abducens, Exophthalmus 7 mm, geringe Abblassung der Sehnervenscheibe, leichte Gesichtsfeldeinschränkung, Sehvermögen $= \frac{1}{3}$. Durch das auch objektiv nachweisbare Geräusch stark gestört. Gedrückte Stimmung. Erwerbsbeschränkung auf 100 % veranschlagt.

VIII. Pathologische Anatomie.

Unsere Kenntnisse über die Pathogenese des pulsierenden Exophthalmus fußen vor allem auf den Ergebnissen der pathologisch-anatomischen Untersuchung; eine solche war aber nur verhältnismäßig selten möglich, da die Zahl der zur Sektion gekommenen Fälle keine sehr große ist. Die Sektionsprotokolle sind in vielen Fällen recht mangelhaft und irreführend. Einer kritischen Sichtung der Sektionsergebnisse ist es vor allem zu danken, daß wir gegenwärtig zu einer richtigeren Erkenntnis der Natur und des Sitzes der uns beschäftigenden Krankheit, welche früher als »Orbital-aneurysma« gedeutet wurde, vorgedrungen sind.

Es sei bei der Besprechung der pathologischen Anatomie der soge-nannte »echte« pulsierende Exophthalmus, der fast regelmäßig durch Ruptur der Karotis im Sinus cavernosus und nur äußerst selten durch Aneurysma der Arteria ophthalmica innerhalb der Orbita herbeigeführt wird, unter-schieden von dem sogenannten »falschen« pulsierenden Exophthalmus, bei dem Vortreibung und Pulsation des Auges veranlaßt werden durch pulsie-rende gefäßreiche Tumoren oder bei Orbitaldachdefekt durch einen aus der Schädelhöhle in die Orbita sich vordrängenden Bruchsack und durch Fort-leitung der Hirnpulsation.

Insgesamt liegen 46 verwertbare Sektionsbefunde vor. Unter diesen fallen 14 auf die 30 klinisch beobachteten Fälle von sogenanntem falschen pulsierenden Exophthalmus. Außerdem besitzen wir einige interessante Operationsbefunde.

A. »Echter« pulsierender Exophthalmus.

Im folgenden seien in erster Linie die Sektionsbefunde besprochen, ferner das bei orbitaler Operation des pulsierenden Exophthalmus ge-wonnene Untersuchungsmaterial, sowie schließlich die Ergebnisse mikro-skopischer Untersuchung.

§ 36. Unter 322 hinreichend beschriebenen Fällen von eigentlichem pulsierenden Exophthalmus sind 32 Fälle zur Sektion gekommen, und zwar unter 246 traumatischen Fällen 15, und unter 76 idiopathischen 17 Fälle.

Der klinische Verlauf und der Sektionsbefund dieser 32 Fälle und noch 2 weiterer Fälle (GUIBERT 1895, NUEL 1901), bei welchen der Sym-ptomenkomplex des pulsierenden Exophthalmus nicht ausgebildet war, sich aber auch eine Karotisruptur im Sinus cavernosus bei der Sektion vor-fand, sind in den weiter unten S. 122—131 folgenden Tabellen in ihren wesentlichen Punkten übersichtlich dargestellt.

In 4 anderen Fällen, die wegen ihrer allzu kurzen Beschreibung nicht unter den oben genannten 322 Fallen inbegriffen sind, ist der Sektionsbericht sehr mangelhaft, oder war mir nur in einem ungenügenden Referat zugänglich; diese Fälle wurden daher in den Tabellen nicht mit aufgenommen. Es sind das die Falle von GUTHRIE (1823) (vgl. unten unter Aneurysma der Arteria ophthalmica S. 118), HARLAN (1881), GAURAN (1883) und GRUNER (1901) (vgl. unten unter »Fälle, in denen der Sektionsbefund keine sichere Erklärung für den pulsierenden Exophthalmus gibt« S. 121).

Einteilung der pathologisch-anatomischen Befunde.

1. Sektionsbefunde bei pulsierendem Exophthalmus.

Die 31 Fälle lassen sich in folgende Gruppen zusammenstellen:

1. Sektionsfälle, in denen der Obduzent eine Ruptur der Karotis im Sinus cavernosus feststellen konnte. (9 traumatische und 10 spontane Fälle.)

2. Fälle, in denen bei der Sektion eine Ruptur der Karotis im Sinus cavernosus nicht festgestellt wurde, in denen aber aus dem übrigen Sektionsbefunde mit größter Wahrscheinlichkeit der Schluß zu ziehen ist, daß eine solche früher bestanden hat. (4 traumatische und 5 spontane Fälle.)

3. Fälle, bei deren Sektion sich ein Aneurysma spurium der Arteria ophthalmica (1 spontaner Fall), bzw. ein starker intraorbitaler Bluterguß nach Schußverletzung (beginnende Ausbildung eines Aneurysma spurium?) fanden.

4. Fälle, in denen der Sektionsbefund keine sichere Erklärung für den pulsierenden Exophthalmus gibt.

2. Die durch operative Ausräumung der Orbita bei pulsierendem Exophthalmus gewonnenen Befunde.

3. Pathologisch-anatomische Befunde von Karotisruptur im Sinus cavernosus und von Aneurysma der Arteria ophthalmica in Fällen, in denen klinisch kein pulsierender Exophthalmus bestanden hat.

4. Mikroskopische Befunde bei pulsierendem Exophthalmus.

1. Sektionsbefunde bei pulsierendem Exophthalmus.

Unter 32 Sektionsfällen von pulsierendem Exophthalmus war 19 mal, also in etwa 60 % eine Ruptur der Karotis im Sinus cavernosus direkt nachweisbar; in weiteren 9 Fällen ist aus dem übrigen Sektionsbefund der Schluß zu ziehen, daß eine solche früher bestanden haben muß, so daß man bei kritischer Betrachtung der pathologisch-anatomischen Befunde den pulsierenden Exophthalmus in etwa $^9/_{10}$ aller zur Sektion gekommenen Fälle auf eine Karotisruptur im Sinus cavernosus zurückführen kann.

Legt man der Prozentberechnung nur die 29 Fälle zugrunde, in denen der Sektionsbefund einen einigermaßen sicheren Schluß auf die Pathogenese des pulsierenden Exophthalmus gestattet, so ergibt sich eine Karotisruptur im Sinus in 96,5 % als Ursache des Leidens.

Sektionsbefunde bei pulsierendem Exophthalmus mit nachgewiesener Karotisruptur im Sinus cavernosus.

Traumatische Fälle.

§ 37. Die Spuren des die Erkrankung auslösenden Traumas sind bei der Sektion nicht selten noch nachweisbar. So kann nicht nur manchmal noch die Schädelbruchlinie deutlich verfolgt werden (Fälle 1, 3 und 5 der Tabelle S. 122; Abb. 19 S. 115), sondern man findet unter Umständen noch den die Karotis verletzenden Knochensplitter in der Wand des Sinus cavernosus stecken oder der Wand anliegen. In einem Fall stammte der Splitter von der Spitze der Felsenbeinpyramide (3)[1] vgl. Abb. 19 S. 115 in einem anderen (20) war die Spitze des Processus clinoideus post. abgesprengt; in 2 Fällen (1,31) stammten sie aus der Wand der Keilbeinhöhle. Die beiden letzten Patienten hatten sich durch die Nase verblutet. Im Falle 9 fand sich der die Karotis verletzende Geschoßsplitter vor und medial der Spitze der Felsenbeinpyramide, im Falle 20 in der Hinterwand des thrombosierten Sinus cavernosus.

Die Einrißstelle in der Karotis kann von ganz verschiedener Größe und Form sein. Selten ist die Karotis im Sinus cavernosus fast völlig durchgerissen, wie im Fall 1 (6 mm weit klaffende Öffnung), häufiger handelt es sich um kleinere (hanfkorn-,erbsengroße) Rißstellen, die unter Umständen wie mit dem Locheisen ausgeschlagen aussehen können.

Auf welcher Seite der Karotis die Rupturstelle liegt, ist nur 5mal aus den Sektionsberichten über die traumatischen Fälle ersichtlich (bei den spontanen Fällen finden sich überhaupt keine Angaben darüber), und zwar war die Öffnung einmal außen unten, einmal außen vorn, zweimal vorn, und zweimal innen vorn. In dem Fall 4, einer Schrotschußverletzung, fanden sich die Rißstellen und im Falle 7 (Schuß aus Vogelflinte) zwei Risse in der Wand der Karotis innerhalb des Sinus cavernosus. Ein nicht völlig ausgebildeter Fall nach Verletzung durch eine Regenschirmrippe (32) zeigte zwei einander gegenüber liegende Löcher in der Karotis.

Im Gegensatz zu den idiopathischen Fällen finden sich bei den traumatischen nur selten und nur geringfügige aneurysmatische Erweiterungen der Karotis und keine Erkrankung der Karotiswand[2].

Während also das Kaliber der Karotis in den traumatischen Fällen nicht vergrößert ist, erscheint der Sinus cavernosus in den Fällen länger bestehender Erkrankung stets sehr beträchtlich erweitert. Schließlich kann sogar die Wand des Sinus cavernosus einreißen (8). Im Fall 5 war nur der vordere Abschnitt des Sinus cavernosus (die Rupturstelle der Karotis lag auch nach vorn) stark erweitert, der hintere Abschnitt des Sinus dagegen war ganz thrombosiert. Im Fall 4 erschienen die Wand des Sinus cavernosus und die ihn durchziehenden Bälkchen beträchtlich verdickt. Durch den erweiterten Sinus cavernosus kann die Hypophyse nach der gesunden Seite hin verdrängt sein (8). Der in der gedehnten äußeren Wand des erweiterten Sinus cavernosus verlaufende Nervus oculomotorius war in Fall 1 abgeplattet und geschrumpft.

---

1) Die Nummern der Fälle beziehen sich auf die folgenden Tabellen S. 122 bis 131.

2) In dem Fall GUIBERT (1895, Tabelle 31), in dem die Karotisruptur im Sinus cavernosus nicht zu einem pulsierenden Exophthalmus geführt hat, soll eine ganz geringgradige Erweiterung der Karotis bestanden haben.

Bei lange bestehender Erkrankung nehmen bisweilen auch die benachbarten Hirnsinus an der Erweiterung teil, so besonders die Sinus intercavernosi, sowie der Sinus cavernosus der gesunden Seite und der Sinus petrosus superior der erkrankten Seite. Auch auf die Venen der Gehirnoberfläche (Gehirnhäute) kann sich die Stauung fortpflanzen (8).

Ebenso wie die dem Sinus cavernosus benachbarten Hirnsinus sich erweitert zeigen, findet sich naturgemäß die in dem Sinus cavernosus einmündende Vena ophthalmica superior mit ihren Ästen hochgradig erweitert, verlängert und geschlängelt. Diese enorme Füllung des Orbitalvenensystems mit dem arteriellen Blut der Karotis veranlaßt die hochgradige Vortreibung und Pulsation des Augapfels sowie die pulsierenden Venengeschwülste. Die Erweiterung der Vena ophthalmica superior erreicht häufig die Dicke eines kleinen Fingers; doch ist ihre Einmündungsstelle in den Sinus trotz der hochgradigsten Erweiterung in der Orbita öfters nicht nennenswert vergrößert. Ihre Wandung kann so verdickt sein, daß sie einer Arterienwandung ähnlich wird. Im Falle 8 fanden sich Blutaustritte in der Orbita sowie Ödem der Augenmuskeln.

Die Schleimhaut der Siebbeinzellen erscheint hochgradig blutüberfüllt.

Die Arteria ophthalmica ist stets als normal beschrieben.

Als weitere bei der Sektion von pulsierendem Exophthalmus erhobene Befunde erwähne ich noch das Vorkommen traumatischer Hirnerweichung infolge Schädelbruchs und starker Blutergüsse an der Hirnbasis nach Ruptur des Sinus cavernosus.

Die beste in der Literatur vorhandene Abbildung des für den traumatischen pulsierenden Exophthalmus charakteristischen Sektionsbefundes ist die von Delens (1870 aus der Klinik Nélatons vgl. Abbildung 19). Sie stammt von einem 17jährigen Mädchen, bei dem sich 8 Monate vor dem Tode infolge eines Sturzes ein typischer pulsierender Exophthalmus entwickelt hatte (Tabelle S. 122, Nr. 3).

Spontane Fälle.

In allen spontan entstandenen Fällen von pulsierendem Exophthalmus, in denen der Obduzent eine Ruptur der Carotis interna im Sinus cavernosus fand, bestand gleichzeitig eine Erweiterung (Aneurysma) der Carotis interna und fast ausnahmslos ist auch eine schwere Erkrankung der Gefäßwand im Sektionsbericht erwähnt.

Das Karotisaneurysma im Sinus cavernosus kann sack- oder spindelförmig sein; es kann den doppelten Durchmesser der normalen Arterie erreichen. Die Rißstelle scheint meist nur klein zu sein; zwei diesbezügliche Zahlenangaben lauten 3 und $3^1/_4$ mm. Ihr Sitz ist nur einmal erwähnt: vorn außen.

Öfters finden sich mehr oder weniger frische Thromben in der Karotis und besonders in der Perforationsöffnung. Die Arterienwand ist fast stets stark arteriosklerotisch verändert. Im Fall 14 wird eine vorgefundene Endarteriitis auf Malaria zurückgeführt.

Durch die aneurysmatische und arteriosklerotische Karotis schien im Fall 17 der atrophische Nervus opticus komprimiert zu sein.

Abb. 19.

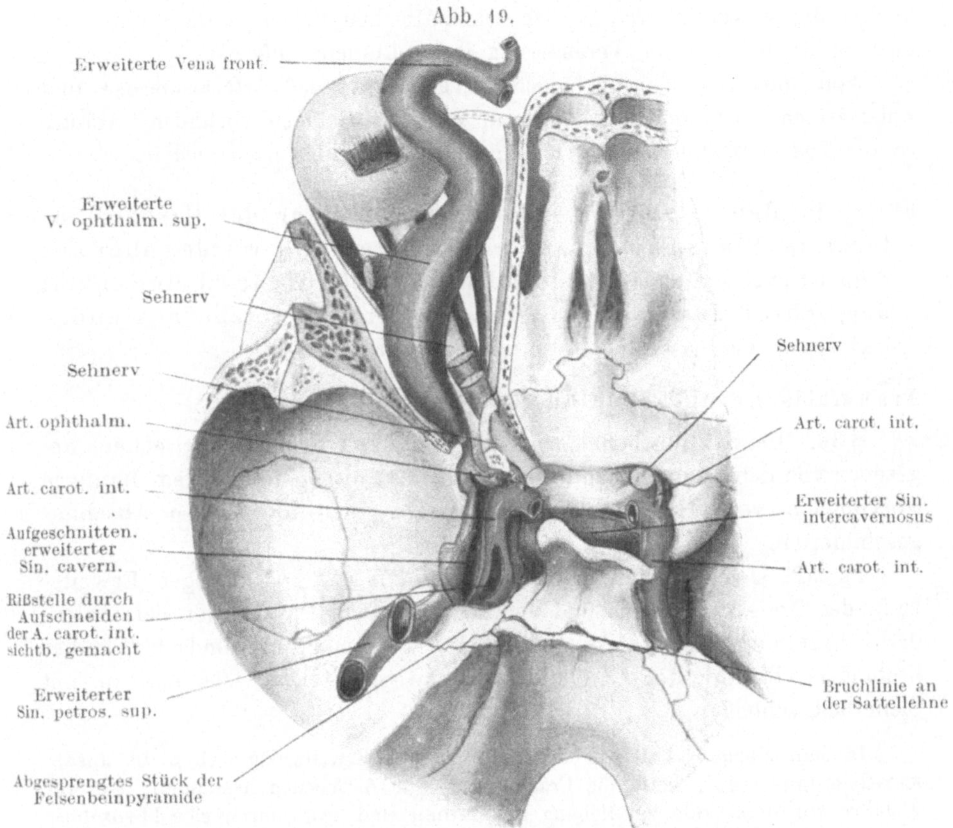

Sektionsbefund im Falle Delens (1870). Vgl. S. 114.)

Man erkennt deutlich den erweiterten Sinus cavernosus von oben geöffnet und innerhalb desselben die Carotis interna, die oben aufgeschnitten ist, so daß man die Perforationsoffnung im unteren außeren Teil ihrer Wand erblickt. Sehr deutlich sieht man den abgesprengten Splitter der Felsenbeinpyramide, der dem Felsenbein noch anliegt und dessen Spitze gegen den Sinus cavernosus gerichtet ist, sowie die Bruchlinie an der Sattellehne.

Während die Arteria ophthalmica keine Abweichung von der Norm zeigt, ist die Vena ophthalmica superior hochgradig erweitert und ebenso auch der Sinus petrosus superior.

Der Sinus cavernosus ist ebenso wie in den traumatischen Fällen hochgradig erweitert, häufig findet sich Blutgerinnsel darin.

In einem Fall (18) fanden sich Perforationsstellen an beiden Karotiden innerhalb des Sinus cavernosus. Der linke Sinus war walnußgroß, der rechte haselnußgroß erweitert. Die stark verdünnte Wand des rechten Sinus war eingerissen.

Die Vena ophthalmica superior und ihre Äste erscheinen gerade so hochgradig erweitert wie in den traumatischen Fällen, während die Arteria ophthalmica keine Veränderung ihres Lumens aufweist.

Von sonstigen Nebenbefunden sei erwähnt, daß Arteriosklerose und Aneurysmen sich mehrfach auch an anderen Gefäßen vorfinden. Häufig ist als Todesursache ein Erweichungsherd im Gehirn nachweisbar.

Fälle, in denen bei der Sektion eine Ruptur der Carotis interna im Sinus cavernosus nicht festgestellt wurde, aber aus dem übrigen Sektionsbefund mit großer Wahrscheinlichkeit der Schluß zu ziehen ist, daß früher eine solche bestanden hat (zum Teil zur Heilung gekommene Fälle).

Traumatische und spontane Fälle.

§ 38. Die Sektionsbefunde der 9 Fälle dieser Gruppe entsprechen, abgesehen von dem mangelnden Nachweis der Karotisruptur und dem häufigen Vorkommen von Thrombosierungsvorgängen, den im vorigen Abschnitt geschilderten.

Es läßt sich bei diesen Sektionsfällen aus der hochgradigen Erweiterung des Sinus cavernosus und der Vena ophthalmica superior bei fehlender Erkrankung der Arteria ophthalmica auf eine zum mindesten früher bestandene Ruptur der Carotis interna im Sinus cavernosus nahezu mit Sicherheit schließen.

In dem einzigen Fall, in dem eine solche Erweiterung sich nicht ausgesprochen fand (24), hatte die Erkrankung nur 6 Wochen bestanden; sie war 2 Jahre vor dem Tode zur Heilung gekommen und zwar durch eine Thrombose der Orbitalvenen, die bei der Sektion noch nachgewiesen werden konnte.

Die Gründe, warum der Obduzent eine Karotisruptur in einer immerhin beträchtlichen Anzahl von Fällen nicht festgestellt hat, sind folgende:

1. In 5 Fällen (19, 20, 21, 22, 24) war der pulsierende Exophthalmus durch Trombosierung der Vena ophthalmica superior, des Sinus und unter Umständen auch der Karotis zu einer mehr oder weniger vollständigen Heilung gekommen; zwischen der Heilung und dem Tod lag in 2 Fällen (21 traumatisch, 24 spontan) eine mehrjährige Zwischenzeit. Es ist leicht zu verstehen, daß bei einer festen Thrombosierung der Carotis interna und des Sinus cavernosus eine früher bestandene Rupturstelle oder deren Narbe

leicht übersehen werden kann, besonders dann, wenn der Obduzent nicht eingehend danach forscht.

Daß Gefäßnarben makroskopisch nur sehr schwer oder überhaupt nicht nachweisbar sein können, ergeben die unten S. 188 referierten experimentellen unter SATTLERS Leitung ausgeführten Untersuchungen.

2. Eine Reihe von Sektionen wurden in der früher verbreiteten vorgefaßten Meinnng ausgeführt, daß die Ursache des pulsierenden Exophthalmus ein Aneurysma der Arteria ophthalmica innerhalb der Orbita sein müsse. Es wurde daher vor allem nach einem solchen geforscht und die Arteria carotis sowie der Sinus cavernosus nicht genauer beachtet (19, 23, 24, 25 und HARLAN 1881).

Manche Sektionen scheinen überhaupt nicht mit der notwendigen Gründlichkeit vorgenommen zu sein. So gibt COGGIN (27) selbst zu, daß die Sektion wegen Anwesenheit von Verwandten nur unvollständig gewesen sei.

3. Infolge mehrfacher Fensterung der Arteria carotis innerhalb des Sinus cavernosus bei der Sektion war im Fall 20 die Entscheidung, ob die Öffnung in der Karotiswand durch die Präparation herbeigeführt war, oder ob sie schon vorher bestanden hatte, nicht möglich.

Ob die von AUBRY (23) vor der Sektion ausgeführte erstarrende Injektion in die Arteria carotis das Auffinden einer Rupturstelle erleichtert oder erschwert hat, ist nicht sicher zu sagen, jedenfalls halte ich es für möglich, daß ein Gerinnsel oder ein Thrombus die Öffnung zwischen Karotis und Sinus cavernosus verlegt hatte, und dann die Karotisperforation schwer zu erkennen war. AUBRY hatte die Injektion nur zur leichteren Auffindbarkeit des von ihm erwarteten Aneurysma der Arteria ophthalmica gemacht und die Karotis weniger genau untersucht.

Sektionsbefunde bei den gebesserten und geheilten Fällen von pulsierendem Exophthalmus.

Im Abschnitt VI »Verlauf, Dauer und Ausgang« S. 104 ist das klinische Bild der Spontanheilung des pulsierenden Exophthalmus (Thrombose der Orbita) geschildert. In einem derartigen zur Sektion gekommenen Fall (24), bei dem der pulsierende Exophthalmus 2 Jahre vor dem Tod nur 6 Wochen lang bestanden hatte, fanden sich die Orbitalvenen teilweise obliteriert, und das retrobulbäre Gewebe wies angeblich die Spuren eines entzündlichen Prozesses auf. Die Karotis war nicht genauer untersucht worden.

In einem anderen Fall (24), in dem nach Karotisligatur nahezu völlige Heilung eingetreten war, zeigte sich bei der 3 Jahre später ausgeführten Sektion die Gegend des Sinus cavernosus stark aufgetrieben. Beim Durchschneiden fand sich, daß der 15 mm von oben nach unten messende Tumor aus einer derbschwieligen 3 mm dicken Kapsel bestand, in welche blaßrot und dunkelrot gefärbte geschichtete Thromben eingelagert waren.

Die genauere Untersuchung ergab, daß es sich um den erweiterten thrombosierten obliterirten Sinus und die bis auf einen ganz kleinen frisches Blut führenden Hohlraum von 3 mm Durchmesser thrombosierte stark aneurysmatische Karotis handelte. Die Orbita war nicht genauer untersucht worden.

Völlige Thrombose der erweiterten Orbitalvenen sowie der Sinus cavernosi und intercavernosi fand sich bei der Sektion eines durch Druckverband und Bettruhe wesentlich gebesserten Falls (22). In 2 weiteren durch Karotisligatur gebesserten Fällen (19, 20), die aber nur $2^{1}/_{2}$ und 5 Wochen nach der Operation noch lebten, waren bei der Sektion die Hirnsinus und die Vena ophthalmica in einem, die Arteria carotis im anderen mit Blutgerinnseln erfüllt.

Bei der Sektion des pulsierenden Exophthalmus findet sich ein Aneurysma (spurium) der Arteria ophthalmica in der Orbita.

§ 39. Nur in einem einzigen einigermaßen hinreichend beschriebenen Fall von pulsierendem Exophthalmus DEMPSEY (1886 Tabelle Nr. 28a S. 128) fand sich bei der Sektion unter anderem ein Aneurysma der Arteria ophthalmica innerhalb der Orbita. (Näheres über diesen Fall siehe auf folgender Seite).

Über einen zweiten aus dem Jahre 1823 stammenden Fall (GUTHRIE), in dem als Ursache eines bei Lebzeiten bestandenen pulsierenden Exophthalmus die Sektion angeblich beiderseits ein nußgroßes Aneurysma der Arteria ophthalmica innerhalb der Orbita ergeben hat, besitzen wir nur spärliche Notizen.

Da die Orbitalvenen in GUTHRIES Fall stark erweitert und zum Teil thrombosiert waren, der Sinus cavernosus und die Karotis aber nicht untersucht worden zu sein scheinen, dürfte es sich vielleicht doch auch um eine Ruptur der Carotis im Sinus cavernosus gehandelt haben. Auch die Doppelseitigkeit des pulsierenden Exophthalmus spricht in diesem Fall mehr für die letztere Annahme. GUTHRIE meint, die Stauung und Erweiterung der Orbitalvenen sei einerseits durch den Druck der Aneurysmen, andererseits »durch die Massenzunahme und knorpelartige Härte der vier graden Augenmuskeln« veranlaßt.

Das haselnußgroße Aneurysma (verum) der Arteria ophthalmica innerhalb des Schädels, das NUNNELEY (1859, Tabelle Nr. 30) bei einer Patientin 5 Jahre nach Heilung eines nur 3 Wochen bestandenen pulsierenden Exophthalmus bei der Sektion vorfand, hatte sicher nicht das längst überstandene Leiden hervorgerufen.

In den anderen Fällen, in denen ein Aneurysma der Arteria ophthalmica bei der operativen Ausräumung der Orbita (DE VINCENTIIS 1894) oder bei der Sektion innerhalb der Orbita (CARRON DU VILLARDS 1838, RITTER 1886) oder innerhalb des Schädels (ZUCKERKANDL 1876) gefunden wurde, scheint ein pulsierender Exophthalmus nicht bestanden zu haben. Die Befunde bei diesen Fällen sind unten S. 133 genauer angegeben.

Der von Dempsey, Belfast (1886) beobachtete Fall von pulsierendem Exophthalmus bei Aneurysma der Arteria ophthalmica innerhalb der Orbita soll wegen seiner Besonderheit so ausführlich, als der immerhin noch als lückenhaft zu bezeichnende Originalbericht es gestattet, mitgeteilt werden:

Bei der 22 jährigen früher stets gesunden, mäßig genährten Frau stellten sich einige Stunden nach ihrer langsam aber normal erfolgenden ersten Niederkunft (5. XI. 1885) leichte Geräusche im Kopf und Kopfschmerzen ein. Sie mußte bald darauf beim Frühstück erbrechen und fühlte dabei plötzlich aus der linken Brust durch den Hals ein Geräusch aufsteigen, welches sich mit einem Knall in ihrem Auge festsetzte. Sofort danach traten äußerst heftige Schmerzen im Kopf und im Auge auf. Sie wurde ohnmächtig und konnte nicht sprechen. Links schwollen die Lider stark an, das Auge trat vor.

Bei der ersten ärztlichen Untersuchung 2 Monate später fand sich das Sehvermögen links erloschen. Am 25. II. 1886 bestand hochgradiger Exophthalmus. Links waren die Lider stark geschwollen, von erweiterten Venen durchzogen und konnten nicht geschlossen werden. Die Konjunktiva war chemotisch; Augapfel und Oberlid waren fast unbeweglich. Eitrige Absonderung. Hornhaut klar. Deutliche Pulsation und Schwirren am inneren Winkel. Lautes pfeifendes Geräusch am deutlichsten auf Augenbrauenbogen und Stirn, weniger deutlich auf Schläfe und Oberkiefer. Bei Karotiskompression Aufhören des Gerausches. Die Patientin klagte über Schmerzen im Auge, in der Augenhohle und im Kopf, über taubes Gefühl der linken Gesichtshälfte und über ein lautes Gerausch, welches sie nachts nicht schlafen ließ.

Behandlung: Bettruhe, Jodkalium, Kompression der Carotis mehrmals täglich einige Minuten bis $^{1}/_{2}$ Stunde. Die Karotiskompression brachte anfangs das Geräusch ganz zum Schwinden. In der ersten Zeit wurde sie schlecht vertragen (Krämpfe, Aphasie, Bewußtlosigkeit). Später konnte die Kompression, welche die Geräusche nur noch leiser werden ließ, aber nicht mehr zum Schwinden brachte, länger ausgehalten werden. Nach einmonatlicher Behandlung war der Exophthalmus etwas geringer geworden.

Am 26. III. 1886 trat ganz plötzlich auf der linken Kopfseite ein Knall auf und es folgten sehr heftiger Kopfschmerz sowie vorübergehende linksseitige Taubheit. Es war jetzt ein lautes Geräusch über dem linken Ohr und etwas leiser über dem ganzen Kopf zu hören.

Am 12. IV. 1886 wurde die linke Arteria carotis communis unterbunden; danach vorübergehende Blässe der Kopfhälfte und Zittern. Einige Tage später äußerst starke 6 Tage anhaltende Metrorrhagie. Exophthalmus, Pulsation und Gerausche wurden geringer.

Am 26. V. 1886 starke Nachblutung aus der vereiterten Operationswunde. Blutstillung durch mehrfache Unterbindungen. In den nächsten Tagen andauerndes Erbrechen, äußerst starke Zunahme des Exophthalmus, der Geräusche, der Pulsation und der Chemosis. Die Orbita war ganz angefüllt durch eine pulsierende Schwellung. Am 17. Tage nach der Operation war der Augapfel bis zu einer durch die Nasenspitze und Stirn gelegt gedachten Ebene vorgetrieben. Die Lider erschienen entzündlich geschwellt. Eine Probepunktion der Orbita ergab zunächst einige Tropfen Eiter und dann einen arteriellen Blutstrom. Nach der Punktion wurde die Pulsation stärker Am 19. Tag nach der Operation (21. V. 1886) erfolgte eine äußerst heftige Blutung durch die Hornhaut und aus der Ligatur-wunde. 2 Tage später Tod unter wiederholten Blutungen aus der Wunde am Hals.

Sektionsbefund:

In der mittleren Schädelgrube eine Eiteransammlung. Spindelförmiges Aneurysma der linken Arteria carotis interna im Sinus cavernosus mit einer sackförmigen Erweiterung, welche einen prämortalen Thrombus enthielt. Größter Durchmesser etwa $1\,^1/_2$ cm. Eine Verbindung mit dem Sinus cavernosus war nicht nachweisbar. Karotiswand etwas unnachgiebig, aber ohne arteriosklerotische Veränderungen. Die Arterien des Circulus Willisii waren alle erweitert. Die Hirnsinus erschienen normal bis auf den etwas erweiterten Sinus petrosus superior der Gegenseite.

Die Arteria ophthalmica war von ihrem Ursprung aus dem Karotis-aneurysma sehr beträchtlich erweitert, etwa 4mal so stark wie die der gegenüberliegenden Seite. Innerhalb der Orbita befand sich ein von ihrer oberen Wand ausgehendes sackförmiges Aneurysma von der Größe einer Mandarine mit wandständigen fest geschichteten prämortalen Thromben. An der Vorderwand stand es in weiter offener Verbindung mit dem Augapfel und durch ein Loch in der Hornhaut mit der Außenwelt. Der Augapfelinhalt war durch die Blutung herausgeschwemmt worden. Die Orbitalvenen waren alle sehr stark erweitert.

Es ist nicht zu bezweifeln, daß im Falle Dempseys der äußerst hochgradige Exophthalmus, die starke Pulsation und das laute Geräusch durch das mandarinengroße Aneurysma spurium innerhalb der Orbita veranlaßt wurde. Die Entstehung eines so großen Aneurysmas aus einer so kleinen Arterie ist wohl auf eine Ruptur zurückzuführen, und diese dürfte mit dem als Knall von der Patientin empfundenen und von Geräusch gefolgten Einsetzen der Erkrankung zusammengefallen sein.

Das gleichzeitige Vorhandensein eines Aneurysmas der Carotis interna gibt einen Hinweis, daß eine Erkrankung der Gefäßwandungen bestanden haben muß, und daß diese dann zur Ruptur geführt hat.

Daß Aneurysmen anliegendes Knochen- und Knorpelgewebe usurieren, ist ja bekannt; trotzdem ist es als höchst auffallend zu bezeichnen, daß das allerdings sehr große Aneurysma in der Orbita zu einem Durchbruch in den Bulbus gekommen ist. Da dessen Kornea infolge des außerordentlich starken Exophthalmus und des mangelhaften Lidschlusses zerstört war, konnten die schweren Blutungen aus dem Augapfel eintreten.

Wie es scheint, ist von der Karotisligaturwunde eine Eiterung ausgegangen, welche zu einem Gehirn- und Orbitalabszeß geführt hat; es wird dies durch den Befund von Eiter in der Orbita bei der Probepunktion und in der mittleren Schädelgrube bei der Sektion bewiesen.

Eine Zerreißung der Arteria ophthalmica und Entwicklung eines
    Aneurysma spurium

ist wahrscheinlich in einem Falle von schwerer Schußverletzung zur Erklärung von Pulsation und Vortreibung des zerfetzten Bulbus anzunehmen.

Die Mitteilung dieser Beobachtung verdanke ich der Liebenswürdigkeit des
Herrn Kollegen Eppenstein (1917).

Bei dem im September 1915 bewußtlos eingelieferten Soldaten war das
rechte Auge im äußeren oberen Teil durchschossen. In der Lidspalte fand
sich vorgedrängt der vordere Teil des zerstörten Bulbus und an diesem
hängend eine harte Schale aus geronnenem Blut und vorgefallener Uvea.
Das ganze zwischen den Wimpern liegende Gebilde zeigte eine deutliche
Pulsation, die bei Karotiskompression aufhörte. Die auseinander gedrängten
Lider waren ödematös. Der Ausschuß war 4 Finger hinter dem oberen
Ende des rechten Ohrs.

Der Tod erfolgte am Tage der Einlieferung. Bei der Sektion fand
sich die Orbita oben und unten ziemlich prall angefüllt mit speckigen Blutgerinnseln. Der Sinus cavernosus und die sorgfältig präparierte Arteria
carotis int. waren vollständig unverletzt. In der äußeren Hälfte der Fissura
orbitalis sup. war der obere Rand abgesprengt. Es bestand eine ausgedehnte Zertrümmerung des Gehirns und der Knochen vor und hinter dem Ohr.

Fälle, in denen der Sektionsbefund keine sichere Erklärung
    für den pulsierenden Exophthalmus gibt.

§ 40. Bei den 2 in diese Gruppe gehörenden Fällen (19, 30) hatte das
Leiden nur sehr kurzen Bestand und ist nach Karotisligatur zur Heilung gekommen. Es könnte sich daher nach Thrombosierung einer vorhanden
gewesenen Rupturstelle in der Karotis eine vorübergehend bestandene Erweiterung der Orbitalvenen wieder ganz zurückgebildet haben. Es ist dem-
gemäß nicht erstaunlich, daß die Sektion, die erst längere Zeit nach der
Heilung erfolgt ist, keine Veränderungen ergeben hat, welche für die Erklärung des pulsierenden Exophthalmus hätten in Betracht kommen können.
Das in einem Fall vorgefundene Aneurysma der Carotis interna und das im
anderen Fall bestehende Aneurysma der Arteria ophthalmica innerhalb des
Schädels weisen auf bestehende Gefäßwanderkrankungen hin.- Bezüglich der
Einzelheiten wird auf Nr. 29 u. 30 der Tabelle S. 128—131 hingewiesen.

Bei den nur ganz kurz und ungenügend beschriebenen Fällen von Harlan
(1881) und Gauran (1883) war ebenfalls der pulsierende Exophthalmus schon
lange geheilt, als die Patienten an einer interkurrenten Erkrankung starben.
Bei der Sektion soll nichts Abnormes nachweisbar gewesen sein.

Aus dem kurzen Bericht über den Fall Gruners (1901) kann man sich
kein sicheres Bild über die Pathogenese des Leidens machen. Bei der 33jährigen
Patientin wurde die Karotisligatur schon 4 Tage nach Beginn des spontan während
der Menses nach starkem Erbrechen aufgetretenen pulsierenden Exophthalmus
ausgeführt. 5 Tage nach der Operation erfolgte der Tod. Die Sektion ergab
eine blutige Infiltration des Sinus cavernosus. Die Wand der Carotis interna
war dünn, aber eine Rupturstelle wurde nicht gefunden. In der Orbita ließ
sich nichts Besonderes nachweisen.

Sektionsbefunde bei pulsie-

I. Sektionsfälle, in denen der Obduzent eine Ruptur de

A. Trauma·

Autor, Jahr	Alter Geschl.	Veranlassung	Krankheitsbild, Krankheitsdauer	Therapie und Erfolg	Ursache und Zeitpunkt des Todes
1. ,Henry 1856 (Klinik Nélaton).	ca. 25 m.	Stichverletzung durch Schirmspitze am linken Unterlid.	Rechts; typischer Symptomenkomplex; häufig Nasenbluten. 3 Monate.	Karotiskompression ohne Heilerfolg.	Verblutung durch die Nase.
2. Hirschfeld 1858.	72 w.	Sturz auf dem Straßenpflaster.	Typischer Symptomenkomplex. 2 Monate.	÷	Erysipel.
3. Delens 1870 (Klinik Nélaton).	17 w.	Sturz.	Typischer Symptomenkomplex. pulsier. Geschwulst. 8 Monate.	Ligatur der linken Arteria carotis communis. Pulsierender Exophthalmus etwas gebessert.	Infektion von der Karotisligatur.
4. Schlaefke 1879 (Klinik Leber).	33 m.	Schrotschuß in den Mund.	Typischer Symptomenkomplex: pulsier. Geschwulst. 14 Monate.	Karotisligatur links; Besserung. Rückfall nach 12 Tagen.	Tod 3 Monate später infolge eines von der Ligaturstelle ausgegangenen Mediastinumabszesses.
5. Stuelp 1895.	49 m.	Sturz.	Links; typischer Symptomenkomplex; 4½ Wochen.	÷	
6 Sloman 1898 (Grut und Tscherning).	41 m.	Sturz.	Typischer Symptomenkomplex: doppelseitig. ½ Jahr.	Lig. d. Car. comm. r. u. am flg. Tag auch l. Nach einig. Stund. l. Erblind.; Hemipl.	Tod 2 Tage nach Lig. unter völliger Lähmung aller Extremitäten
7. Usher 1904.	32 m.	Schuß.	Typischer Symptomenkomplex. 3 Tage.	Lig. der r. Art. car. externa u. interna. Gehirnstörungen 3 Stunden später.	2 Tage nach Karotisligatur.
8. Gibson 1905.	8 m.	Stichverletzung durch Regenschirmrippe.	Typischer Symptomenkomplex. Über 9 Jahre.	Karotisligatur. Vorübergehend Besserung.	Intrakranielle Verblutung infolge Ruptur des Sinus cavernosus 9 Jahre nach der Ligatur. Tod 1 Tag nach der Ruptur.
9. Zeller 1911.	35 m.	Schuß.	Typischer Symptomenkomplex. 13 Jahre.	Exenteration der rechten Orbita. Reçidiv d. linken Seite, rechte Car. comm. nebst Ästen ohne Erfolg unterbunden.	Verblutung bei dem Versuch die rechte Carotis interna innerhalb des Schädels zu unterbinden

endem **Exophthalmus.**

arotis im **Sinus cavernosus** feststellen konnte.

sche Fälle.

Sektionsbefund			Kritische Bemerkungen
Karotis und Hirnsinus	Orbita	Sonstiges	
arotis innerhalb des Sinus cavernosus st völlıg zerrissen, 6 mm klaffend. a der Wand des Sinus cavernosus eckt ein über 1 cm langer Knochen- plitter der Keilbeinwand. Sinus caver- osus mit der rechten Keilbeinhöhle kommunizierend.	Vena ophthalm. sup. mit dem Sinus in breiter Verbindung stehend ist enorm erweitert, ebenso ihre Äste. Art. ophth. normal; frisch geheilte Fraktur an der Spitze der Orbita.		Karotisruptur im Sinus cavernosus.
leine kreisförmige, wie mit einem ocheisen ausgeschlagene Öffnung der arotis interna im Sinus cavernosus.		Knochen scheinen unver- letzt.	Karotisruptur im Sinus cavernosus.
Links in der Karotiswand Loch von mm Durchmesser innerhalb des sehr eträchtlich erweiterten Sinus caver- osus. Links Sinus petros. sup. er- weitert, rechts Hirnsinus normal.	Vena ophthalm. sup. an ihrer Mündungsstelle im Sinus ziem- lich normal, in der Orbita aber enorm ausgedehnt, dsgl. Vena front., die die puls. Geschwulst in vivo dargestellt hatte. Arteria ophthalm. normal.	Schädelbruchlinie d. beide Felsenbeine und den Keil- beinkörper. Ein scharf zu- gespitzter Splitter von der linken Felsenbeinpyramide hatte den linken Sinus ca- vernosus und die linke Ar- teria carotis verletzt.	Karotisruptur im Sinus cavernosus. Vgl. die Abb. dieses Sektionsbefundes S. 115.
Die etwas aneurysmatische Karotis durch 3 Öffnungen an ihrer äußeren vorderen Wand mit dem beträchtlich erweiterten Sinus cavernosus in Ver- bindung. Wand des Sinus cavernosus verdickt.	Orbitalvenen hochgradig erwei- tert, unregelmäßig ausgebuch- tet. Wandungen so verdickt, daß sie Arterienwandungen ähnlich sahen. Arteria oph- thalmica normal.		Karotisruptur im Sinus cavernosus.
In der vorderen Wand der linken Karo- tis eine fast erbsengroße Öffnung, die in den vorderen, stark erweiterten Teil des Sinus cavernosus führt. Der hin- tere Teil des Sinus ist thrombosiert. Linker Sinus petrosus inferior gleich- falls thrombosiert.	Vena ophthalmica superior hochgradig erweitert.	Fissur in der rechten mitt- leren Schädelgrube. Trau- matische Hirnerweichung in der linken Hemisphäre.	Ruptur der Karotis im Sinus cavernosus.
Hanfkorngroße Öffnung der linken Carotis interna im Sinus cavernosus. Erweiterung beider Sin. cavern.	Hochgradige Erweiterung d. V. ophthalm. beider Seiten (links mehr als rechts).		Ruptur der Karotis im Sinus cavernosus.
2 Risse der Arteria carotis interna innerhalb des Sinus cavernosus.	Hochgradige Erweiterung und Schlängelung d. Orbitalvenen. Blutaustritt in d. Orbitalge- webe. Ödem d. Augenmuskeln.	Schleimhaut der Siebbein- zellen stark blutüberfüllt.	Ruptur der Karotis im Sinus cavernosus.
Hochgradige Erweiterung und Ruptur des Sinus cavernosus. Hypophysis nach der gesunden Seite verdrängt. Karotisruptur im Sinus cavernosus.	Erweiterung der Orbitalvenen.	Venen der Gehirnoberfläche erweitert. Bluterguß an der Gehirnbasis. Haut in der Gegend der Vena jugularis interna blutunterlaufen.	Karotisruptur im Sinus cavernosus.
Ein Geschoßteil sitzt in der Schädel- basis vor und medial der Spitze der rechten Felsenbeinpyramide, wo es den Sinus cavernosus und in ihm die rechte Carotis interna verletzt hat.			Ruptur der Karotis im Sinus cavernosus.

Autor, Jahr	Alter Geschl.	Veranlassung	Krankheitsbild Krankheitsdauer	Therapie und Erfolg	Ursache und Zeitpunkt des Todes
10. Baron 1835.			Geräusch. Exophthalmus. Venenstauung.		
11. Gendrin 1841/42.	32 w.	Herz und große Gefäße erkrankt.	Typischer Symptomenkomplex links. 6 Wochen.	÷	Hemiplegie.
12. nunneley 1864.	65 w.	Mutter von 15 Kindern.	Typischer Symptomenkomplex. 2 Monate.	Karotisligatur links. Krämpfe, Hemiplegie.	16 Tage nach Ligatur.
13. Karplus 1900.	69 w.	Arteriosklerose.	Links Exophthalm., Geräusch. Oculomotoriuslähmung. Keine Pulsation; keine Stauungserscheinungen. 3 Wochen.	Ligatur der linken Art. car. comm. Besserung der Augensymptome; nach 2 Tagen Hemiplegie.	6 Tage nach Karotisligatur. Links Gehirnerweichung. Pneumonie.
14. Debayle 1901.	w.	Malaria. Endarteriitis (Aneurysma aortae). Erbrechen.	Typischer Symptomenkomplex.	Ligatur der Arteria carotis interna. Besserung.	Ruptur eines Aneurysma der Car. comm. nahe an der Aorta. 1 Monat nach der Lig.
15. Brandes 1905.	81 w.	Arteriosklerose.	Rechts typischer Symptomenkomplex. 3 Wochen.	Ligatur der rechten Art. carotis communis; sofortige Fazialis- u. Zungenparese. 1. Tag: Hemiplegie, Besserung der Augensymptome.	10 Tage nach Karotisligatur durch Gehirnerweichung.
16. Cantonnet & Cérise 1906.	80 w.	Arteriosklerose.	Typischer Symptomenkomplex. 3 Wochen.	÷	Koronararterien- sklerose.
17. Jack & Verhoeff 1907.	53 w.	Arteriosklerose. Stoß gegen Schläfe.	Typischer Symptomenkomplex. 5 Tage.	Rechts: Carotis-communis-Lig. Bewußtlosigkeit. Hemiplegie.	4 Wochen nach der Karotisligatur.
18. Reclus 1908.	w.	Lues.	Typischer Symptomenkomplex 30 Tage nach Lig. = 12 Tage vor dem Tod plötzlich starke Schmerzen auf der zweiten (rechten) Seite wie beim Beginn d. Leidens vor 2 Jahren.	Gelatineinjektion ohne Erfolg. Karotisligatur links. Heilung links.	42 Tage nach der Karotisligatur. Durch Ruptur des linken Sin cav. »Schlaganfall«.
18 b. Morax et Ducamp 1916.	68 w.	Potatrix. Arteriosklerose.	Typischer Symptomenkomplex.	Gelatineinjektion ohne Erfolg. Ligatur der Carotis int.: Besserung. Am 6. Tag Hemiplegie.	5 Wochen nach Karotisligatur unter Gehirnerscheinungen.

tane Fälle.

| Sektionsbefund | | | Kritische Bemerkungen. |
Karotis und Hirnsinus	Orbita	Sonstiges	
Ruptur eines Aneurysma der Carotis interna im Sin. cavernosus.	Variköse Erweiterung der Orbitalvenen.		Karotisruptur im Sinus cavernosus.
Sinus cavernosus erweitert. Carotiswand erkrankt. Bluterguß unter der Adventitia mit Gerinnseln im Sinus in fester Verbindung.	Vena ophthalmica sup. und Vena lacrimalis hochgradig erweitert. Venenwand verdünnt.	Erweichungsherd in der linken Hemisphäre.	Karotisruptur im Sinus cavernosus.
Ruptur eines Aneurysma der Carotis interna im Sinus cavernosus. Gefäßwanderkrankung.	Erweiterung d. Orbitalvenen. (Vena ophth. sicher fälschlich als Arteria bezeichnet.)	Erweichungsherd in der linken Hemisphäre.	Karotisruptur im Sinus cavernosus.
Sackförmiges, rupturiertes Aneurysma der linken Arteria carotis interna im Sinus cavernosus. In d. Rißstelle 3 cm langer Thrombus.		Sklerose der Basalgefäße. Erweichungsherd d. linken Hemisphäre. Fettige Degeneration des Herzmuskels.	Ruptur der Karotis im Sinus cavernosus
Kommunikation zwischen Arteria carotis interna und Sinus cavernosus.		Ruptur eines zweiten Karotisaneurysmas am Ursprung der Carotis communis. Mikroskopisch Endarteriitis.	Karotisruptur im Sinus cavernosus
Ruptur der arteriosklerotisch veranderten Arteria carotis interna im Sinus cavernosus.		Erweichungsherd in der Gegend der rechten Fossa Sylvii.	Ruptur der Karotis im Sinus cavernosus
Rupturstelle von 3 mm Durchmesser in der leicht erweiterten Arteria carotis interna innerhalb des Sinus cavernosus.	Aneurysmaartige, sehr starke Erweiterung und Schlängelung der Orbitalvenen (kleinfingerdick), besonders zwischen Sehnerv und Rectus superior. Arteria ophthalm. fadendünn.	Sehr starke Arteriosklerose.	Ruptur der Karotis im Sin cav. Die Annahme d. Autoren, daß möglicherweise außerdem ein Aneurysma arteriovenosum innerhalb der Orbita bestanden habe ist wohl ein Irrtum.
Ruptur (3,25 mm Durchmesser) eines sackförmigen Aneurysma (8:10 mm) der schwer arteriosklerotischen Arteria carotis interna innerhalb des Sinus cavernosus.	Sehnervenatrophie infolge Drucks d. arteriosklerotischen Karotis.	Rechts Gehirnerweichung.	Ruptur der Karotis im Sinus cavernosus.
Beiderseits: Perforation d. Carotis im Sinus. Rechter Sinus cavernosus haselnußgroß. Linker Sinus cavernosus walnußgroß, seine Wand stark verdünnt und eingerissen.	Rechte Vena ophthalmica superior und deren Äste erweitert, mit Blutgerinnseln verstopft.	Das Blut aus dem eingerissenen linken Sinus cavernosus hat sich einen Weg in das Vorderhorn des Seitenventrikels gebahnt; alle Ventrikel mit Blut erfüllt.	Doppelseitige Ruptur der Karotis im Sinus cavernosus.
Ruptur eines Aneurysmas der Carotis int. im Sinus cavernosus.		Arteriosklerose und Thrombose der größeren Gehirnarterien.	Karotisruptur im Sinus cavernosus.

II. Fälle, in denen bei der Sektion eine Ruptur der Karotis im Sinus cavernosus nicht fest-
keit der Schluß zu ziehen ist, daß eine solche früher

A. Trauma

Autor Jahr	Alter Geschl.	Veranlassung	Krankheitsbild Krankheitsdauer	Therapie und Erfolg	Ursache und Zeitpunkt des Todes
19. Bowman 1860.	40 w.	Schlag gegen die Schläfe.	Typischer Symptomenkomplex. 5 Monate.	Ligatur der Arteria carotis communis. Pulsierender Exophthalmus gebessert.	Durch Infektion von der Ligaturwunde aus, 18 Tage nach der Operation.
20. Blessig 1877.	29 m.	Sturz.	Typischer Symptomenkomplex. 8 Wochen.	Ligatur der Carotis communis; fortschreitende Heilung.	Nachblutung aus der Operationswunde. 5 Wochen.
21. Prieur 1900.	17 m.	Schuß, 6 mm-Kaliber, rechte Schläfe.	Rechts typischer Symptomenkomplex. 3 Monate.	Karotisligatur. Heilung bis auf Kopfschmerz, Doppelsehen.	3 Jahre später durch Selbstmord.
22. Neff 1902.	46 m.	Sturz. Schädelbruchsymptome.	Langsame Entwickelung eines mäßigen doppelseitigen Exophthalmus. Geräusch, leise Pulsation nicht oder nur durch Sphyghmograph nachweisbar (physiologisch?) 8 Monate.	Bettruhe, Druckverband aufs Auge. Wesentliche Besserung, Geräusch verschwunden, Exophthalmus geringer.	Pneumonie.
23. Aubry 1864.	32 w.	Typhus.	Typischer Symptomenkomplex. Pulsierende Geschwulst. 4 Jahre.	÷	÷
24. v. Oettingen 1866.	64 w.	Bad in einer sehr heißen Badestube.	Typischer Symptomenkomplex. 6 Wochen.	Spontanheilung durch Orbitalvenenthrombose nach 6wöchigem Bestehen.	2 Jahre später durch interkurrente Erkrankung.
25. De Wecker 1868.	63 w.	÷	Typischer Symptomenkomplex. 4 Monate.	Karotisligatur links. Hemiplegie, Bewußtlosigkeit.	2 Tage nach Carotis communis-Ligatur.
26. Morton 1876.	28 w.	÷	Typischer Symptomenkomplex. 14 Tage.	Carotis-communis-Ligatur.	Am Tage nach der Karotisligatur.
27. Coggin 1885.	67 w.	÷	Typischer Symptomenkomplex. 3 Monate.	Karotisligatur. Hemiplegie, Bewußtlosigkeit.	4 Tage nach der Ligatur.

B. Spon

gestellt wurde, in denen aber aus dem übrigen Sektionsbefund mit größter Wahrscheinlichbestanden hat.   (Zum Teil zur Heilung gekommene Fälle.)

tische Fälle.

| Sektionsbefund | | | Kritische Bemerkungen. |
Karotis und Hirnsinus	Orbita	Sonstiges	
Hirnsinus und Vena ophthalmica mit eitrig erweichten Gerinnseln erfüllt.	Das vermut. Aneurysma d. Art. ophth. wurde nicht gefunden, sondern hochgr. Erweit. d. Vena ophth. bei normaler Art. ophth.		Sicher Karotisruptur im Sin. cav., die bei der Sektion übersehen wurde. Vielleicht war sie auch durch Thromben verdeckt.
Arteria carotis — durch ziemlich festes Blutgerinnsel ausgefüllt —, bei der Freilegung mehrmals versehentlich gefenstert. Daher objektiv nicht sicher festzustellen, ob Kommunikation zwischen Carotis und Sinus cavernosus. `	Vena ophthalmica hochgradig erweitert, und geschlängelt. Arteria ophthalmica normal.	Fissur der linken Felsenbeinspitze am Canalis caroticus beginnend. Spitze des linken Processus clinoideus post. abgesprengt.	Wohl sicher Karotisruptur im Sinus cavernosus, die vielleicht infolge des vor 5 Wochen beginnenden Heilungsprozesses durch Thromben verdeckt und infolge der Fensterungen nicht einwandfrei nachweisbar war.
In der Gegend des r. Sin. cav. eine stark vorgebuckelte, von ob. n. unt. 15 mm messende derbe Masse, best. aus dem erweit., thrombos., obliter. lin. u. d. ansch. aneurysmat., bis auf ine kl. Höhlung thrombos. Karotis.	Orbita nicht untersucht.	Geschoß 5 mm unterhalb d. Proc. clin. post. in d. derben Schwielengewebe d. Hinterwand d. Sin. cav. eingebettet.	Die Erweiterung des thrombosierten Sinus cavernosus und der Sitz des Geschosses läßt ziemlich sicher auf eine frühere Ruptur der Carotis im Sinus schließen.
Thrombose beider Sinus cavernos. und intercavernos. Karotisinnenwand: schuppige Auflagerungen, neben, rauh. »Eine direkte Kommunikation zwischen Karotis und Sinus cavernosus wird nicht mit Sicherheit aufgefunden.«	Links Orbitalvenen erweitert, völlig thrombosiert, rechts ohne Besonderheiten.	Deutliche Spuren eines Schädelbruchs nicht zu finden.	Besserung durch Thrombosierung des Sinus cavernosus und der Orbitalvenen. Die schweren Veränderungen der Karotiswand und die Erweiterung der thrombosierten Orbitalvenen lassen auf eine früher bestandene Karotisruptur im Sin. cav schließen.

lane Fälle.

Karotis und Hirnsinus	Orbita	Sonstiges	Kritische Bemerkungen.
Sinus cavernosus aufs Dreifache erweitert. Aubry hatte in die Arteria karotis im voraus eine erstarrende Injektion gemacht, um das erwartete Aneurysma der Arteria ophthalmica besser finden zu können. Es fiel ihm aber an der Arteria nichts Besonderes auf.	Hochgradige Erweiterung und Schlängelung d. Vena ophth. sup. (Kleinfingerdicke) und der übrigen Orbitalvenen. Starke Verdünnung d. Venenwandung. Die im Leben fühlbare puls. Geschwulst war durch die Vena ophthalmica superior gebildet.	Schädelwand hochgradig vascularisiert.	Die gefundenen Veränderungen weisen unbedingt auf eine Karotisruptur im Sin. cav. hin. Die Rupturstelle war vielleicht bei d. erstarrenden Injekt. durch ein Gerinnsel verlegt und wurde übersehen, da Aubry an diese Möglichkeit nicht gedacht hatte.
Die Karotis scheint gar nicht genauer untersucht worden zu sein	Arteria ophthalmica normal. Spuren eines entzündlichen Prozesses im retrobulbären Gewebe. Teilweise Obliteration der Orbitalvenen.		Wahrsch. Karotisruptur im Sin. cav. Bei der ? Jahre nach Spontanheilung erfolgend. Sekt. wurden nur die Reste d. Thrombosis orbitae gefunden.
Karotis und Sin. cav. wurden auf Bestehen einer Kommunikat. nicht näher untersucht. Starke Arteriosklerose der Karotis.	Vena ophthalmica superior höchstgradig erweitert (17 mm Umfang bei ihrer letzten Teilung).		Sicher Karotisruptur im Sin. cav., die in Ermangelung einer diesbezüglichen Untersuchung nicht gefunden wurde.
Sinus cavernosus und Sinus circularis stark erweitert und mit festgeronnenem Blut erfüllt. Arteria carotis angeblich normal.	Vena ophthalmica superior stark erweitert.	Sinus d. gesunden Seite frei von Thromben.	Sichere Karotisruptur im Sinus, welche wohl wegen ihrer Kleinheit und mangels daraufhin gerichteter Untersuchung übersehen worden ist.
Aneurysma der Karotis im Sin. cav. Sektion angeblich wegen Anwesenheit der Verwandten nur unvollst.	Vena ophthalmica erweitert.	Gehirnerweichungsherd.	Sektionsbericht zu kurz u. flüchtig. Wahrscheinlich Karotisrupt. im Sinus.

III. Bei der Sektion findet sich ein Aneurysma (spurium)

Autor Jahr	Alter Geschl.	Veranlassung	Krankheitsbild Krankheitsdauer	Therapie und Erfolg	Ursache und Zeitpunkt des Todes
28a. Dempsey 1886.	22 w.	Spontan. Niederkunft.	Plötzlicher Beginn. Typischer Symptomenkomplex. 6 Monate.	Karotisligatur links, vorübergehende Besserung. Starke Nachblutungen aus der Operationswunde.	Verblutung aus der Karotisligaturwunde und aus der Kornea. 39 Tage nach der Operation.
28b. Eppenstein (schriftliche Mitteilung 1917).	Soldat.	Kopfschuß.	Einschuß: temporaler oberer Teil des rechten Auges. Ausschuß: 4 Querfinger hinter dem oberen Ende des rechten Ohrs. Pulsation des rechten vorgetriebenen zerfetzten Auges, bewußtlos.		Tod infolge der Gehirnverletzung am Tag der Einlieferung im Feldlazarett.

IV. Der Sektionsbefund gibt keine sichere Er

29. Barnard & Rugby 1904.	42 m.	Schuß im Mund.	Exophthalmus, Pulsation, Geräusch. Lähmung links des II., III., IV., V., VI., VIII., rechts des VII. Hirnnerven.	Ligatur der linken Arteria carotis communis. Pulsation am 4. Tag nach der Operation vorübergehend wiederkehrend, dann dauernd verschwunden.	Hirnabsceß infolge der Schußverletzung ca. 2 Monate nach der Ligatur.

der Arteria ophthalmica innerhalb der Orbita.

Sektionsbefund			Kritische Bemerkungen
Karotis und Hirnsinus	Orbita	Sonstiges	
Spindelförmiges Aneurysma von ca. 1,5 cm Durchmesser der Arteria carotis interna mit einer kleinen Aussackung im Sinus cavernosus; Kommunikation der Karotis mit dem Sinus nicht nachweisbar. Außerdem etwas erweiterten Sinus petrosus superior der Gegenseite sind Sinus normal.	Arteria ophthalmica schon an ihrem Ursprung etwa 4 mal so stark als auf der anderen Seite — erweitert sich in der Orbita zu einem sackförmigen Aneurysma von der Größe einer Mandarine, das mit dem hinteren oberen äußeren Teil des Augapfels in offener Verbindung steht. Der Augapfelinhalt durch eine Öffnung in der Hornhaut von der Blutung herausgespült. Aneurysmasack durch mehrschichtigen fibrinösen Thrombus ausgekleidet. Orbitalvenen erweitert.	Arterien des Circulus Willisii sehr stark erweitert.	Die Angabe, daß das ohne vorausgegangene Verletzung entstandene Aneurysma spurium der Arteria ophthalmica mit dem Bulbus offen zusammenhängen soll, erscheint höchst merkwürdig.
Sinus. cav. und die sorgfältig präparierte Karotis vollständig unverletzt.	Absprengung des oberen Randes der fiss. orb. sub. im äußeren Teil. Orbita oben und unten ziemlich prall mit speckigen Blutgerinnseln gefüllt.	Ausgedehnte Zertrümmerung des Gehirns und Knochens vor und hinter d. r. Ohr.	Wahrscheinlich Zerreißung der rechten Art. ophthalm.

klärung für den pulsierenden Exophthalmus.

Längliches Aneurysma der Carotis interna im Sinus cavernosus. Kommunikation zwischen Karotis und Sinus nicht zu finden. Sinus petrosi normal.	Vena ophthalmica superior nicht erweitert. Arteria ophthalmica eng.	Hirnabsceß im Schläfenlappen. Geschoß bei Trepanation einige Tage vor der Sektion von der Gegend der Felsenbeinspitze zugleich mit einem Knochensplitter des Felsenbeines entfernt.	Die fehlende Erweiterung der Orbitalvenen spricht nur scheinbar gegen Karotisruptur; denn es könnte in den ca. 2 Monaten zwischen Heilung und Tod eine bei dem sehr kurzen Bestehen des Leidens nur geringfügige Erweiterung der Vena ophthalmica superior sich wieder zurückgebildet haben, und eine kleine Rupturstelle der Karotis interna thrombosiert sein. Das Aneurysma der Karotis interna im Sinus cavernosus scheint mir den pulsierenden Exophthalmus nicht erklären zu können, da die bekannten Fälle von Aneurysma der Karotis im Sinus keine Symptome von pulsierendem Exophthalmus hatten. Die Arteria ophthalmica und das Orbitaldach (Hirnpulsation) scheinen intakt gewesen zu sein. Der Befund des Geschosses und eines Knochensplitters in der Gegend der Felsenbeinpyramidenspitze weist auf eine Verletzung der Karotis im Sinus cavernosus hin.

Autor Jahr	Alter Geschl.	Veranlassung	Krankheitsbild Krankheitsdauer	Therapie und Erfolg	Ursache und Zeitpunkt des Todes
30. Nunneley 1864.	42 w.	Entbindung. Spontan.	Typischer Symptomenkomplex. 3 Wochen.	Karotisligatur. Heilung.	5 Jahre später Pneumonie.

V. Sektionsfälle mit Karotisruptur im Sinus

Autor Jahr	Alter Geschl.	Veranlassung	Krankheitsbild Krankheitsdauer	Therapie und Erfolg	Ursache und Zeitpunkt des Todes
31. Guibert 1895.		Heugabelverletzung.	Rechts Enukleation wegen Zerreißung des Bulbus. Links Gerausch, totale Augenmuskellähmung, 10 mal äußerst schwere Nasenblutungen, kein Exophthalmus, keine Pulsation.		Verblutung durch Nase 4 Monate nach Verletzung.
32. Nuel 1901.	14 m.	Stichverletzung durch Regenschirmrippe am linken inneren Augenwinkel.	Oculomotoriusparese, kein Exophthalmus, keine Pulsation. Auf Geräusch und Augenhintergrund nicht untersucht.		Verblutung in die Schädelhöhle durch Ruptur des Sinus cavernosus 3 Monate nach der Verletzung.

2. Die durch Ausräumung der Orbita oder durch Exstirpation der pulsierenden Gefäße bei pulsierendem Exophthalmus gewonnenen Befunde.

§ 41. Die bei orbitaler Operation des pulsierenden Exophthalmus erhobenen Befunde stimmen mit den Sektionsbefunden überein. Die Entscheidung, ob die gefundenen erweiterten pulsierenden Gefäße Arterien oder Venen sind, ist manchmal sehr schwer, da man die Gefäße nicht bis zu ihrem Ursprung bzw. bis zu ihrer Mündung verfolgen kann.

Es finden sich meist die Vena frontalis und die Vena ophthalmica superior nebst ihren Seitenästen hochgradig erweitert und sehr stark geschlängelt. Ihre Wandungen sind stark verdickt. Bei der Operation spritzt aus den verletzten Stellen der Vene Blut in weitem Strahl (GOLOWIN 1900, SATTLER 1905 (Abb. 20). GINSBURG 1912).

Sektionsbefund			Kritische Bemerkungen
Karotis und Hirnsinus	Orbita	Sonstiges	
Intrakranielles, haselnußgroßes Aneurysma der Arteria ophthalmica. Karotis angeblich normal.	Normaler Befund.		Von dem nur 3 Wochen bestehenden pulsierenden Exophthalmus ist nach einer Zwischenzeit von 5 Jahren die Ursache nicht mehr nachweisbar. Das Aneurysma der Arteria ophthalmica vor dem Eintritt in den Kanal des Optikus weist nur auf das Bestehen von Gefäßwanderkrankungen hin. Wahrscheinlich bestand früher eine Karotisruptur im Sinus cavernosus.

cavernosus ohne pulsierenden Exophthalmus.

Karotis und Hirnsinus	Orbita	Sonstiges	Kritische Bemerkungen
In der inneren Wand des Sinus cavernosus 2 spitze Knochensplitter aus der Wand der Keilbeinhöhle. Die etwas aneurysmatische Carotis interna füllt den ganzen Sinus cavernosus aus. Stecknadelkopfgroße Öffnung der Karotis direkt in der Keilbeinhöhle.		Blutklumpen in Keilbeinhöhle und Nase.	Exophthalmus und Pulsation fehlen, da die Karotisöffnung in die Keilbeinhöhle führt und durch schwere Nasenblutungen hochgradige Anämie bestand.
Links Sinus cavernosus stark erweitert (2 cm Durchmesser), hinten eingerissen. An der Carotis interna innerhalb des Sinus 2 einander gegenüberliegende Löcher. Nachbarsinus unwesentlich erweitert.	Vom Sinus cavernosus aus besteht keine venose Kommunikation mit der Orbita. Dagegen munden kurz vor dem Sinus 2 durch die Fissura orbital superior ziehende Venen, die an ihrer Mündungsstelle kaum erweitert sind und von denen die eine unterhalb des Sehnerven eine merkbare Erweiterung zeigte.	Starker Bluterguß an der Hirnbasis und in den Seitenventrikeln.	Karotisruptur im Sinus cavernosus führt nicht zu pulsierendem Exophthalmus, da die Vena ophthalmica nicht in den Sinus cavernosus mundet.

Die von GIFFORD (1899), GOLOWIN (1900) und ORLOFF (1911) unterbundenen gewundenen Venen hatten stellenweise die Dicke eines kleinen Fingers. Das von KNAPP (1884) exstirpierte pulsierende Gefäß (48 jährige Frau mit 9 Jahre bestehendem traumatischen pulsierenden Exophthalmus) maß 6 mm im Durchmesser und erweiterte sich an zwei Stellen, das eine Mal zu einem Hohlraum von 20 mm Durchmesser. Die Gefäßwandungen waren teilweise glatt, teilweise durch Fibrinauflagerungen uneben und dicker als 1 mm.

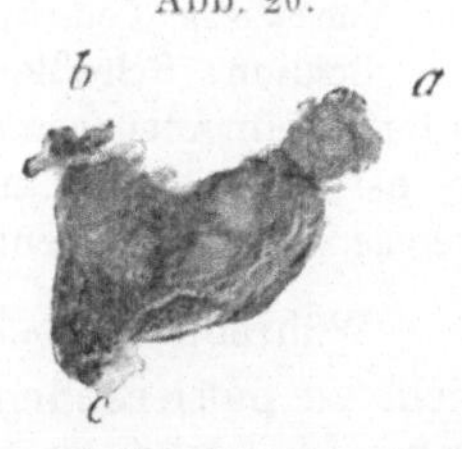

Exstirpierte, stark erweiterte Vena ophth. sup. (Puls. Exophth. 10 Jahre bestehend.) Vgl. Abb. 5 S. 50 u. 21 S. 135. a hinteres Ende, b Vena frontalis, c Vena angularis. Fall H. Sattler 1905.

3. Pathologisch-anatomische Befunde von Karotisruptur im Sinus cavernosus und von Aneurysma der Arteria ophthalmica in Fällen, in denen klinisch **kein** pulsierender Exophthalmus bestanden hat.

a) Karotisruptur im Sinus cavernosus ohne pulsierenden Exophthalmus.

§ 42. Vier Fälle von direkter Verletzung der Karotis im Sinus cavernosus durch Stich (Heugabelzinke, Regenschirmrippe, Säbelklinge, Revolverschuß) sind zur Sektion gekommen, ohne daß sich ein pulsierender Exophthalmus entwickelt hatte.

Näheres über die beiden ersten Fälle (GUIBERT 1895 und NUEL 1901) ergibt die Tabelle S. 130, Nr. 31 und 32.

Beim dritten Fall kam es durch die schwere Verletzung zu sofortigem Exitus (v. HOFMANN 1889).

Bei einer Fechtübung drang einem jungen Mann die stumpfe Säbelklinge seines Gegners die Gesichtsmaske durchbohrend, ohne die Lider zu verletzen zwischen Augapfel und innerem Orbitalrand durch die Orbita, hatte deren Decke in der Gegend des kleinen Keilbeinflügels durchstoßen, den Sinus cavernosus eröffnet, die Carotis interna und den Nervus abducens durchtrennt und war ins Gehirn eingedrungen.

Im vierten Fall (B. ROBINSON und E. CORNER 1904) — Revolverschußverletzung — steckte ein kleiner Knochensplitter in der Karotiswand. Die Rupturstelle der Karotis stand mit der Nase in Verbindung. Verblutung durch die Nase.

18 jähriges Mädchen; Revolverschußverletzung. Einschuß am rechten oberen äußeren Orbitalrand. Mehrere Tage bewußtlos, Augenmuskellähmung; keine Geräusche. Vom 11. Tag an öfters sich wiederholende äußerst heftige Nasenblutungen. Daher nach 4 Monaten Unterbindung der Carotis interna. Die schweren Nasenblutungen wiederholten sich trotzdem wieder. Acht Monate nach der Verletzung Tod durch Verblutung aus der Nase innerhalb 3 Minuten.
Sektion: Schußkanal durch Keilbeinkörper. Nahe dem Processus clinoideus anterior ein Aneurysma der Arteria carotis interna von etwa 1,6 cm Durchmesser. In der Karotiswand ein kleiner Knochensplitter. Die Arterie hat eine Öffnung, welche mit der Nasenhöhle zusammenhängt.

Während es bei dem dritten Fall durch den rasch eintretenden Tod nicht zu pulsierendem Exophthalmus kommen konnte, war bei den anderen Fällen der Weg für das Blut aus der rupturierten Karotis in die Orbita gesperrt. Bei dem zweiten Patienten (NUEL) bestand überhaupt keine venöse Kommunikation zwischen dem Sinus cavernosus und der Augenhöhle; bei dem ersten und vierten füllte die aneurysmatische Karotis den ganzen Sinus aus, die Öffnung führte von der Karotis durch die eingerissene Wand des Sinus direkt in die Keilbeinhöhle. Es ist aber doch möglich, daß sich ein pulsierender Exophthalmus hätte entwickeln können, wenn nicht der Tod bei diesen Fällen durch Verblutung in die Schädelhöhle bzw. in die Keilbeinhöhle und die Nase vorher erfolgt wäre.

Einige weitere Fälle von Verblutung aus der Karotis infolge Zerreißen bei Schädelbasisbruch führt v. Bergmann in seiner Lehre von den Kopfverletzungen (Deutsche Chirurgie, 1880, Lieferung 30; S. 381) an.

b) **Aneurysma der Arteria ophthalmica ohne pulsierenden Exophthalmus.**

Ein Aneurysma der Arteria ophthalmica vor ihrem Eintritt in die Orbita kann für die Entstehung des pulsierenden Exophthalmus wohl überhaupt nicht in Frage kommen.

Das haselnußgroße Aneurysma der Arteria ophthalmica innerhalb des Schädels, das Nunneley (1864; Tabelle Nr. 30) an einer Patientin 5 Jahre nach Heilung eines nur 3 Wochen lang bestandenen pulsierenden Exophthalmus bei der Sektion vorfand, hatte sicher nicht das langst überstandene Leiden hervorgerufen.

In dem von Zuckerkandl (Die Anatomie der Orbitalarterien; Wiener medizinisches Jahrbuch 1876, S. 350) obduzierten Fall mit doppelseitigem Aneurysma der Arteria ophthalmica vor ihrem Eintritt in den Canalis opticus und beiderseitiger Sehnervenatrophie bei einem Knaben hatte kein pulsierender Exophthalmus bestanden.

In 3 Fällen (2 Sektionsbefunde: Carron du Villards 1838, Ritter 1887—88 und ein Operationsbefund: de Vincentiis 1894) wurde ein Aneurysma der Arteria ophthalmica innerhalb der Orbita gefunden, ohne daß die Patienten zu Lebzeiten an pulsierendem Exophthalmus gelitten hatten. Die 2 Sektionsbefunde betreffen nur ganz kurze Mitteilungen über zufällig an der Leiche gemachte Beobachtuugen.

1. Carron du Villards (1838). Haselnußgroßes Aneurysma der Arteria ophthalmica an der Eintrittstelle in die Orbita.

2. Ritter (1887—88). Ein geborstenes Aneurysma der Arteria ophthalmica und ein Bluterguß in die Orbita bei einem Herrn, der von einer Beweglichkeitsstörung des einen Auges betroffen worden war.

Die dritte Beobachtung (de Vincentiis 1894; S. 68—77) betrifft ein durch Trauma entstandenes großenteils thrombosiertes Aneurysma der Arteria ophthalmica; es wurde bei operativer Ausräumung der Augenhöhle festgestellt an einem Patienten, welcher einen beträchtlichen Exophthalmus aber keine Pulsation und kein Geräusch gehabt hatte. Ich lasse die Krankengeschichte und den Operationsbefund dieses von de Vincentiis genau beschriebenen und kritisch betrachteten Falls folgen:

Kräftiger gesunder 28 jähriger junger Mann: Sturz aus 10 m Hohe und Verletzung des linken Auges; mehrere Tage andauernd bewußtlos. Rasche Entwicklung eines starken Exophthalmus und einer Lidschwellung links; rechtsseitige Hemiplegie. Besserung im Verlauf eines Jahres. Der Augapfel wurde atrophisch. 1 1/2 Jahre nach dem Unfall traten ohne besonderen Anlaß plötzlich hochgradige Schmerzen in der linken Augenhöhle und Kopfhälfte auf; gleichzeitig entwickelte sich eine sehr starke Schwellung des Oberlides, die nach 12 Tagen unter heißen Umschlägen wieder etwas abnahm. Nach weiteren 15 Tagen erhob DE VINCENTIIS folgenden Befund: Links: Oberlid herabhangend, geschwellt; Chemosis; atrophischer Bulbus nach unten innen verlagert, nicht zurückdrängbar. Hinter dem Augapfelstumpf fühlt man einen nicht druckempfindlichen elastischen Körper mit abgerundeten glatten Wandungen, der sich gegen den inneren oberen Orbitalrand strangförmig verlängert. Keine Schmerzen; keine Geräusche. Probepunktion: Blut. Exenteration der Orbita. Es fand sich ein S förmig oder tabakpfeifenartig gekrümmtes hochgradig erweitertes Gefäß zwischen Sehnerv und Musculus rectus superior von mehr als $5^1/_2$ cm Länge dicht hinter dem Augapfelstumpf. In seinem hinteren Teile hatte es 15 mm und in seinem vorderen Teile 7 mm Durchmesser).

DE VINCENTIIS glaubt, daß das Aneurysma der Arteria ophthalmica angehört auf Grund der Größe des Aneurysmas, der Dicke seiner Wandungen, besonders deren muskulärer Schicht, des Aufhörens der aneurysmatischen Erweiterung am Orbitalrand, der Dicke des Gefäßes an seinem hinteren Ende, des Ursprungs des Gefäßes an der Spitze des Orbitaltrichters und des Verlaufs in der Orbita.

4. Mikroskopische Befunde bei pulsierendem Exophthalmus.

§ 43.   Die bei pulsierendem Exophthalmus erhobenen mikroskopischen Befunde betreffen die Wandungen der Carotis interna und der Vena ophthalmica superior sowie den Bulbus.

An der Carotis interna will DEBAYLE (1901) bei mikroskopischer Untersuchung eine Endarteriitis mit Hyperplasie des Endothels gefunden haben.

In einem Fall, in dem der pulsierende Exophthalmus nach Unterbindung der Karotis zur Heilung gekommen war, wies PRIEUR (1900) mikroskopisch das Vorhandensein organisierter Thromben in der aneurysmatischen Carotis interna, welche das Lumen fest verstopften, nach.

Bei der mikroskopischen Untersuchung der erweiterten Vena ophthalmica superior eines 17jährigen Mädchens nach 10jährigem Bestehen eines typischen pulsierenden Exophthalmus fand SATTLER (1904) die Wand stark verdickt, nämlich 0,16—0,2 mm gegenüber 0,03—0,05 mm beim Normalen. Er stellte weiterhin fest, daß beim Vergleich mit einer normalen Vena ophthalmica superior eine außerordentlich reiche Neubildung elastischer Fasern in der Wand der aneurysmatischen Vene stattgefunden hat vgl. Abbildung 21; Färbung nach WEIGERT). Besonders dicht ist die Schicht der elastischen Fasern in den inneren Schichten, in denen sie vorzugsweise zirkulär verlaufen und fein sind; in den äußeren Schichten sind die elastischen Fasern etwas gröber und verlaufen nicht nur quer, sondern auch längs.

Auch Golowin (1900; 19jähriges Mädchen; Krankheitsdauer 6 Jahre) und Ginzburg (1912; 18jähriger junger Mann; Krankheitsdauer 7 Monate) stellten eine bedeutende Verdickung der Venenwand fest. Die Hypertrophie soll besonders die mittleren Schichten der Venenwand, in denen sich starke Muskelfasern fanden, betroffen haben. Ginzburg fand elastische Fasern in einer der Norm entsprechenden Menge.

Abb. 21.

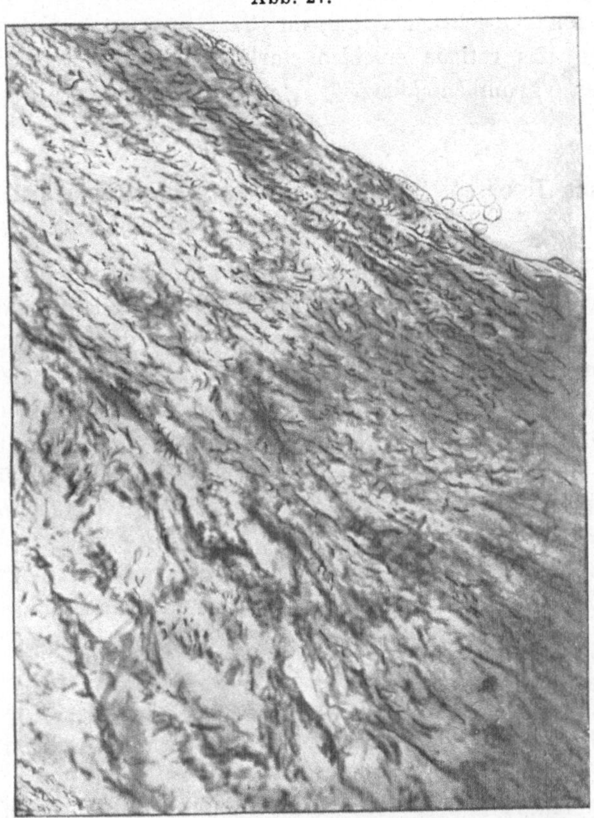

Verdickte Wand der erweiterten Vena ophthalmica sup. Elastische Fasern. Färbung nach Weigert. Vergr. 750. 17jähr. Mädchen mit 10 Jahre bestehendem puls. Exophth. Vgl. Abb. 5, S. 50 u. 20, S. 131. (H. Sattler, 1905.)

In Weckers (1868) Fall ließ sich bei der mikroskopischen Untersuchung der hochgradig erweiterten getrockneten Vena ophthalmica angeblich eine starke Verdickung der Adventitia feststellen. In der Media fanden sich längs und quer verlaufende Muskelfasern.

Von den zwei zur mikroskopischen Untersuchung gekommenen Augäpfeln (Lystad 1912 und Weissbach 1901) bot der eine, bei dem einige

Monate nach Heilung des pulsierenden Exophthalmus sich allmählich ein Glaukom entwickelt und zur Erblindung geführt hatte, außer den glaukomatösen Veränderungen und starker Blutfüllung der Vortexnerven nichts Besonderes dar (Lystad 1912).

Im Falle Weissbach (1901; Klinik von Wagenmann) war der hochgradig vorgetriebene, stark pulsierende, erblindete Augapfel mit Xerosis corneae wegen der von ihm ausgehenden Beschwerden enukleiert worden. Die mikroskopische Untersuchung zeigte als Ursache der Erblindung Blutungen und Bindegewebsneubildung im Glaskörper sowie Netzhautablösung. Die Vena centralis retinae erschien stark erweitert, verschiedene größere Venen zeigten Thrombenbildung.

B. Pulsierende Tumoren, Encephalocele usw. der Orbita unter dem Bilde des pulsierenden Exophthalmus (sog. »falscher« pulsierender Exophthalmus).

§ 44. Unter den 30[1]) in diese Gruppe gehörigen genauer klinisch beobachteten Fällen ist als Ursache in 10 Fällen ein gefäßreicher maligner Tumor (7 Sektionsbefunde und 1 Operationsbefund) und in 9 Fällen fortgeleitete Hirnpulsation durch einen Orbitaldachdefekt (7 Sektionsbefunde und 1 Operationsbefund) sichergestellt. Von den übrigen 11 Fällen, in denen wahrscheinlich eine Angioma arteriale, ein Aneurysma racemosum oder eine Meningocele (Encephalocele) ursächlich in Betracht kommen dürften, liegen Sektionsbefunde nicht vor, sondern nur ein recht dürftiger Operationsbefund (Frothingham 1887).

Bezüglich der bei den einzelnen Fällen durch Obduktion gewonnenen Ergebnisse verweise ich auf die ausführliche Mitteilung dieser Fälle S. 90 bis S. 99 § 29—31. Hier sei nur das Wesentliche der pathologisch-anatomischen Befunde kurz zusammengefaßt.

Die malignen pulsierenden Tumoren können sämtliche Wandungen der Orbita durchbrechen. Der Hauptteil der Geschwulst kann sich in der Orbita, innerhalb des Schädels, innerhalb der Nase und ihrer Nebenhöhlen oder an der Schläfe finden. Der Ausgangspunkt läßt sich meist nicht mit Sicherheit feststellen. Häufig bestehen Metastasen.

Seiner anatomischen Natur nach wird der Tumor bezeichnet:

Einmal als gefäßreiche Geschwulst,

»　　　» Tumor mit sehr zahlreichen kleinen Gefäßen und Erweichung der inneren Teile,

---

1) Zählt man noch Fälle von pulsierendem intermittierenden Exophthalmus und Fälle mit ganz lückenhaften Berichten hinzu, so wird diese Zahl auf etwa 40 erhöht. Die Zahl der pathologisch-anatomischen Befunde wird aber nicht vermehrt.

einmal als pulsierendes Sarkom,

   »   » Angiosarkom,

   »   » Fibrosarkom mit schleimiger Entartung vom Siebbein ausgehend,

   einmal als Adenoangiom möglicherweise von der Tränendrüse stammend,

   »   » Lymphangiom.

In den Fällen, in denen die Pulsation des vorgetriebenen Augapfels als fortgeleitete Hirnpulsation aufzufassen war, ergab die Sektion bzw. die Operation außer einem meist sehr großen Orbitaldachdefekt:

   einmal ein Fibrom,

   »   » Gliom,

   »   eine Echinokokkuszyste,

   »   » hochgradige sackartige, breit der Gehirnbasis aufsitzende Erweiterung des Sehnerven (wohl als Encephalocele aufzufassen),

   viermal eine Encephalocele (bzw. »Meningocele«) (vgl. Abb. 16 u. 17, S. 93), darunter ein Fall mit gleichzeitig bestehendem Gehirnabszeß.

Abgesehen vom Fehlen eines großen Teils der Orbitaldachs und der dadurch erfolgenden Fortleitung der Gehirnpulsation auf den Bulbus läßt sich für alle diese Fälle kaum etwas Gemeinsames zusammenfassen. Es muß daher auf die Einzelbeschreibungen der pathologisch-anatomischen Befunde S. 95—97 und auf das Kapitel »Pathogenese« S. 175 hingewiesen werden.

Unter den Fällen, in denen möglicherweise ein Angioma arteriale racemosum oder ein Aneurysma cirsoideum das Krankheitsbild veranlaßt, liegt kein Sektionsbefund vor; dagegen konnte in einem Falle (Frothingham 1877) der operativ aus der Augenhöhle entfernte Tumor anatomisch unter-sucht werden. Es ergab sich, daß dieser zum einen Teil aus einem Kon-volut sackartig erweiterter Gefäße, die durch lockeres Bindegewebe zu-sammengehalten waren (Aneurysma cirsoideum), zum anderen aus einem eingekapselten kavernösen Angiom bestand. Näheres vgl. S. 98 u. 172.

IX. Pathogenese.

A. Historische Bemerkungen.

§ 45. Der erste, der die in Rede stehende Erkrankung genauer und zu-treffend geschildert hat und über deren Natur sich Rechenschaft zu geben versuchte, ist Travers (1813). Er meinte, daß seine Beobachtung in den Hauptzügen große Ähnlichkeit mit dem Krankheitsbild besäße, welches der englische Chirurg John Bell vom »Aneurysma per anastomosin« wenige Jahre vorher entworfen hatte[1].) Er stand daher nicht an, seinen Fall für

---

1) The Principles of surgery 1801: Band I S. 456. John Bell bezog aller-dings auch die eigentlichen Gefäßgeschwülste (Angiome) unter diesen Krankheits-begriff.

ein solches innerhalb der Orbita zu erklären. Travers war auch der erste, der in einem derartigen Fall nach reiflicher Überlegung die Unterbindung der Carotis communis ausführte, und zwar mit dem günstigsten Erfolg.

Travers Auffassung des Leidens als eines »Aneurysma per anastomosin« der Orbita schloß sich Dalrymple (1815) und eine Reihe anderer Autoren an. Doch wurde diese Anschauung von Busk (1839) bekämpft, der auf Grund zweier eigener Beobachtungen alle diese Fälle als wahre Aneurysmen der Arteria ophthalmica innerhalb der Orbita erklärte. Diese Vermutung wurde besonders von Curling (1854) verteidigt, der für seinen Patienten, welcher einen Schädelbruch erlitten hatte, annahm, daß die Arteria ophthalmica durch einen Knochensplitter verletzt worden sei.

Demarquay (1859, 1860) suchte in umfassenden kritischen Studien den Nachweis zu führen, daß die große Mehrzahl der Fälle von pulsierendem Exophthalmus durch Ruptur der Arteria ophthalmica oder eines Aneurysmas dieser Arterie (intraorbitale falsche Aneurysmen) und nur ein kleiner Teil durch wahre Aneurysmen der Arteria ophthalmica innerhalb der Orbita hervorgerufen sei.

Neben einem solchen sahen Nunneley (1859, 1864) und ebenso Joseph Bell (1861), veranlaßt durch zwei allerdings nur etwas mangelhaft mitgeteilte Sektionsfälle (vgl. Tabelle S. 124 Nr. 12 und S. 130 Nr. 30) sowie durch mehrere klinische Beobachtungen als häufigste Ursache des pulsierenden Exophthalmus ein intrakranielles Aneurysma der Arteria ophthalmica oder der Carotis interna oder einen intrakraniellen Tumor an, da sie glauben, daß diese den venösen Rückfluß aus der Orbita durch die Fissura orbitalis superior hindern könnten. In traumatischen Fällen soll ein Bluterguß, eine Fibrinausscheidung oder eine Eiteransammlung nahe dem Sinus cavernosus durch Hemmung des Rückflusses des orbitalen Venenblutes die Erscheinungen des pulsierenden Exophthalmus hervorrufen.

De Wecker (1867), der durch einen Sektionsbefund bestätigen konnte, daß die erweiterten Blutgefäße in der Orbita nicht Arterien, sondern Venen sind, stellte die zweifellos ganz unrichtige Behauptung auf, eine varicöse Ausdehnung der Orbitalvenen allein könne das Krankheitsbild des pulsierenden Exophthalmus erklären.

Der Vollständigkeit halber sei noch erwähnt, daß Erichson (1870) die Entstehung des Leidens durch vasomotorische Einflüsse des Sympathikus in Frage zog, und daß Collard (1866) annahm, das Ganglion ciliare sei in seinem Fall durch die verletzende Gewalt geschädigt und verschulde die Erweiterung der Augenhöhlenarterien.

Das Verdienst, als erster die richtige Diagnose einer Ruptur der Arteria carotis im Sinus cavernosus klinisch gestellt zu haben und dann durch die Sektion bestätigt zu finden, gebührt Nélaton, der seinen ersten Fall in einer Dissertation durch Henry (1856) und seinen zweiten ebenfalls in einer Dissertation durch Delens (1870; vgl. die Abbildung dieses Sektionsbefundes S. 115) veröffentlichen ließ.

Diese richtigen und wertvollen Beobachtungen wurden zunächst wenig beachtet. Erst Holmes (1873), Rivington (1875) und Schlaefke (1879) traten sehr entschieden für die Annahme einer Ruptur der Carotis interna im Sinus cavernosus als häufigste Ursache des pulsierenden Exophthalmus ein.

In ausführlicher Weise wurde diese Lehre dann besonders von H. Sattler (1880) in der ersten Auflage dieses Handsbuchs ausgebaut, der 106 Fälle der Erkrankung zusammenstellte, kritisch untersuchte, sowie alle die verschiedenen Möglichkeiten der Entstehung des Leidens eingehend besprach.

Sattler ließ in Ausnahmefällen neben einer traumatischen oder spontanen Ruptur der Carotis im Sinus cavernosus auch ein Aneurysma verum oder spurium der Arteria ophthalmica als mögliche Ursache des pulsierenden Exophthalmus gelten und wies auf die ähnlichen Krankheitserscheinungen hin, die durch pulsierende Gefäßgeschwülste, pulsierende maligne Tumoren und Encephalocele der Orbita hervorgerufen werden können.

Bezüglich der neueren Arbeiten, die eine größere Zahl von Fällen zusammenstellen, verweise ich auf die oben § 3 S. 4—6 gegebene Darstellung. Wesentliche neue Tatsachen über die Pathogenese werden durch sie nicht mehr gebracht; nur in den Einzelheiten wird das Krankheitsbild und besonders die Therapie noch weiter ausgebaut. Als die besten der neueren Monographien über den pulsierenden Exophthalmus erwähne ich die von Keller (1898), Slomann (1898) und von de Schweinitz & Holloway (1908).

Trotz der seit über 40 Jahren gewonnenen Erkenntnis, daß der pulsierende Exophthalmus in der weitaus größten Mehrzahl der Fälle auf einer Karotisruptur im Sinus cavernosus beruht, finden sich bis in die neuere und neueste Literatur immer noch Arbeiten, die wie es scheint vielfach aus Unkenntnis der Literatur in ihren dem klinischen Bilde nach wohl mit Sicherheit auf Karotisruptur im Sinus cavernosus zurückzuführenden Fällen ein intraorbitales Aneurysma als Ursache des pulsierenden Exophthalmus annehmen und dabei zum Teil die Möglichkeit einer anderen Pathogenese gar nicht in Betracht ziehen (Nicolini 1901, Park Lewis 1907, Becker 1908; vgl. S. 161—162).

B. Überblick über die verschiedenen zur Erklärung von Vortreibung und Pulsation des Augapfels in Betracht gezogenen Möglichkeiten.

§ 46. Nach der Pathogenese kann man unterscheiden zwischen dem sogenannten echten und dem sogenannten falschen pulsierenden Exophthalmus.

Der echte pulsierende Exophthalmus wird fast ausnahmslos durch Ruptur der Karotis im Sinus cavernosus und wohl nur sehr selten durch ein Aneurysma in der Orbita hervorgerufen. Die anderen im folgenden mitgeteilten Erklärungsversuche des echten pulsierenden Exophthalmus halte ich nicht für zutreffend.

Beim sogenannten falschen pulsierenden Exophthalmus werden Pulsation und Exophthalmus hervorgerufen durch gefäßreiche Tumoren der Orbita oder bei bestehendem größeren Defekt im Orbitaldach durch Vordrängen des Inhaltes der Schädelhöhle in die Orbita und fortgeleitete Hirnpulsation. Diese Fälle werden zweckmäßig nicht als pulsierender Exophthalmus bezeichnet, sondern nach ihrem Grundleiden, beispielsweise »gefäßreiches Sarkom der Orbita mit Vortreibung und Pulsation des Bulbus«.

Schließlich gibt es noch Fälle von intermittierendem Exophthalmus mit Pulsation des Augapfels.

I. »Echter« pulsierender Exophthalmus (Gefäßverletzungen und -erkrankungen).

A. Aneurysma arterio-venosum der Karotis.

    1. Ruptur der Carotis interna im Sinus cavernosus.

        a) Traumatisch.

        b) Spontan.

    2. Aneurysma arterio-venosum zwischen Karotis und Vena jugularis.

B. Aneurysma innerhalb der Orbita.

    1. Aneurysma verum der Arteria ophthalmica.

    2.   »   spurium »   »   »

    3.   »   arterio-venosum innerhalb der Orbita.

    4.   »   der Arteria ethmoidalis.

C. Sonstige von manchen Autoren angenommene aber nicht bebewiesene Entstehungsmöglichkeiten des echten pulsierenden Exophthalmus.

    1. Aneurysma der Arteria carotis interna ohne Ruptur.

    2.   »   »   »   ophthalmica innerhalb des Schädels.

    3. Thrombose der dem Sinus cavernosus benachbarten Hirnsinus (Lagrange 1904).

    4. Erweiterung der Orbitalvenen (de Wecker 1868).

    5. Vasomotorische Einflüsse.

    6. Retrobulärer Bluterguß.

II. Sogenannter »falscher« pulsierender Exophthalmus (pulsierende Tumoren und fortgeleitete Hirnpulsation).

    A. Pulsierende gefäßreiche maligne Tumoren.

    B. Angioma arteriale racemosum.

    C. Aneurysma cirsoideum.

    D. Fortgeleitete Hirnpulsation bei größerem Orbitaldachdefekt.

III. Kongenitale Fälle.

IV. Pulsierender intermittierender Exophthalmus.

a) Fortpflanzung von Karotispulsation bei sehr weiter Kommunikation der dilatierten Vena ophthalmica mit dem Sinus cavernosus (DE VINCENTIIS 1894, FRUGINELE 1904).

b) Fortpflanzung der Gehirnpulsation bei abnorm starker Erweiterung der Einflußöffnung der varikösen Orbitalvenen in den Sinus cavernosus (MULDER 1898/1900).

c) Zusammentreffen einer starken Arteria opthalmica, einer starken Erweiterung der Orbitalvenen, einer hochgradigen Fettatrophie, einer Erschlaffung der Fascia tarsoorbitalis und Dehnung der Augenmuskeln (KRAUSS 1910).

I. Echter pulsierender Exophthalmus.

A. Ruptur der Karotis im Sinus cavernosus.

Wir werden im folgenden sehen, daß der eigentliche typisch ausgebildete Symptomenkomplex des pulsierenden Exophthalmus sich in jeder Hinsicht leicht und zwanglos nur durch Annahme einer Ruptur der Karotis im Sinus cavernosus erklären läßt.

Alle übrigen zahlreichen Erklärungsversuche sind nicht imstande sämtliche im Kapitel Symptomatologie genau beschriebene Krankheitserscheinungen des sogenannten »echten« pulsierenden Exophthalmus uns verständlich zu machen (vgl. auch »Differentialdiagnose« S. 180).

1. Normalanatomische Vorbemerkungen zum Verständnis der Karotisruptur im Sinus cavernosus als häufigster Ursache des pulsierenden Exophthalmus.

§ 47. Die beigegebenen Abbildungen 22 und 23 geben einen guten Überblick über die Topographie des Sinus cavernosus und über seine Beziehungen zu der Carotis interna, zu den Venen der Orbita, den benachbarten Hirnsinus und dem zweiten bis sechsten Hirnnerven.

Der Nervus abducens verläuft gewöhnlich innerhalb des Sinus, während der Oculomotorius, der Trochlearis und der erste Trigeminusast gewöhnlich mehr oder weniger in der temporalen Wand des Sinus, d. h. in der harten Hirnhaut eingewebt sind. Der zweite Ast des Trigeminus findet sich am unteren Winkel des Sinus und steht zu ihm kaum noch in Beziehung. Im vorderen Teil des Sinus liegen die Nerven der Karotis näher als im hinteren Teil. Das schwammartige Balkenwerk des kavernösen Sinus ist sehr stark ausgebildet. Man kann den Sinus auch als ein Geflecht zahlreicher miteinander zusammenhängender Venen bezeichnen.

Bezüglich der Anatomie der Orbitalvenen verweise ich auf die ausführliche Darstellung in diesem Handbuch durch Birch-Hirschfeld (Kapitel 13 S. 254—260) und die dort wiedergegebenen Abbildungen. Die Orbitalvenen sind bekanntlich klappenlos. Die drei Hauptvenenstämme, nämlich die Vena

Abb. 22.

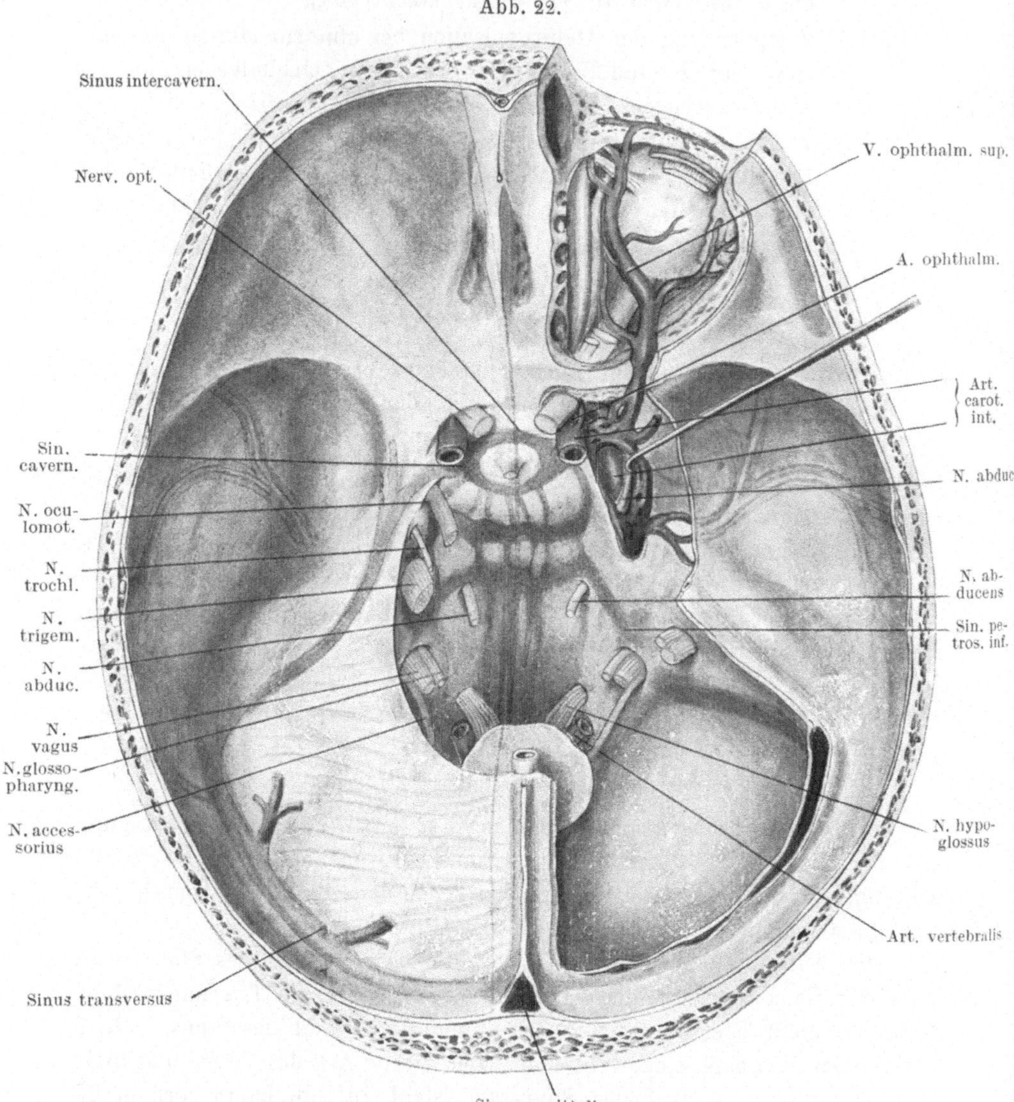

Topographie des Sinus cavernosus. In Anlehnung an Rauber-Kopsch Anatomie des Menschen, X. Aufl. Der rechte eröffnete Sinus cavernosus und seine Verbindungen sind durch Entfernung des Ganglion semilunare und seiner Äste freigelegt. Rechts sind Tentorium cerebelli und Dach der Augenhöhle abgetragen.

ophthalmica superior, die Vena lacrimalis und die Vena ophthalmica inferior sind nicht nur Sammelvenen, sondern auch Durchgangsvenen vom Schädel zum Gesicht. Sie sind durch ein Netz zahlreicher Anastomosen miteinander verbunden und haben vielfache Erweiterungen.

Die Vena ophthalmica superior verbindet sich hinten stets direkt oder indirekt mit dem Sinus cavernosus, oft auch mit den Meningeal-Venen und Pial-Venen mit oder ohne Vermittlung des Sinus alae parvae. Kurz vor dem Sinus cavernosus zeigt sie in der Fissura orbitalis superior in straffes Bindegewebe eingeschlossen eine Verengerung, die besonders schön an den von KRAUSS (1910) nach Injektion alkoholischer Quecksilberoxydlösung angefertigten Röntgenaufnahmen (wiedergegeben von BIRCH-HIRSCHFELD auf

Abb. 23.

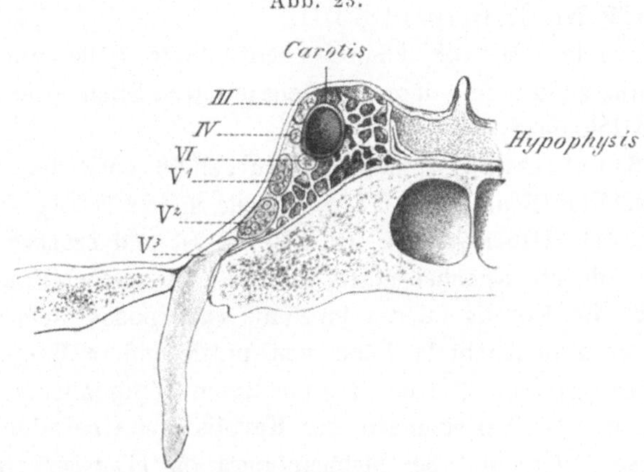

Frontalschnitt durch den Sinus cavernosus. Nach Bernheimer. Dieses Handb. Bd. 8, Kap. 11, S. 80.

S. 258 sowie auf der Tafel 2 S. 255 seines Kapitels) erkennbar ist. Die Vena ophthalmica inferior und ebenso die Vena centralis retinae münden nicht selten auch in den Sinus cavernosus. Die Vena lacrimalis ist meist eine Abzweigung der Vena ophthalmica superior. BIRCH-HIRSCHFELD und KRAUSS weisen darauf hin, daß an den Orbitalvenen die anatomischen Voraussetzungen für einen ungehinderten Blutabfluß nach allen Seiten gegeben sind.

2. Entstehung der traumatischen und spontanen Karotisruptur im Sinus cavernosus. Erklärung für die relative Häufigkeit der Ruptur gerade an dieser Stelle.

Traumatische Fälle.

§ 48. Daß die Carotis interna trotz ihrer scheinbar so gesicherten Lage an der Basis des Schädels direkten Stichverletzungen ausgesetzt ist, zeigen nicht nur Sektionsfälle, sondern auch experimentelle Versuche die zum Zweck der Demonstration dieser Tatsache von NÉLATON und von HOLMES (1873) unternommen wurden.

Spitze Gegenstände z. B. Stricknadeln, Regenschirmrippen, die in die Orbita eindringen, werden durch deren glatte Wandungen geradezu in der Richtung auf die hinter der Spitze der Orbita gelegene Karotis hingeleitet. Es sind hierfür eine ganze Reihe von Sektionsfällen beweisend (GUIBERT 1895; Tabelle S.130 Nr. 31, NUEL 1901; Tabelle Nr. 32, GIBSON 1905; Tabelle Nr. 8, BOWER 1879, v. HOFMANN 1889). In den beiden letzten Fällen führte die Stichverletzung durch Karotisdurchtrennung den sofortigen Tod herbei.

Auch in die Nase eindringende oder von der Orbita der Gegenseite das Siebbein durchstoßende Fremdkörper (Regenschirmspitze, Schere,) können die Karotis im Sinus cavernosus verletzen (Sektionsfälle von HENRY 1856 Tabelle S. '22 Nr. 1, HOLMES 1873).

Nicht weniger als 28 klinisch beobachtete Fälle von pulsierendem Exophthalmus zeigen eine derartige Genese durch Stichverletzung (vgl. auch Abschnitt Ätiologie S. 11).

Schußverletzungen können naturgemäß entweder direkt, wie in den Sektionsfällen SCHLAEFKES (1879, Tabelle S. 122 Nr. 4), PRIEURS'S (1900; Tabelle Nr. 21), USHERS (1904, Tabelle Nr. 7) und ZELLERS (1911, Tabelle Nr. 9), oder durch Knochensplitter indirekt (ROBINSON & CORNER 1905 vgl. oben S. 132) die Karotis interna im Siuus cavernosus lädieren. Im ganzen sind 38 klinisch beobachtete Fälle von pulsierendem Exophthalmus nach Schußverletzungen (zum Teil auch mit positivem Röntgenbefund) veröffentlicht.

Die Fälle von Verletzungen der Karotis bei Operation des Ganglion Gasseri (TERC 1903) und bei Siebbeinoperation (TANSLEY 1897) mit nachfolgender Entwicklung von pulsierendem Exophthalmus (s. S. 14) seien nur nebenbei erwähnt.

Ungleich häufiger ist eine nur indirekte Wirkung der verletzenden Gewalt.

Der Unfall führt einen Schädelbasisbruch herbei, der den Keilbeinkörper oder die Spitze der Felsenbeinpyramide oder beide zugleich betrifft. Hierbei können Knochenbruchstücke oder abgesprengte Knochensplitter die Wand der Karotis im Sinus cavernosus verletzen.

Auf den Verlauf der Bruchlinie kann man in manchen Fällen aus den durch die Fraktur gelähmten Hirnnerven einen Schluß ziehen. So war z. B. im Falle NIEDEN (1887) sofort nach dem Unfall der II., IV., V., VI. und VIII. Hirnnerv betroffen; die Bruchlinie muß also den Canalis opticus, das Foramen ovale, rotundum und das Felsenbein durchzogen haben. Ähnlich war es in den Fällen HIRSCH (1893) und BRAUNSCHWEIG (1905).

Es ist leicht verständlich, daß eine Fraktur der zum Teil dünnen Knochenlamellen, welche den Canalis caroticus umschließen und die an seiner oberen Mündung mit scharfen Spitzen und Kanten endigen, schon bei geringer Dislokation eines spitzigen und scharfrandigen Bruchstückchens eine Anritzung oder Durchbohrung der Wand der Karotis innerhalb dieses Kanals zur Folge haben.

Da eine scheidenartige Verlängerung des Sinus cavernosus (REKTORZIK[1]) oder ein venöser mit dem Sinus zusammenhängender Plexus die Arterie durch den Kanal begleitet, so ist auch hier noch Gelegenheit zur Entstehung einer arteriovenösen Kommunikation gegeben. Allerdings dürften dann die Folgeerscheinungen einer solchen vielleicht weniger stark und erst allmählich auftreten.

Wie verschiedene Sektionen ergeben haben, können nach Schädelbruch sowohl der abgesprengte Processus clinoideus posterior (BLESSIG 1877; Tabelle S. 126 Nr. 20) als auch Knochensplitter von der Spitze der Felsenbeinpyramide (DELENS 1870; Tabelle Nr. 3; Abbildung 19, S. 115) oder von der Wand der Keilbeinhöhle (GUIBERT 1895; Tabelle Nr. 31) die Karotis verletzen.

Daß durch einen Schädelbasisbruch mit einer den Canalis caroticus berührenden Fissur auch ohne Absprengung von Knochensplittern die Karotis zerrissen werden kann, wird durch mehrere Sektionsbefunde bewiesen, über die v. BERGMANN in seiner »Lehre von den Kopfverletzungen« (Lieferung 30 der Deutschen Chirurgie von BILLROTH & LÜCKE 1880 S. 381—82) berichtet.

Es kann gewiß auch vorkommen, daß die Bruchstücke einer Schädelbasisfraktur die Karotiswand nicht völlig durchdringen, sondern nur mehr oder weniger stark quetschen oder anritzen, so daß sich an dieser Stelle ein Aneurysma entwickelt.

Es kann ferner auch durch die Fraktur ein Knochenteilchen gegen den Sinus cavernosus vorgeschoben worden sein, an dem sich die Carotis interna bei jedem Pulschlag reibt, so daß allmählich durch Arrosion ein Aneurysma sich bildet. Derartig zustande gekommene Aneurysmen können schließlich zur Ruptur kommen. Diese Genese ist vielleicht in denjenigen Fällen in Betracht zu ziehen, in denen erst längere Zeit nach dem Schädelbasisbruch unter plötzlichem Knall und heftigen Schmerzen das Geräusch und bald darauf der übrige Symptomenkomplex einsetzt.

Schließlich muß auch die Möglichkeit zugelassen werden, daß eine traumatische Einwirkung, ein Fall, Stoß oder Schlag gegen den Kopf ohne Symptome eines Schädelbruchs zu veranlassen eine sehr heftige Erschütterung oder Zerrung an der Arterie herbeiführt und so eine Ruptur der Karotis veranlaßt. Es ist dies an der Karotis gerade innerhalb des Sinus cavernosus deswegen möglich, weil hier das Gefäßrohr noch fixiert ist und bei plötzlichen Verschiebungen der Gehirnmasse an dieser Stelle eine Zerrung erfolgen kann.

---

[1] Sitzungsbericht der k. k. Akademie der Wissenschaften Wien 1858.

Doch ist in Fällen, in denen hierbei eine Ruptur eintritt, unbedingt eine durch hohes Alter oder eine schwere Arterienwanderkrankung gegebene Disposition vorauszusctzcn und es sind daher diese Fälle schon mehr den idiopathischen zuzurechnen als den traumatischen.
Spontane Fälle.

In den idiopathischen Fällen handelt es sich ausnahmslos um Gefäßwanderkrankungen und meist wohl gleichzeitig um ein Aneurysma der Arteria carotis interna. Mancherlei bei einzelnen Patienten schon vor der plötzlichen Karotisruptur bestehende Symptome (z. B. leise Geräusche usw.) sind wahrscheinlich auf ein schon vorhandenes Karotisaneurysma zu beziehen. Bei diesen Patienten, die meist schon in höherem Alter stehen, ist die Arterienwand so wenig widerstandsfähig, daß schon unbedeutende Steigerungen des Blutdrucks, wie sie z. B. beim Husten oder Pressen eintreten, die Ruptur auslösen können. Der Riß kann zunächst die inneren Schichten des Gefäßrohrs betreffen, so daß sich das Blut zwischen Adventitia und Media einen großen Sack wühlt (Aneurysma dissecceans; Gendrin 1841; Tabelle S. 124 Nr. 11).

Als Ursache für die Tatsache, daß die Karotis gerade innerhalb des Sinus cavernosus zur Bildung von Aneurysmen und zur spontanen Ruptur neigt, ist anzuführen:

1. Die sehr sckarfe Knickung, die sie an dieser Stelle macht. Sie verläuft im Sulcus caroticus des Keilbeinkörpers erst nach oben und vorn bis unter den Processus clinoideus ant.; dort biegt sie im Sinus cavernosus sich scharf nach hinten oben um (vgl. Abbildung 22).

2. Der weniger widerstandsfähige anatomische Bau der Wand der Karotis in ihrem Verlauf durch den Sinus cavernosus. Bonnet [1]) fand an der Karotis während ihres Verlaufs durch den Sinus cavernosus nicht nur eine beträchtliche Abnahme der Wanddicke (um etwa die Hälfte), sondern auch eine wesentliche Reduktion der elastischen Substanz, der Muskulatur und des Bindegewebes der Media oder Musculoelastica mit alleiniger Dickenzunahme der sogenannten Elastica interna (vgl. Abb. 24 u. 25).

Es ist leicht verständlich, daß bei schwerer Erkrankung der Intima die verhältnismäßig schwache Media der Karotis im Sinus cavernosus dem hohen arteriellen Blutdruck keinen genügenden Widerstand leisten kann, und zwar ganz besonders auch deshalb nicht, weil infolge der scharfen Knickung die Blutwelle sehr stark gegen die Gefäßwand anprallt.

Gleichzeitig ist dabei wohl noch zu berücksichtigen, daß als Gegengewicht diesem hohen intravaskulären Druck außerhalb des Gefäßrohrs der Karotis im Sinus cavernosus nicht mehr die feste knöcherne Umgebung

---

1) Bonnet, Niederrheinische Gesellschaft für Natur und Heilkunde Bonn. Sitzung vom 18. X. 1907. Deutsche med. Wochenschrift 1908. S. 263.

des Canalis caroticus oder straffes Muskel- und Fasziengewebe gegenüber steht, sondern das unter niedrigem Druck stehende Venenblut, welches der Gefäßwand keinen stützenden Widerstand gegen eine aneurysmatische Ausbuchtung gibt.

Die in spontanen Fällen bestehende Gefäßwanderkrankung ist meist eine Arteriosklerose, wie in den anatomisch untersuchten Fällen häufig

Abb. 24.

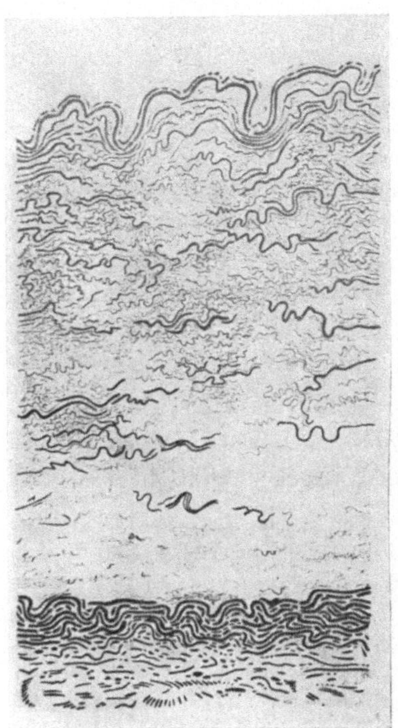

Abb. 25.

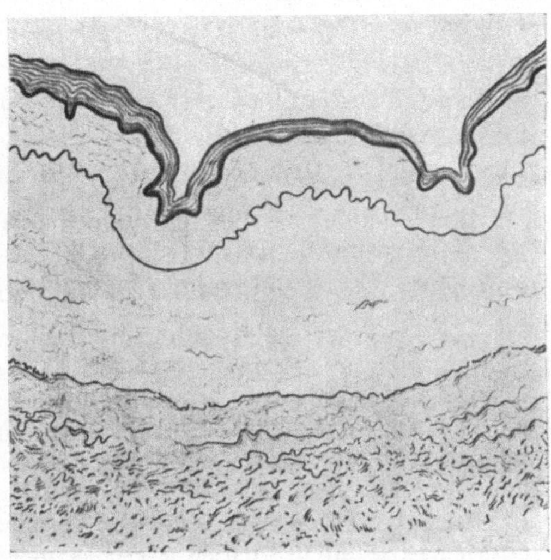

Mikrophotographien von Querschnitten durch die Carotis interna in 350 facher Vergrößerung von Orceinpräparaten eines sonst gesunden jungen Mannes zur Veranschaulichung der Abnahme der Widerstandsfähigkeit ihrer Wandung; erstens 4 cm oberhalb der Teilungsstelle der Carotis communis (Abbildung 24), und zweitens nach ihrem Eintritt in den Sinus cavernosus (Abbildung 25). Ich verdanke diese der Liebenswürdigkeit von Herrn Geheimrat Bonnet (Bonn).

festgestellt werden konnte. Möglicherweise ist in manchen Fällen die Erkrankung der Arterienwand auf eine Lues zurückzuführen.

Auf die Schwere der Gefäßwanderkrankung läßt schließen, daß in einzelnen Fällen noch an anderen Körperstellen Aneurysmen nachweisbar waren. Der Patient Debayles (1901) kam z. B. durch Ruptur eines Aneurysmas an der Abgangsstelle der Arteria carotis communis aus der Aorta zum Tode.

Bei der mikroskopischen Untersuchung der Karotis dieses Patienten, der an schwerer Malaria gelitten hatte, glaubt Debayle eine besondere Art Endarteriitis feststellen zu können, die sich von der syphilitischen und arteriosklerotischen unterscheiden soll und von ihm auf Malaria zurückgeführt wird.

Zur Illustrierung der Häufigkeit der Aneurysmen der Carotis interna in bezug auf die Aneurysmen anderer Gehirnarterien möchte ich kurz auf eine Statistik E. v. Hofmanns[1]) hinweisen. Dieser Autor fand unter 75 Aneurysmen der Gehirnarterien

> 20 mal die Arteria fossae Sylvii
> 13 » » » carotis interna
> 12 » » » communis anterior
> 10 » » » vertebralis
> 10 » » » basilaris
> 9 » andere kleinere Gehirnarterien und nur
> 1 » die Arteria ophthalmica

betroffen. Unter den 13 Fällen von Karotisaneurysmen waren 12 Frauen und 1 Mann.

3. Experimente zur Herstellung einer Karotisruptur im Sinus cavernosus am lebenden Tier; Injektionsversuche des Sinus cavernosus an der menschlichen Leiche.

§ 49. Bei einer Reihe von Hunden gelang es de Vincentiis (1894) operativ die Karotis im Sinus cavernosus zu eröffnen, ohne daß jedoch die Erscheinungen eines pulsierenden Exophthalmus danach auftraten.

de Vincentiis (1894; S. 65—67) führte seine Operation zur Herstellung eines Aneurysma arteriovenosum der Karotis im Sinus cavernosus bei Hunden in folgender Weise aus: Er arbeitete sich in tiefer Narkose am Hals nach Unterbindung der Vena jugularis in die Tiefe und legte die Schädelbasis frei. Dann versuchte er mit einer besonderen sichelförmig gekrümmten Nadel durch das Foramen ovale hindurchgehend die Arteria carotis interna im Sinus cavernosus zu eröffnen. Die richtige Eröffnung des Sinus ließ sich an der venösen, und die der Arterie an der darauf folgenden arteriellen Blutung erkennen. Während die Eröffnung des Sinus leicht gelang, war die der Arterie äußerst schwierig.

Bei keinem der Hunde, an denen ein Schnitt in die Karotis gelungen war, trat ein pulsierender Exophthalmus oder eine Veränderung in der Netzhautzirkulation auf. de Vincentiis erklärt diesen Mißerfolg durch die Vermutung, daß das arteriell-venöse Blut aus dem Sinus beim Hund andere Ausflußbahnen habe. Bei einem Hund, bei dem er deshalb noch andere Abflußbahnen für das venöse Blut, nämlich die Venae jugularis superficialis und profunda sowie eine Vena intervertebralis unterbunden hatte, trat auch kein Exophthalmus pulsans ein. Bei der Sektion zeigte sich dann, daß gerade bei diesem Hund die Eröffnung der Karotis überhaupt nicht gelungen war, während bei anderen Sektionen die Eröffnung der Karotis sich sicher nachweisen ließ.

---

1) E. v. Hofmann, Über Aneurysmen der Basilararterien und deren Ruptur als Ursache plötzlichen Todes. Wiener klinische Wochenschrift 1894, Jahrgang 7 Nr. 44—47, S. 823, 848, 867 und 888.

Um festzustellen, wie sich das nach Karotisruptur in den Sinus cavernosus gelangte arterielle Blut weiter verteilt, spritzte ECKERLEIN (1887) unter Beihilfe von STIEDA und ZANDER im Königsberger anatomischen Institut an der menschlichen Leiche in den Sinus cavernosus einer Seite blauen Leim. Er fand hiernach in den venösen Blutleitern beider Seiten fast gleich viel Injektionsmasse. Die von den Blutleitern der anderen Schädelhälfte ausgehenden Venen, insbesondere die Vena ophthalmica waren allerdings weniger gefüllt als die auf der Seite der Injektion gelegenen, unter denen sich die Vena ophthalmica bis in ihre feinsten Verzweigungen injiziert erwies.

4. Folgen der Ruptur der Karotis im Sinus cavernosus.

§ 50. Es soll hier die Pathogenese der verschiedenen Krankheitserscheinungen des pulsierenden Exophthalmus im Zusammenhang besprochen werden. Bezüglich der Erklärung einzelner nebensächlicher Symptome sei auf deren Erörterung im Kapitel Symptomatologie verwiesen.

a) Stauung und Pulsation im venösen Gefäßgebiet; Exophthalmus; Blutungen.

Die unmittelbare Folge der Ruptur der Carotis interna im Sinus cavernosus ist das Überströmen arteriellen Blutes aus der Karotis in den Sinus. Dieses unter hohem Druck stehende Blut wird sich aus dem Sinus seinen Weg in der Richtung des geringsten Widerstandes weiterbahnen. Es wird einerseits in die anschließenden Blutleiter, nämlich die Sinus sphenoparietalis, intercavernosi, petrosus superior und inferior sowie andererseits in die mit dem Sinus cavernosus in Verbindung stehenden Venen: die Vena ophthalmica superior und inferior, die Vena meningea und Vena centralis retinae sich ergießen.

Eine Erweiterung des Sinus selbst sowie der mit ihm zusammenhängenden Blutleiter wird infolge des Widerstandes der von der Dura gedeckten oder dem Knochen anliegenden Wandungen nur sehr langsam zustande kommen, dagegen werden die mit dem Sinus cavernosus in Verbindung stehenden dünnwandigen Venen, insbesondere die der Orbita, auf deren Wandung außen kein hoher Druck lastet, rascher, unter Umständen schon wenige Stunden oder Tage, manchmal aber auch erst Wochen oder Monate nach der Karotisruptur durch das vordringende arterielle Blut erweitert und geschlängelt. Das dichte Venennetz hinter dem Augapfel füllt sich so stark mit arteriellem Blut, daß der Augapfel sichtbar pulsieren und bis zu 20 mm gegenüber dem anderen Auge vorgedrängt werden kann. Da der Hauptstamm der Vena ophthalmica superior nasal unter dem Orbitaldach verläuft, wird der vorgedrängte Augapfel nach unten und etwas nach außen verlagert sein.

An den episkleralen sehr zartwandigen Venen macht sich die Stauung schon frühzeitig bemerkbar. An den Lidern und Gesichtsvenen, welche zu großen pulsierenden Venenkonvoluten sich entwickeln können, dagegen erst wesentlich später. Die konjunktivalen Venen, die mit den Ziliarkörpervenen und dem Schlemmschen Kanal zusammenhängen, spielen beim pulsierenden Exophthalmus als Abflußbahnen aus dem Bulbus, wie ich glaube, eine wichtige Rolle. Denn auf den anderen sonst viel bedeutenderen Abflußbahnen des Augapfels, den Wirbelvenen und den Netzhautvenen lastet der Druck des aus dem Sinus cavernosus einströmenden Karotisblutes viel stärker als auf den Konjunktivalvenen, welche das Blut nach dem Gesicht abführen.

Besonders ausgeprägt ist die Stauung an der dünnwandigen Vena centralis retinae, die bisweilen direkt, meist aber durch Vermittlung anderer Venen indirekt mit dem Sinus cavernosus in Verbindung steht. Die Netzhautvenen sind nicht nur erweitert und geschlängelt, sondern zeigen nicht selten auch deutliche Pulsation.

Der Netzhautvenenpuls beim pulsierenden Exophthalmus kann sich ziemlich weit in die Peripherie des Gefäßrohrs fortpflanzen. Beim Augenspiegeln eines 1916 beobachteten Falles hatte ich nicht den Eindruck eines vorübergehenden pulsatorischen Kollabierens der Venenwandung am Papillenrand wie beim normalen Venenpuls, sondern einer in der Vene sich mehrere Papillenbreiten weit in die Netzhaut fortpflanzenden Blutwelle. Er ist daher wohl als ein Ausdruck des Eindringens der arteriellen Pulswelle aus der Karotis durch den Sinus cavernosus in die Vena centralis retinae zu erklären.

Die Stauung macht sich natürlich durch Vermittlung der in die Vena ophthalmica superior oder direkt in den Sinus cavernosus mündenden Venae ethmoidales auch auf der Nasenschleimhaut bemerkbar. Mit dem Sinus cavernosus steht ferner in Verbindung der längs der Ala parva verlaufende Sinus sphenoparietalis, in welchen sich die Venae meningeae und die Vena cerebri inferior ergießen; infolgedessen kann sich die Stauung auch auf das Gehirn ausbreiten. Dadurch sind wohl die besonders im Beginn der Erkrankung heftigen Kopfschmerzen, sowie möglicherweise auch die in den Fällen zur Mühlens (1904) und Boermas (private Mitteilung) beobachtete starke Neigung zum Einschlafen zurückzuführen.

Die häufig meist auf der Seite der Karotisruptur lokalisierten Kopfschmerzen nehmen gewöhnlich im Verlauf einiger Tage und Wochen nach der Karotisruptur allmählich ab und verschwinden häufig. Es ist dies wohl dadurch zu erklären, daß nach und nach ein Ausgleich durch die hochgradige Erweiterung der Vena ophthalmica superior und ihrer Äste, manchmal auch durch Inanspruchnahme anderer Abzugskanäle (Emissarien, Vena jugularis) eintritt.

Auch im Gehörorgan kann sich die Stauung äußern, da die Venae auditivae int. in den mit dem Sinus cavernosus zusammenhängenden Sinus petrosus inferior münden (pulsierender Reflex am Promontorium, Isupow 1909; Schwerhörigkeit, zur Mühlen 1904, Lauterwerden des Geräusches bei festem Zurückdrängen des Augapfels, wodurch der Blutabfluß in die Vena ophthalm. verringert und in der Richtung nach dem Gehörorgan verstärkt wird, SATTLER 1920).

Daß die Pulswelle vom Sinus cavernosus durch den Sinus petrosus inferior und den Sinus transversus bis zum Emissarium mastoideum sich fortpflanzen kann, beweist die Feststellung starker Pulsation in der Vena occipitalis und Vena auricularis post. (HIRD & HASLAM 1909, OLIVER 1904, ZUR MÜHLEN 1904.)

Der Sinus petrosus inferior leitet die Pulswelle vom Sinus cavernosus auch in die Vena jugularis interna und veranlaßt hierdurch eine auffallend starke Pulsation am Hals der erkrankten Seite (SECONDI 1881, v. HOFMANN 1881, COPPEZ 1902, SOBERNHEIM 1903, USHER 1904, IPSEN 1912).

Die hochgradige Stauung in den Venen, deren dünne Wandungen für einen so hohen Blutdruck nicht eingerichtet sind, gibt Anlaß zu Blutaustritten. In erster Linie sind es die äußerst zartwandigen Netzhautvenen, welche häufig von Blutungen umgeben sind; aus den Venen der gestauten Nasenschleimhaut, seltener auch aus den Venen der geschwellten Bindehaut können die Patienten recht beträchtliche Blutverluste erleiden. Auch Blutungen in den Glaskörper und in die vordere Kammer kommen zur Beobachtung. Tödlich sind die Blutergüsse in die Schädelhöhle nach Ruptur des Sinus und manchmal auch die Blutungen, die direkt aus dem Sinus cavernosus durch die Keilbeinhöhle in die Nase erfolgen, wenn ein Knochensplitter der Keilbeinhöhlenwand sich in den Sinus und die Karotis eingespießt hat (GUIBERT 1895; Tabelle S. 130 Nr. 31).

Die Zeit vom Eintritt der Ruptur bis zum Auftreten des pulsierenden Exophthalmus sowie dessen Ausbildungsgrad ist einerseits abhängig von der Größe und der Lage des Risses in der Karotis, andererseits von den wechselnden anatomischen Mündungsverhältnissen der Orbitalvenen, von thrombotischen Vorgängen und von dem Grad der Ausbildung des Balkenwerks im Sinus cavernosus.

Daß bei den idiopathischen Fällen ein stürmischerer Entwicklungsverlauf häufiger vorkommt als bei den traumatischen, ist vielleicht dadurch zu erklären, daß beim spontanen Einreißen einer erkrankten Arterienwand die Ruptur oft größer ausfällt, als der durch Trauma (feine Knochensplitter) herbeigeführte Riß einer elastischen sonst gesunden Gefäßwand.

Je ausgedehnter der Riß, um so höher ist natürlich der Druck der arteriellen in das Venensystem eindringenden Blutwelle und um so rascher die Entwickelung des Symptomenkomplexes.

Ein Riß in der Karotis gerade gegenüber der Mündung der Vena ophthalmica wird frühzeitig einen pulsierenden Exophthalmus zur Folge haben. Findet sich dagegen die Kommunikationsstelle zwischen dem noch im Knochenkanal gelegenen Teil der Karotis und dem plexusartigen Fortsatz des Sinus in dem Canalis caroticus, so werden die Stauungserscheinungen in der Orbita länger auf sich warten lassen. Es ist auch denkbar, daß bei Lage des Risses gerade gegenüber dem Sinus petrosus inferior die Hauptmasse des arteriellen Blutes in diesen abfließen würde, während andererseits die unversehrte vordere Wand der Karotis gegen die Einmündungsstelle der Vena ophthalmica superior angepreßt den Zugang zu dieser verschließen würde.

In anderen Fällen mag die verzögerte oder mangelhafte Ausbildung des pulsierenden Exophthalmus nach Karotisruptur im Sinus cavernosus darauf zurückzuführen sein, daß die normalerweise bestehende Verengerung der Vena ophthalmica superior beim Durchtritt durch das straffe Gewebe der Fissura orbitalis superior besonders ausgeprägt und unnachgiebig ist, oder daß die Vena ophthalmica superior nicht direkt in den Sinus cavernosus, sondern in einen Nachbarsinus mündet[1]).

Weiterhin kann der Zugang vom Sinus cavernosus zu den Orbitalvenen durch Gerinnsel verlegt sein und dadurch die Ausbildung eines pulsierenden Exophthalmus verzögert oder verhindert werden.

Als Beispiel hierfür ist der Sektionsbefund NUELS (1901) von einem Patienten ohne pulsierenden Exophthalmus anzuführen. Durch Regenschirmrippenverletzung von der Orbita aus war eine doppelte Perforation der Karotis eingetreten. Es strömte aber kein Blut in die Orbita, da an der vorderen Wand des Sinus cavernosus sich Thromben gebildet hatten. Die Arteria carotis war an die vordere Wand des Sinus gedrängt, der hintere Teil des Sinus war stark erweitert.

Sind bei geringem Zufluß aus der Karotis sehr reichliche und weite Abflußbahnen von den Orbitalvenen in die Schläfengrube und in die Gesichtsvenen vorhanden, so werden Stauung sowie Exophthalmus verhältnismäßig gering bleiben und Pulsation kann vielleicht sogar völlig fehlen.

Besteht die hochgradige Erweiterung der Orbitalvenen jahrelang, so kommt es zu einer Druckatrophie des orbitalen Fettgewebes. So z. B. fand GOLOWIN (1901) bei einem 19jährigen kräftigen Mädchen, also in der Zeit bester Entwicklung des Fettpolsters nach 6jährigem Bestehen des Leidens einen so starken Schwund des Fettgewebes, daß er mit dem in die Orbita eingeführten Finger den Sehnerven fühlen konnte. Nach Heilung eines lange bestandenen pulsierenden Exophthalmus bleibt daher bisweilen ein Enophthalmus zurück (vgl. S. 33—34). Bei ausgebreiteten Venenerweiterungen im Gesicht kann nach Kompression der zuführenden Vene die betreffende Gegend abgemagert erscheinen. Auch der Knochen am Orbitalrand ist manchmal durch den Druck der pulsierenden Venen mehr oder weniger geschwunden.

---

1) Vgl. hierzu: MERKEL Band I dieses Handbuchs S. 157. HALLER sah die Vena ophth. sup. in den Sinus circularis münden. Nach VERGA kann sie durch ein Vas. aberrans mit dem Sinus petrosus sup. oder auch dem Sinus transversus kommunizieren. Auch HYRTL fand eine venöse Verbindung zwichen der Fissura orbitalis superior und dem Sinus transversus.

b. Geräusche.

v. Bramann weist in seiner Monographie über »Das arteriell-venöse Aneurysma« (Archiv für klinische Chirurgie 1886, Bd. 33, S. 1—107) darauf hin, daß das bei arteriovenöser Kommunikation erzeugte Geräusch laut, schwirrend und kontinuierlich mit systolischer Verstärkung ist, sowie daß es in zentripetaler Richtung fortgeleitet wird, während hingegen das Geräusch eines arteriellen Aneurysmas nicht so laut, stets intermittierend und nur im Bereich der erkrankten Stelle zu hören ist.

Entsprechend diesen Angaben v. Bramanns läßt beim pulsierenden Exophthalmus die Stärke des Geräusches, der kontinuierliche Charakter mit systolischer Verstärkung, das Schwirren sowie die Fortleitung in der Richtung des Blutstroms auf eine Verbindung zwischen Karotis und Sinus cavernosus schließen. Da der das Geräusch erzeugende Blutstrom sich vorzugsweise in die Vena ophthalmica superior ergießt, so ist das Geräusch in der Regel über den erweiterten Wurzelästen dieser Vene am oberen inneren Orbitalrand am lautesten und zwar besonders dann, wenn sich hier ein größeres pulsierendes Venenkonvolut entwickelt hat. Es ist aber auch über dem ganzen übrigen Schädel zu hören, da einerseits der Knochen einen guten Schalleiter bildet und da andererseits auch die Blutwelle durch die Sinus durae matris nach hinten dringen kann, wie die bisweilen beobachtete Pulsation an den mit dem Emissarium mastoideum in Verbindung stehenden Hinterhauptsvenen beweist.

Das Geräusch bei der arteriovenösen Kommunikation entsteht, wie schon v. Bramann und nach ihm verschiedene andere Autoren ausführen, durch die Wirbelbewegungen des Blutes, das aus der Arterie in einen unter wesentlich geringerem Druck stehenden weiteren Venenraum strömt. Am stärksten werden die das Geräusch erzeugenden Wirbelströme während der Systole sein. Sie müssen kontinuierlich und ununterbrochen sein, weil infolge des Tonus der Arterienwand und des dauernd höheren Blutdrucks in der Arterie ein fortwährendes Überströmen arteriellen Blutes in die Vene hinein stattfinden muß.

Allerdings ist das Geräusch nicht immer als kontinuierlich mit systolischer Verstärkung angegeben, sondern vielfach als intermittierend. Doch kann das kontinuierliche Brausen, wie ich mich in einem selbst beobachtetem Falle (1916) überzeugen konnte, so leise sein, daß es bei nicht besonders darauf gerichteter Aufmerksamkeit sehr leicht überhört werden kann.

Die von der wirbelnden Blutbewegung der Venenwand mitgeteilten Schwingungen sind als Schwirren (Thrill) auch weit entfernt von der Kommunikationsstelle mit dem zart tastenden Finger fühlbar, ein besonders charakteristisches Zeichen arteriovenöser Kommunikation.

Außer dem verhältnismäßig beständigen und gleichmäßigen systolischen

Blasen und kontinuierlichen Brausen ist, wie früher (S. 46) erwähnt, beim pulsierenden Exophthalmus vielfach ein hoher pfeifender winselnder Ton zu vernehmen, der in bezug auf Charakter und Vorkommen großen Schwankungen unterworfen ist.

SATTLER (1880) vermutet, daß er in der Rißstelle selbst zustande kommt und als ein verläßliches Zeichen der Ruptur der Karotis im Sinus anzusehen sein dürfte.

ECKERLEIN (1887), der sich besonders mit der Pathogenese dieses wechselnd auftretenden pfeifenden Tons befaßt, glaubt, daß er sich besonders dann zeigt, wenn der Blutdruck in den Venen ein geringer ist, und bringt ihn in Analogie mit dem sogenannten Nonnensausen am Hals. Denn:

1. sei der Charakter beider Geräusche derselbe;

2. sei es nicht während der Systole, sondern präsystolisch am lautesten, weil dann die Venen am wenigsten gefüllt sind;

3. des leichteren Abflusses wegen nehme es beim Erheben aus der Rückenlage zu;

4. Biegen des Kopfes nach der erkrankten Seite wirke verstärkend auf Grund der dann geringeren Blutzufuhr infolge Kompression der erkrankten Karotis und abnehmender Füllung im Venengebiet.

In ECKERLEINS Fall trat der hohe pfeifende Ton erst nach der Karotisligatur auf, als hierdurch die erweiterten Venen blutleer geworden waren, also ein starkes Mißverhältniß zwischen Lumen und Inhalt bestand.

Das in hohem Grade schwankende Auftreten macht es wahrscheinlich, daß es sich um ein reines Venengeräusch handelt, für welches die günstigsten Bedingungen wechseln, und welches nicht an bestimmte anatomische Veränderungen gebunden ist. Das Nonnengeräusch am Hals ist ebenfalls ein Venengeräusch und entsteht wahrscheinlich bei bedeutenden Raumunterschieden zwischen Vena jugularis und ihrem Bulbus.

Da nur in verhältnismäßig seltenen Fällen von Anämie ein Nonnengeräusch konstatiert wird, ebenso wie auch nur selten ein pfeifender Ton bei Karotisruptur im Sinus cavernosus zur Beobachtung kommt, glaubt ECKERLEIN noch eine unbekannte in den Venenwandungen gelegene Praedisposition annehmen zu müssen.

Schon v. BRAMANN fand eine gewisse Ähnlichkeit zwischen dem Geräusch bei Aneurysma arteriovenosum und dem das zuweilen an größeren Venen am Hals spontan oder bei Druck auf dieselben entsteht, und erwähnt, daß diese nach Ansicht von BROCA und BILLROTH miteinander verwechselt werden könnten.

Die plötzlich einsetzenden subjektiven lauten Geräusche haben für die Pathogenese die Bedeutung, daß sie besser als irgendein anderes Symptom den Moment des Eintritts der Karotisruptur zeigen.

Bei Unterbrechung der Blutzufuhr durch Kompression der Carotis communis lassen sich in der Regel die lauten Geräusche beseitigen. In manchen Fällen bleibt nur noch ein schwaches kontinuierliches Sausen als Zeichen, daß noch etwas Blut zur Rupturstelle von den Kollateralbahnen des Circulus Willisi strömt.

Daß es Fälle von offener Verbindung zwischen Karotis und Sinus cavernosus ohne Vorhandensein eines Geräusches gibt, halte ich für höchst unwahrscheinlich.

c) Schädigung von Gehirnnerven und des Sympathikus.

Ein Teil der Gehirnnervenlähmungen bei den traumatischen Fällen ist sicher direkte Folge des Traumas bzw. der Schädelbasisfraktur und steht in keinem engeren Zusammenhang mit der Karotisruptur im Sinus cavernosus. Es sind dies insbesondere die Lähmungen des I., III., VII., X. Gehirnnerven und des dritten Astes des fünften Gehirnnerven, die den Sinus cavernosus nicht berühren. Aber auch die durch den Sinus cavernosus verlaufenden oder ihm anliegenden Nerven, nämlich der Sehnerv, die Augenmuskelnerven, der erste und zweite Trigeminusast können natürlich durch ein direktes Trauma oder durch die Schädelbruchstücke verletzt sein, besonders dann, wenn die Lähmung sich sofort nach dem Trauma zeigt und beim Beginn des pulsierenden Exophthalmus sich schon wieder teilweise oder sogar völlig zurückgebildet hat.

Als Folge der Karotisruptur im Sinus cavernosus sind die Lähmungen dieser letztgenannten Nerven zweifellos anfzufassen in denjenigen traumatischen Fällen, in denen sie längere Zeit nach der Verletzung während der Ausbildung des übrigen Symptomenkomplexes sich einstellen, sowie in den spontanen Fällen.

Berücksichtigt man, daß diese Nerven zum Teil (III, IV, V 1, V 2) in der Wand des Sinus cavernosus mehr oder weniger eingewebt sind oder dem Sinus aufliegen wie der Sehnerv (vgl. Abbildungen S. 142—143), so wird man verstehen, daß die plötzliche Dehnung und vielleicht auch Knickung der Wand des Sinus cavernosus nach der Karotisruptur die Nervenleitung unterbrechen kann. In den spontanen Fällen kommt noch hinzu, daß meist ein Aneurysma der Karotis besteht und daß die Wandung dieses Gefäßes durch Arteriosklerose verhärtet ist. Es können daher die über die aneurysmatisch erweiterte Karotis gespannten Nerven, insbesondere der frei durch den Sinus verlaufende Abducens gezerrt werden. Unter Umständen könnte auch die sklerotische Karotis durch den Gegenstoß des aus einer nasal gelegenen Rupturstelle ausströmenden Blutes die temporal gelegenen Nerven durch Druck in ihrer Funktion beeinträchtigen.

Daß in den spontanen Fällen der frei durch den Sinus verlaufende, der Karotis temporal anliegende Nervus abducens und der dem Sinus ca-

vernosus und der konvexen Krümmung der Karotis nasal und oben anliegende Nervus opticus verhältnismäßig häufiger leitungsunfähig werden,
als in den traumatischen Fällen, ist wohl einerseits durch die bei den
spontanen Fällen wohl fast stets vorhandene Sklerose der Gefäßwand und
Aneurysmenbildung zu erklären, andererseits aber auch durch die bei
diesem vielfach raschere Ausbildung des Symptomenkomplexes, welche keine
Zeit zur Anpassung an die Dehnung oder Knickung läßt.

Gerade kurz nach der Ruptur wird der Druck im Sinus auf die durch
ihn und in seiner Wandung verlaufenden Nerven am größten sein, bevor
das aus der Rupturstelle ausströmende Blut die Vena ophthalmica superior
und die anderen Blutleiter genügend erweitert hat und dorthin abfließt.

Auch innerhalb der Fissura orbitalis superior können die gemeinsam
mit der Vena ophthalmica verlaufenden Augenmuskelnerven durch den
hohen Blutdruck in der Vene geschädigt werden.

Die Besserungsfähigkeit der Lähmungen (und vielfach auch der Sehstörung) nach Beseitigung der Drucksteigerung im Sinus durch Karotisligatur läßt darauf schließen, daß bei der Schädigung der Gehirnnerven
die durch die Karotisruptur bedingte Druckwirkung (Dehnung, Knickung)
eine ursächliche Rolle spielt.

Als ein Beispiel führe ich den zur Sektion gekommenen Fall Gendrins
an (1841 Tabelle S. 124 Nr. 11): 32jährige Patientin mit Herzklappenfehler und
Arteriosklerose.   Abends ohne bekannte Ursache plötzlich heftige Schmerzen im
linken Auge.   Am nächsten Morgen Erblindung und Beginn des pulsierenden
Exophthalmus.   Die Sektion 6 Wochen später ergab, daß vor der totalen Ruptur
der Karotiswand die Adventitia durch einen Bluterguß nach Riß von Intima und
Media (Aneurysma dissecans) in weitem Umfang stark vorgebuckelt war.   Es
ist leicht einzusehen, daß ein solches Blutextravasat durch Druck auf den Sehnerven dessen Funktion aufgehoben hat.

Die mehrfach auf der Seite der Karotisruptur beobachtete, auf Sympathikuslähmung zurückzuführende Miosis bzw. infolge Sympathikusreizung aufgetretene Mydriasis (vgl. S. 62 u. 66) ist leicht durch eine Schädigung des die Carotis interna umspinnenden sympathischen Plexus cavernosus
oder der zum Ganglion ciliare durch die Fissura orbitalis superior ziehenden
sympathischen Nervenfasern zu erklären.

d) Störung des Sehvermögens.

Die Sehstörung bei pulsierendem Exophthalmus ist nur in einem Teil
der Fälle auf Kompression oder Zerrung des Nervus opticus am Sinus
cavernosus, wodurch bei längerer Dauer eine Atrophie hervorgerufen werden
kann, oder auf eine direkte Folge des Traumas (Quetschung durch Fraktur
des Canalis opticus) zurückzuführen.

In anderen Fällen leidet das Sehvermögen unter den Folgen der Zirkulationsstörungen im Augapfel (Netzhautblutungen, Thrombenbil-

dung, Glaukom) oder durch Hornhautgeschwüre, die bei hochgradigem Exophthalmus infolge mangelhafter Bedeckung des Auges durch die Lider zur Entwicklung kommen können. Besonders groß ist die Gefährdung des Sehvermögens durch Hornhautgeschwüre, wenn gleichzeitig eine Facialislähmung und Anästhesie der Hornhaut infolge Lähmung des ersten Trigeminusastes besteht. Wiederholt ist es bei einer mit starker Zunahme des Exophthalmus einhergehenden Venenthrombose der Orbita (Spontanheilung des pulsierenden Exophthalmus) zu Hornhautvereiterung gekommen.

Ob die hochgradig erweiterte Zentralvene im vordersten Abschnitt des Sehnerven auf die Nervenbündel einen schädlichen Druck ausüben und dadurch eine Sehstörung veranlassen kann, erscheint fraglich. Jedenfalls war in einem von mir untersuchten Fall mit höchstgradiger Stauung der Netzhautvenen die Funktion des Auges normal.

Dagegen können die infolge der Zirkulationsstörung an den Netzhautvenen eintretenden Blutergüsse unter Umständen das Sehvermögen etwas beeinträchtigen. Gelegentlich kann auch Thrombenbildung in den Netzhautvenen allmählich Erblindung herbeiführen (KNAPP 1901, vgl. S. 70—72). Eine solche konnte auch mikroskopisch in den Netzhautvenen durch WEISSBACH (1901 vgl. S. 136) nachgewiesen werden.

EISSEN (1890) zieht als Ursache der plötzlichen Erblindung bei Beginn der Erkrankung (21 jährige Patientin; spontan) die Möglichkeit einer Sehnervenscheidenblutung in Betracht.

SATTLER (1880) hält es für möglich, daß bei ausgebildeter Zerreißung der Karotiswand und sofortiger starker Drucksteigerung im Sinus die Stauung in der Vena centralis retinae rasch zu einer solchen Höhe ansteigt, daß die arterielle Zirkulation nahezu vollständig unterbrochen wird und rasche Erblindung durch Ischämia retinae erfolgt. Eine solche Ischämie wurde in 5 Fällen plötzlicher Erblindung im allerersten Beginn des pulsierenden Exophthalmus mit dem Augenspiegel festgestellt.

Das in etwa 6 % der traumatischen und 5 % der spontanen Fälle sich einstellende Glaukom muß in einer Anzahl von Fällen auch als Ursache für eine Schädigung des Sehvermögens mit herangezogen werden.

e) Glaukom.

Es ist leicht einzusehen, daß die hochgradige Behinderung des Blutabflusses aus dem Auge die Entstehung eines Glaukoms sehr begünstigt. Die starke Blutüberfüllung im Ziliarkörper, welche die Linse vordrängen kann, und die Hyperämie der Iris machen uns die Verlegung des Kammerwinkels verständlich. Daß bei den spontanen Fällen Glaukom sich nahezu doppelt so häufig als bei den traumatischen Fällen einstellt, erklärt sich durch die Häufigkeit von Gefäßwanderkrankungen bei den ersteren.

f) **Subjektive Beschwerden.**

Die subjektiven Geräusche entsprechen vollkommen den objektiv durch Auskultation festzustellenden, deren Pathognese S. 153 besprochen ist. Ergibt die Anamnese bei idiopathischen Fällen, daß schon vor dem mit dem Eintritt der Karotisruptur plötzlich einsetzenden lauten Geräusch leise Geräusche bestanden haben, so ist daraus auf ein vorher schon bestehendes Aneurysma der Karotis zu schließen. Die meist äußerst heftigen Kopfschmerzen sind auf die hochgradige Stauungshyperämie des Gehirns und seiner Häute zurückzuführen.

g) **Fälle mit doppelseitigem pulsierenden Exophthalmus und mit pulsierendem Exophthalmus auf der der Karotisruptur gegenüber liegenden Seite.**

Wie die anatomische Untersuchung und insbesondere die S. 149 erwähnten Injektionsversuche des Sinus cavernosus und seiner venösen Verbindungen Eckerleins (1887) ergeben, bestehen zwischen beiden Sinus cavernosis manchmal außerordentlich breite Verbindungen, so daß die beiden Sinus fast wie ein zusammenhängender, großer kavernöser Blutsack oder wie ein dichtmaschiges Venengeflecht rings um die Hypophyse erscheinen.

Es ist demnach leicht verständlich, daß das arterielle Blut aus der Rupturstelle auch in den Sinus der Gegenseite seinen Weg findet, besonders dann, wenn die Rupturstelle nasal liegt, die Sinus intercavernosi weit, die Sinus petrosi dagegen verhältnismäßig eng oder etwa durch Gerinnsel bzw. durch die Folgen des Schädelbruchs verlegt sind. Es kann dann nach kürzerer oder längerer Zeit ein pulsierender Exophthalmus auch auf der Gegenseite auftreten.

Mehrmals geschah dies im Anschluß an eine Heilung des pulsierenden Exophthalmus der ersten Seite durch Thrombosierung[1] — wahrscheinlich infolge der im Sinus durch Verlegung der Vena ophthalmica superior als Hauptabflußweg des Blutes eintretenden Blutdrucksteigerung. Bisweilen entwickelt sich auf der zweiten Seite nur eine pulsierende Geschwulst am inneren oberen Orbitalrand, aber kein pulsierender Exophthalmus (Velpeau 1841 u. a.).

Nur ganz ausnahmsweise dürfte ein doppelseitiger pulsierender Exophthalmus durch eine doppelseitige Karotisruptur hervorgerufen werden, wie dies im idiopathischen Fall von Reclus (1908) durch Sektion nachgewiesen werden konnte (vgl. Tabelle Nr. 18 S. 124; plötzlicher Eintritt der Karotisruptur auf der zweiten Seite mit heftigen Kopfschmerzen 1 Monat nach auf der ersten Seite erfolgreicher Karotisunterbindung.

---

1) 2 Fälle von Maher (1914), Dubuisson (1892), Julliard (1873), Mackenzie (1866), Herpin (1852).

Fälle, in denen der pulsierende Exophthalmus sich auf der der Karotisruptur gegenüberliegenden Seite entwickelt, sind zweifellos sehr selten. Mit Sicherheit ist eine derartige Entstehung des pulsierenden Exophthalmus im Fall von PINCUS (1907) festgestellt[1]. (Näheres über die Krankengeschichte S. 82). Zur Erklärung des Falls muß man annehmen, daß die rechte Vena ophthalmica superior irgendwie verlegt war. Vielleicht hatte der Schädelbruch eine Verengerung der Fissura orbitalis superior und dadurch eine Quetschung der hindurchlaufenden Augenmuskelnerven und der Vena ophthalmica superior sowie anschließend eine Thrombenbildung in dieser Vene zur Folge. Durch die breiten Sinus intercavernosi drang das Blut in den Sinus der Gegenseite und dessen Augenhöhlenvenen.

h) **Karotisruptur im Sinus cavernosus ohne pulsierenden Exophthalmus.**

In einigen Fällen (vgl. S. 132), in denen durch Sektion eine Ruptur der Karotis im Sinus cavernosus nachgewiesen werden konnte, kam es meist deswegen nicht zu pulsierendem Exophthalmus, weil unmittelbar nach der Verletzung Tod durch Verblutung in die Schädelhöhle oder in die Nase durch die Keilbeinhöhle erfolgt war. In anderen Fällen mündete die Vena ophthalmica superior nicht direkt in den Sinus oder war durch Gerinnsel verlegt.

i) **Heilung des pulsierenden Exophthalmus durch Thrombenbildung.**

Wie bei Besprechung des Verlaufs und des Ausgangs des pulsierenden Exophthalmus S. 104 genauer ausgeführt ist, erfolgte bei etwa 4 % der traumatischen und 8 % der idiopathischen Fälle eine Spontanheilung. Sie setzt meist plötzlich unter anfänglich beträchtlicher Zunahme des Exophthalmus und der Lidschwellung, heftigen Kopfschmerzen, starker Druckempfindlichkeit und entzündungsartigen Erscheinungen in der Augenhöhle ein, während das Geräusch verschwindet und an Stelle der erweiterten Venen harte Knoten fühlbar werden.

Es unterliegt keinem Zweifel, daß diese Erscheinungen auf Thrombenbildung in den erweiterten Venen zurückzuführen sind. Die vorübergehende Zunahme der Schwellung und die Kopfschmerzen sind Folgen der damit verbundenen Zirkulationsstörungen. In den idiopathischen Fällen ist eine Thrombosierung wegen der bestehenden Gefäßveränderungen häufiger, als in den traumatischen.

Wenn die mit der beginnenden Thrombose verbundenen Stauungserscheinungen geschwunden und mit der Schrumpfung der Thromben die vorher stark erweiterten Venen kleiner geworden sind, kann bei eingetretener Atrophie des orbitalen Fettgewebes ein Enophthalmus zurückbleiben.

---

1) und in einem eigenen spontanen Fall (SATTLER 1920).

Die Thrombose beschränkt sich oft nicht auf die Orbitalvenen, sondern kann auch auf den Sinus cavernosus und die Karotis übergreifen und veranlaßt dadurch das Verschwinden des Geräusches.

In dem bald nach Spontanheilung verstorbenen Fall NEFFS (1902; Tabelle S. 126 Nr. 22) fanden sich bei der Sektion die Orbitalvenen und der Sinus cavernosus thrombosiert. Bei der 64jährigen Patientin v. OETTINGENS (1866; Tabelle Nr. 24) erfolgte der Tod 2 Jahre nach der Spontanheilung eines 6 Wochen bestandenen pulsierenden Exophthalmus. Die Orbitalvenen waren zum Teil thrombosiert. Es fanden sich angeblich »Spuren eines entzündlichen Prozesses im retrobulbären Gewebe«.

Die unter entzündungsähnlichen Erscheinungen einsetzende Thrombosierung der Orbitalvenen erfolgt in der Regel spontan; nur einmal (RECLUS 1908) scheint sie durch Behandlung mit zahlreichen intramuskulären Injektionen 2% iger Gelatinelösung ausgelöst worden zu sein.

Wird durch Ligatur der Karotis oder der Vena ophthalmica superior eine Heilung des pulsierenden Exophthalmus erreicht, so ist diese dadurch zu erklären, daß der bewirkte Stillstand bzw. die hochgradige Verlangsamung der Blutzirkulation eine Thrombenbildung begünstigt. Derartige Thromben können dann bisweilen als harte Stränge in der Orbita gefühlt werden.

Bei der Sektion fand sich in den Fällen von BLESSIG (1877; Tabelle S. 126 Nr. 20) und PRIEUR (1900; Tabelle Nr. 21) 5 Wochen bzw. 3 Jahre nach der erfolgreichen Karotisligatur die Carotis interna innerhalb des Sinus fast ganz thrombosiert.

Die Thrombenbildung kann auf die Netzhautvenen übergreifen und direkt mit dem Augenspiegel sichtbar sein; sie kann auch Bildung eines Kollateralkreislaufs an den Netzhautvenen veranlassen (KNAPP, BACH 1901; KRAUPA 1911; vgl. S. 72 u. 73).

Auch nach operativer Unterbindung der pulsierenden Venen tief in der Orbita tritt ausgedehnte Thrombosierung in den Venen ein. Es können sich wie im Fall LASAREFF (1898) in den ersten Wochen nach der Operation vorübergehend schwere Gehirnerscheinungen vermutlich infolge von Sinus-thrombose anschließen.

Aneurysma arteriovenosum zwischen Karotis und Vena jugularis am Hals.

Wie im Abschnitt »Symptomatologie« S. 87 unter genauer Beschreibung zweier diesbezüglicher Fälle näher ausgeführt ist, können auch bei Kommunikation zwischen Arteria carotis und Vena jugularis am Hals (traumatisch) Erscheinungen von pulsierendem Exophthalmus eintreten. Das arterielle Blut gelangt von der Karotis durch die Vena jugularis, den Sinus petrosus inferior und den Sinus cavernosus in die Vena ophthalmica superior. Infolgedessen kann der Augapfel vorgedrängt werden. Vor allem

aber wird die arterielle Blutwelle Pulsation und Stauung in den **Venen des
Gesichts** und des Halses veranlassen. Das aneurysmatische Geräusch **kann**
den Patienten sehr stören.

B. Aneurysma innerhalb der Orbita.

§ 51. Zahlreiche Veröffentlichungen über Fälle von typischem pulsierendem Exophthalmus sind überschrieben: »Aneurysma orbitae« und werden
als Aneurysma der Arteria ophthalmica erklärt. Doch ist es völlig sicher, daß
fast in allen diesen Fällen, soweit die Beschreibung zur Beurteilung der
Pathogenese hinreichend ist, es sich um eine Ruptur der Karotis im
Sinus cavernosus gehandelt hat. Wie ließen sich sonst beispielsweise die
hochgradigen Stauungserscheinungen in den Bindehautvenen und in der
Nasenschleimhaut, die starke Stauung und Pulsation in den Venen der Netzhaut, der Lider und der Stirn durch ein Aneurysma der Arteria ophthalmica
erklären?

Publikationen über klinische Fälle von angeblichem Aneurysma der
Arteria ophthalmica stammen nicht nur aus der älteren Zeit, bevor die
Karotisruptur im Sinus als gewöhnliche Ursache des Krankheitsbildes erkannt worden ist, sondern auch aus neuerer Zeit; unter diesen neueren
Fällen seien nur drei Beispiele mit Operationsbefund unter mehreren ähnlichen angeführt;

Es veröffentlicht z. B. F. Park Levis (1907) einen Fall von pulsierendem
Exophthalmus bei einem 26jährigen Patienten mit bald nach Schlag auf den
Hinterkopf aufgetretenen Geräuschen und innerhalb eines Jahres allmählich zunehmendem typischen Symptomenkomplex mit Stauung in den Netzhautvenen
und pulsierender Geschwulst. Er gibt an, bei diesem Fall ein nach hinten sich
verjüngendes um den Nervus opticus sich windendes »Aneurysma der Arteria
ophthalmica« von Kleinfingerdicke unterbunden zu haben. Als besonders interessant bezeichnet es der Autor, daß, obgleich ein Teil des Aneurysmas sich
außerhalb der Orbita befand, die Unterbindung in der Orbita, die ohne Entfernung
des Auges möglich war, eine Heilung erzielt habe. Eine Begründung, warum
er annimmt, daß es sich um eine Arterie gehandelt habe, bringt Levis nicht.

Ich glaube sicher, daß das unterbundene Gefäß keine Arterie gewesen ist,
sondern eine pulsierende Vene, deren intraorbitale Unterbindung in zahlreichen
Fällen von pulsierendem Exophthalmus nach Karotisruptur völlige Heilung herbeigeführt hat. Ich rechne den Fall daher nicht wie DE SCHWEINITZ & HOLLOWAY
(1908), welche die Krankengeschichte nicht kritisch erörtern, zu den Fällen von
Aneurysma der Arteria ophthalmica; denn ich kann mir nicht vorstellen, wie
nach einem Schädelbruch sich langsam innerhalb eines Jahres eine derartig
langgestreckte Erweiterung und Schlängelung der kleinen Arteria ophthalmica innerhalb und außerhalb der Orbita entwickeln kann, während das Geräusch sich
schon bald nach dem Trauma einstellte und ferner wie eine Erweiterung der
Arteria ophthalmica die Stauung in den Venen der Netzhaut und der Augapfelbindehaut erklären soll.

Die 46jährige Patientin Nicolinis (1901) erlitt eine Stichverletzung mit einer
Stricknadel am linken inneren Augenwinkel; danach sofort Geräusch. Innerhalb

7 Wochen allmählich Lidödem, Chemosis, Exophthalmus, pulsierende Geschwulst, starke Erweiterung der Lidvenen und fühlbare Pulsation; Augenhintergrund nicht untersucht. Diagnose des Autors: Aneurysma der Arteria frontalis nach Verletzung. $2\frac{1}{2}$ Monate nach Verletzung Unterbindung und Ausschneidung eines stark gekrümmten Gefäßes vom Kaliber der Arteria axillaris. Danach starke Zunahme von Ödem und Exophthalmus; Verlust des Auges durch Hornhautgeschwür. Geräusch und leisere Pulsation am inneren oberen Orbitalrand noch nachweisbar.

Ich glaube, daß es sich um eine typische Stricknadelverletzung der Karotis im Sinus cavernosus und um sekundäre Erweiterung der Vena ophthalmica superior durch des arterielle Blut gehandelt hat. Zur Begründung dieser Auffassung sei angeführt: das sofort eintretende für die Patientin sehr quälende Geräusch, der allmählich sich entwickelnde typische Symptomenkomplex, die Tatsache, daß nach Unterbindung des Gefäßes oberhalb des Auges ein Geräusch und am inneren oberen Orbitalwinkel Pulsation bestehen blieb, die Erweiterung der Lidvenen und die Unwahrscheinlichkeit, daß die Verletzung eines so kleinen Gefäßes wie die Arteria frontalis ein so großes Aneurysma zur Folge hat.

H. BECKER (1908) nimmt für seinen traumatischen Fall ein Aneurysma der Arteria ophthalmica an. Doch sprechen gegen das Bestehen eines solchen und für eine Ruptur der Karotis im Sinus cavernosus meiner Ansicht nach u. a. die wiederholten heftigen Blutungen aus der Nase, die blaurote Schwellung und sulzige Verdickung der rechten Nasenschleimhaut, die starke Blutung bei der versuchten Orbitaloperation, sowie der Sitz des an der rechten Schläfe 4 cm vom Canthus externus eingedrungenen Geschosses nach den Röntgenbildern dicht oberhalb des Sulcus caroticus leicht außerhalb des Processus clinoideus ant.

Die Möglichkeit, daß ein hinter dem Augapfel in der Orbita gelegenes Aneurysma Vortreibung und Pulsation des Bulbus sowie ein Geräusch hervorrufen kann, ist zweifellos vorhanden. Es kann sich hierbei a priori um dreierlei Arten von Aneurysmen handeln:

1. Aneurysma verum der Arteria ophthalmica,
2.   »   spurium »   »   »

entstanden entweder durch ein Trauma (direkte Stichverletzung, Schußverletzung oder Verletzung durch Knochensplitter bei Bruch des Canalis opticus) oder durch Ruptur eines wahren Aneurysmas.

3. Aneurysma arterio-venosum zwischen Arteria und Vena ophthalmica.

Schließlich kann auch ein Aneurysma der Arteria ethmoidalis in Betracht gezogen werden.

Betrachten wir zunächst einmal die diesbezüglichen Befunde pathologisch anatomischer-Untersuchung.

Wahre Aneurysmen der Arteria ophthalmica innerhalb der Orbita sind zweimal zufällig auf dem Sektionstisch (CARRON DU VILLARDS 1838, RITTER 1887) und einmal als Befund bei Ausweidung der Augenhöhle nachgewiesen worden (DE VINCENTIIS 1894), doch bestand in diesen Fällen kein pulsierender Exophthalmus. Näheres über die zum Teil lückenhaften Befunde dieser Fälle siehe S. 133.

Das Fehlen von Pulsation und Geräusch erklärt DE VINCENTIIS (1894) in seinem Fall durch die ziemlich starke Thrombenbildung in dem Gefäß, dessen größter Durchmesser 15 mm hetragen haben soll.

In dem Fall von CARRON DU VILLARDS (1838) erreichte das Aneurysma Haselnußgröße; doch war dies noch nicht groß genug, um pulsierenden Exophthalmus herbeiführen zu können.

Das von RITTER (1887) aufgefundene Aneurysma der Arteria ophthalmica war geborsten und hatte als solches, wie es scheint, keine besonderen Beschwerden verursacht. Als Folge der plötzlichen Ruptur ist nur eine Beweglichkeitsssstörung des Auges erwähnt.

LAVAGNA (1902) entfernte bei einem 14jährigen Mädchen mit angeborener intermittierender nicht pulsierender, aber bei Druck mit dem Stethoskop äußerst leise Geräusche veranlassenden Geschwulst unter dem Oberlid operativ ein Aneurysma fusiforme von angeblich 9 cm Länge und 2 cm Durchmesser.

Ob dieses mit der Arteria ophthalmica zusammenhing, läßt sich infolge der lückenhaften Krankengeschichte nicht sicher feststellen.

In dem von GUTHRIE im Jahre 1823 nur sehr kurz mitgeteilten Fall von pulsierendem Exophthalmus sollen sich angeblich beiderseits nußgroße Aneurysmen der Arteria ophthalmica innerhalb der Orbita gefunden haben (vgl. S. 118). In allen späteren Veröffentlichungen wird dieser Fall als Beispiel für ein Aneurysma verum der Arteria ophthalmica hingestellt.

Mir scheint der zu lückenhaft geschilderte Fall sich nicht einwandfrei durch ein Aneurysma der Arteria ophthalmica zu erklären, da weiter berichtet wird, daß die Venae ophthalmicae stark erweitert und an der Durchtrittsstelle durch die Fissura orbitalis verstopft gewesen seien. GUTHRIES Annahme, die Aneurysmen der Arteria ophthalmica könnten durch die Kompression der Vena ophthalmica den venösen Rückfluß hemmen und dadurch deren Erweiterung veranlassen, scheint mir nicht stichhaltig; da, wie die Untersuchungen von BIRCH-HIRSCHFELD (dieses Handbuch Bd. 9, Kap. 13, S. 37ff.), KRAUSS (1910) u. a. ergeben haben, daß Blut aus den klappenlosen Venen der Orbita je nach der Kopfhaltung in jeder Richtung abströmen kann und daher, selbst wenn wirklich eine Verlegung des Weges nach dem Sinus cavernosus stattgefunden haben sollte, eine Erweiterung der Venen nicht zu erwarten gewesen wäre, es müßte sich denn um abnorm enge Verbindungen der Orbitalvenen mit den Venen des Gesichts gehandelt haben. Ich halte es bei dem äußerst dürftigen Sektionsbericht nicht für ausgeschlossen, daß die Erweiterung der Venen durch eine Karotisruptur im Sinus verursacht worden ist; die Karotis scheint nicht näher untersucht worden zu sein.

Aus diesen spärlichen pathologisch-anatomischen Befunden sowie auf Grund der Überlegung kann man wohl annehmen, daß ein Aneurysma verum der Arteria ophthalmica das eigentliche typische Bild des pulsierenden Exophthalmus kaum erzeugen kann. Immerhin ist es als möglich zu bezeichnen, daß in den allerseltensten Fällen ein sehr großes Aneurysma verum dieser verhältnismäßig kleinen Arterie eine ganz unbedeutende kaum merkbare Vortreibung des Augapfels sowie geringfügige Pulsation und ein sehr leises nur intermittierendes Geräusch, aber wohl keine Stauungserscheinungen an den Venen würde veranlassen können.

Für die Entstehung eines solchen Aneurysmas würden Gefäßwanderkrankungen, insbesondere Atherosklerose und Lues in Betracht kommen.

Bei einem Aneurysma spurium der Arteria ophthalmica dagegen können Exophthalmus, Pulsation und Geräusch ziemlich stark sein. Denn erst nach Ruptur der kleinen Arteria ophthalmica dürfte sich wohl ein Blutsack von genügender Größe bilden, um die Hauptsymptome des pulsierenden Exophthalmus hervorzurufen.

Ein solches Aneurysma spurium in der Orbita kann entweder durch spontanen Ruptur eines Aneurysma verum der Art. ophthalmica entstehen, oder es könnte sich um eine traumatische Ruptur handeln. Für das Erstere bietet der zur Sektion gekommene Fall von DEMPSEY (1886) ein vorzügliches Beispiel.

Bezüglich der Einzelheiten dieses höchst interessanten und einzigartigen Falls verweise ich auf dessen ausführliche Schilderung S. 119.

Als wesentlich aus dem Sektionsbefund sei hier nur wiederholt: Die Arteria ophthalmica war von ihrem Ursprung aus der gleichfalls aneurysmatischen Karotis sehr beträchtlich erweitert und ging innerhalb der Orbita über in ein sackförmiges Aneurysma von der Größe einer Mandarine mit wandständigen fest geschichteten Thromben. Dieses stand in offener Verbindung mit dem Augapfel, dessen Inhalt durch ein Loch in der Hornhaut herausgeschwemmt war.

Es hatte bei der 22jährigen Patientin das Krankheitsbild bald nach der Niederkunft äußerst plötzlich mit einem Knall, heftigsten Schmerzen in der Augenhöhle, hochgradiger Lidschwellung und starkem Exophthalmus eingesetzt, nachdem schon vorher ein Geräusch und Kopfschmerzen eine Zeit lang bestanden hatten. Diese letzteren waren wohl auf die anfänglich vorhandenen Aneurysmen der Karotis und der Arteria ophthalmica zurückzuführen, während der plötzliche Knall die Ruptur des Aneurysmas der Arteria ophthalmica anzeigt. Das unter hohem Druck stehende Blut wühlte sich eine Höhle in die Orbita, drängte augenblicklich den Augapfel unter heftigen Schmerzen vor und ließ ihn pulsieren. Die Wirbelbewegungen des Blutes in dem Hohlraum, dessen Wandungen durch Thromben sich glätteten, veranlaßten ein fühlbares Schwirren sowie ein lautes am deutlichsten über den Augenbrauen hörbares Geräusch. Der stete Anprall des Blutes an der Rückwand des Augapfels, dessen Hornhaut infolge des mangelhaften Lidschlusses vereitert war, brachte die Lederhaut schließlich gerade so zum Schwund, wie Aneurysmen anderer Arterien Knochen- und Knorpelgewebe usurieren können. So brach schließlich nach $1\frac{1}{2}$jährigem Bestehen das Aneurysma in den Augapfel durch und das Blut entleerte sich durch die infolge eines Geschwürs widerstandsunfähige Hornhaut. Der Tod erfolgte bald darauf durch Infektion der Karotisligaturwunde.

Ruptur eines Aneurymas der Arteria ophthalmica braucht nicht zu einem Aneurysma spurium zu führen, wie unter anderem der anatomische Befund RITTERS (1887) zeigt. Wie viele auch stärkere orbitale Blutergüsse resorbieren sich wieder, ohne schwerwiegende Folgen hinterlassen zu haben. Es sei beispielsweise nur daran erinnert, daß bei einer Anzahl von Fällen, in denen der pulsierende Exophthalmus auf eine traumatische Ruptur der Karotis im Sinus cavernosus zu beziehen ist, nach dem Schädelbruch ein durch eine Orbitalblutung herbeigeführter Exophthalmus besteht; dieser kann sich wieder ganz zurückbilden, während die Erscheinungen des pulsierenden Exophthalmus erst viel später auftreten.

Als eine möglicherweise auf Ruptur eines Aneurysma verum der Arteria ophthalmica und Bildung eines Aneurysma spurium zurückzuführende klinische Beobachtung sei kurz der von LAGRANGE (1904) berichtete Fall angeführt: Bei einer 78jährigen Frau traten unter starken Schmerzen plötzlich ein hochgradiger nicht reponierbarer Exophthalmus sowie gleichzeitig Geräusch und Pulsation auf. Unter den Lidern war angeblich anfangs flüssiges, später geronnenes Blut fühlbar. Am Augenhintergrund war starke Ischämie festzustellen. Unter Bettruhe und Eisumschlägen bildete sich das Krankheitsbild innerhalb zweier Monate vollständig zurück.

Im Falle EISSENS (1890), den der Autor als Ruptur eines Aneurysmas der Arteria ophthalmica auffaßt, handelt es sich wahrscheinlich um ein typisches Aneurysma arterio-venosum zwischen Karotis und Sinus cavernosus. Denn das plötzlich einsetzende Geräusch war so laut, daß die Patientin beinahe nichts hörte, auch am Hinterkopf waren lautes Blasen, Schwirren und Pulsation nachweisbar, und aus der chemotischen Bindehaut des Unterlids trat bei Entfernung des Verbandes eine im Strahl spritzende Blutung auf.

Auch durch eine traumatische Ruptur der Art. ophthalmica in der Orbita könnte man sich ein Aneurysma spurium entstanden denken. Doch dürfte es nach einer Zerreißung der Art. ophthalmica nur in den allerseltensten Fällen sich ereignen, daß sich das aus dem eröffneten Gefäß strömende arterielle Blut einen Hohlraum im Orbitalgewebe wühlt, dessen Wände sich durch Thrombenbildung allmählich glätten, daß also ein Aneurysma spurium erzeugt wird. Vielmehr wird es bei der traumatischen Ruptur der Arteria ophthalmica wohl stets zu einer mehr oder weniger prallen diffusen Durchblutung der Orbita kommen und ein klinisches Bild entstehen, wie es R. CORDS (1918) auf Grund der Beobachtung von Kriegsverletzungen in vorzüglicher Weise geschildert hat: Hochgradiger Exophthalmus, sehr starke Blutunterlaufung der Augapfelbindehaut, mehr oder weniger starke Beweglichkeitsbeschränkung des Auges. In den Fällen von CORDS, in denen er eine Zerreißung der Art. ophthalmica annimmt, war die Blutung so prall und das Gewebe so gespannt, daß der erhöhte Blutdruck der Pulswelle keinen Einfluß haben dürfte.

Daß aber doch auch bei traumatischer Ruptur (vermutlich) der Art. ophthalmica Pulsation eines vorgetriebenen zerfetzten Auges vorkommen kann, scheint ein noch nicht veröffentlichter zur Obduktion gekommener

Fall zu zeigen, dessen Kenntnis ich einer liebenswürdigen Mitteilung (1917) des Herrn Kollegen Dr. Eppenstein (Marburg) verdanke.

Es handelte sich um eine schwere Schußverletzung bei einem bewußtlos eingelieferten Soldaten, der am gleichen Tage starb. (Näheres siehe Tabelle S. 128 Nr. 28b u. S. 121). Es fand sich als Erklärung von Pulsation und Vortreibung des Auges ein starker retrobulbärer Bluterguß aber keine Veränderung an der Karotis und am Sinus cavernosus. Ob die Pulsation der vorgedrängten Augapfelreste sich, wenn der Patient am Leben geblieben wäre, noch längere Zeit erhalten hätte, ist nicht sicher zu sagen. Es scheint sich in diesem Fall um einen mit arteriellem Blut gefüllten Hohlraum hinter dem Bulbus, vielleicht um ein beginnendes Aneurysma spurium gehandelt zu haben. Auf das Auge fortgeleitete Hirnpulsation dürfte nach dem Sektionsbefund wohl nicht anzunehmen sein.

Stichverletzungen der Orbita mit Stricknadeln, Regenschirmrippen usw. werden, wie ich glaube, durch die glatten knöchernen Wandungen geleitet viel eher die Arteria carotis im Sinus cavernosus treffen, als die kleine elastische in einem nachgiebigen Fettpolster eingebettete Arteria ophthalmica, deren Läsion noch nicht die Entstehung eines Aneurysma spurium gewährleistet. Als Beweis führe ich die oben S. 132 erwähnten Sektionsfälle von Stichverletzungen der Karotis, sowie zahlreiche klinische Fälle von pulsierendem Exophthalmus, die sicher Folge einer durch Stichverletzung hervorgerufenen Karotisruptur sind (S. 12), an.

Durch einen Schädelbruch kann die Arteria ophthalmica wohl nur im Canalis opticus verletzt werden. Es kann dabei zu vollständiger Zerreißung der Arterie kommen, wie in einem von Carron du Villards (1838; S. 480) beobachteten Fall mit tödlichem Ausgang.

Es ist kaum anzunehmen, daß eine Ruptur der Arteria ophthalmica im Canalis opticus durch Schädelbruch ohne gleichzeitige Quetschung des Sehnerven und schwere Schädigung des Sehvermögens eintritt. Gewöhnlich finden sich nach Fraktur des Canalis opticus nur Blutungen in die Sehnervenscheide oder deren Umgebung; doch ist die Möglichkeit nicht zu bestreiten, daß sich einmal ganz ausnahmsweise ein Aneurysma spurium der Arteria ophthalmica danach bilden könnte, insbesondere bei gleichzeitigem Bestehen einer Gefäßwanderkrankung.

Ein Aneurysma arterio-venosum innerhalb der Orbita ist anatomisch bisher meines Wissens noch nie nachgewiesen worden. Wenn theoretisch auch die Entstehung eines wahrscheinlich nur äußerst geringen Exophthalmus, einer Stauung und Pulsation in den Venen, speziell in denen der Netzhaut, sowie eines wohl sehr schwachen kontinuierlichen Geräusches mit systolischer Verstärkung sich durch ein solches würde erklären lassen, so ist doch das Zustandekommen einer arteriovenösen Kommunikation nicht leicht verständlich. Eine spontane Entstehung kommt überhaupt nicht in Frage, ebenso wenig eine Entwicklung infolge eines Schädelbruchs, da bei Durchtritt durch den Schädel Arterie und Vene nicht nebeneinander verlaufen.

Höchstens durch eine direkte Stich- oder Schußverletzung der Orbita könnten vielleicht gleichzeitig Arterie und Vene verletzt werden, obwohl sie garnicht unmittelbar benachbart sind, wie beispielsweise an den Extremitäten, und nur ein kleines Kaliber haben. Selbst bei gleichzeitiger Verletzung beider Gefäße ist die Ausbildung einer arteriovenösen Kommunikation noch gar nicht sicher.

Die von HART (1864), LANDSDOWN (1875), GRUNERT (1898), HILDEBRAND (1912) u. a. gestellte Diagnose eines Aneurysma arterio-venosum der Orbita als Ursache eines pulsierenden Exophthalmus dürfte wohl nicht als richtig anerkannt werden, da sie weder durch pathologisch-anatomische Befunde noch durch beweisende klinische Symptome gestüzt erscheint.

Die Entstehung des Symptomenkomplexes des pulsierenden Exophthalmus durch ein Aneurysma der Arteria ethmoidalis, die von einem Autor auf Grund der nasalen Lage der pulsierenden Geschwulstin seinem Fall angenommen wird, erscheint wegen der Kleinheit dieses Gefäßes im allerhöchsten Grade unwahrscheinlich.

C. Sonstige von manchen Autoren angenommene, aber nicht bewiesene Möglichkeiten der Entstehung des echten pulsierenden Exophthalmus.

a) **Aneurysma der Carotis interna im Sinus cavernosus ohne Ruptur.**

§ 52. Mehrfach wird die Frage erörtert, ob ein Aneurysma der Carotis interna im Sinus cavernosus ohne Ruptur die Erscheinungen eines pulsierenden Exophthalmus herbeiführen kann.

Um zu dieser Frage Stellung zu nehmen, wollen wir zunächst die bei Sektionsfällen gewonnenen Ergebnisse betrachten.

In den Fällen von pulsierendem Exophthalmus AUBRY's (1864), COGGIN's (1885), und BARNARD & RUGBY's (1904· Tabelle der Sektionsfälle S. 126 Nr. 23, 27 und 29) fanden sich bei der Sektion Aneurysmen der Carotis interna innerhalb des Sinus cavernosus, ohne daß das Vorhandensein einer Kommunikation zwischen Karotis und Sinus festgestellt wurde. Es war aber anscheinend auch nicht danach geforscht worden. Aus der in den beiden ersten Fällen nachgewiesenen auffallend starken Erweiterung der Orbitalvenen läßt sich mit größter Wahrscheinlichkeit der Schluß ziehen, daß eine Ruptur der Karotis im Sinus vorhanden war, aber übersehen wurde.

In dem Falle AUBRY's war zur besseren Sichtbarmachung des erwarteten Aneurysmas der Arteria ophthalmica eine erstarrende Injektion in die Karotis gemacht worden. Eine kleine möglicherweise durch Gerinnsel verlegte Ruptur-stelle der Karotis kann danach dem Obduzenten, der an die Möglichkeit einer solchen nicht dachte, leicht entgangen sein.

In dem kurzen Sektionsbericht Coggin's heißt es, daß die Obduktion wegen Anwesenheit der Verwandten nur unvollständig war.

In dem Fall Barnard & Rugby's hatte der pulsierende Exophthalmus nur wenige Tage bestanden und war durch Karotisligatur zur Heilung gekommen. Da der Patient erst 2 Monate nach der Heilung starb und seziert wurde, kann die Rupturstelle schon thrombosiert gewesen sein. Eine Erweiterung der Or-bitalvenen fand sich nicht, es kann sich aber eine solche, die bei der nur wenige Tage bestehenden Erkrankung noch nicht sehr ausgeprägt war, nach der Heilung wieder zurückgebildet haben.

Man darf meines Erachtens aus diesen Sektionsfällen nicht den Schluß ziehen, daß eine einfache Erweiterung der Karotis ohne Ruptur einen pul-sierenden Exophthalmus hervorrufen könnte.

Ein Karotisaneurysma ist in den spontanen Fällen von pulsierendem Exophthalmus wohl fast regelmäßig vorhanden; daß die dabei bestehende kleine Rupturstelle in der Wand besonders bei den meist anwesenden stär-keren arteriosklerotischen Veränderungen und Thrombenbildungen bei nicht speziell darauf gerichteter Untersuchung leicht übersehen werden kann, scheint mir verständlich.

Die Berechtigung zur Annahme, ein pulsierender Exophthalmus könne durch ein einfaches Aneurysma der Karotis im Sinus cavernosus nicht er-zeugt werden, geben uns die zahlreichen Sektionsfälle, in denen ein solches gefunden wurde, ohne daß Stauungserscheinungen, Exophthalmus oder eine pulsierende Geschwulst zugegen waren.

Als klinisches Zeichen des Karotisaneurysmas hatten gewöhnlich Stauungspapille oder Sehnervenatrophie, manchmal Hemianopsie bestanden. Ein Geräusch (intermittierend) war in der Mehrzahl der Fälle angeblich nicht vorhanden. Das bei der Sektion gefundene Karotisaneurysma füllte vielfach den ganzen Sinus·cavernosus aus und schwankte zwischen der Größe einer Nuß und der einer kleinen Orange [1])

Gegen die mehrfach geäußerte Vermutung, bei weit offener Kommuni-kation zwischen Sinus cavernosus und Vena ophthalmica superior könne die Karotispulsation auf die Orbitalvenen fortgepflanzt werden, ist einzu-wenden, daß einerseits bei der in der Regel vorhandenen Verengerung der Vena ophthalmica superior vor ihrem Eintritt in den Sinus und dem von kreuz und quer verlaufenden Septen durchzogenen Bau des Sinus caver-

---

1) Sektionsfälle von Aneurysma der Carotis interna ohne irgendwelche Zeichen eines pulsierenden Exophthalmus: Girandet, Gazette des hôp. 1857 S. 105; Ogle (Holmes) Brit. and Foreign med.-chir. Rev. 1865; Adams, The Lancet 1869 II, Dec. 14; Hutchinson, 1869 Lancet I April 17; Holmes, Arch. f. Augenheilk. 1876 (Fall 3); v. Michel, .Arch. f. Ophth. 1877; Bramwell, Edinbourgh med. Journ. 1887 April; Kretz, Wiener klin. Wochnschr. 1895; Lindner, Wiener klin. Wochenschr. 1902.

nosus eine Fortleitung des Karotispulses in die Orbita höchst unwahrscheinlich erscheint. Eine Weiterleitung eines so schwachen Pulses in den Venenplexus der Orbita so, daß er äußerlich fühlbar wird, ist unmöglich.

Auch eine Stauung in den Orbitalvenen dürfte durch ein den Sinus cavernosus ganz ausfüllendes und die Vena ophthalmica superior komprimierendes Karotisaneurysma kaum herbeigeführt werden, da in der Regel das Venenblut aus der Orbita in die Venen des Gesichts, der Schläfengrube und der benachbarten Höhlen abfließen kann; es müßten denn zufällig diese venösen Verbindungen abnorm verengt sein, wie das bei intermittierendem Exophthalmus gelegentlich festgestellt werden konnte.

b) Intrakranielles Aneurysma der Art. ophthalmica.

Ein rasch entstandenes intrakranielles Aneurysma der Arteria ophthalmica kann durch Kompression der Vena ophthalmica ebensowenig wie ein nicht rupturiertes Karotisaneurysma aus den eben dargelegten Punkten das Krankheitsbild eines pulsierenden Exophthalmus hervorbringen.

Im Falle Nunneley (1859; 1864; Tabelle S. 130 Nr. 30) glaubt Sattler (1880; S. 885—87), daß ein rasch entstandenes intrakranielles Aneurysma der Arteria ophthalmica durch Kompression der Vena ophthalmica den pulsierenden Exophthalmus habe erzeugen können. Doch vermute ich, daß in diesem Fall von dem nur 5 Wochen lang bestehenden und dann zur Heilung gekommenen pulsierenden Exophthalmus nach einer Zwischenzeit von 5 Jahren bei der Sektion die eigentliche Ursache (wahrscheinlich eine Ruptur der Karotis im Sinus cavernosus) nicht mehr nachweisbar zu sein braucht. Das bei der Sektion vorgefundene Aneurysma der Arteria ophhalmica vor dem Canalis opticus hat direkt mit dem früher vorhanden gewesenen pulsierenden Exophthalmus nichts mehr zu tun, es weist nur auf das Bestehen von Gefäßwandveränderungen hin.

c) Obliteration bzw. Thrombosierung der an den Sinus cavernosus angrenzenden Hirnsinus

hat Lagrange (1904; S. 552—560) als eine weitere Möglichkeit für die Entstehung des pulsierenden Exophthalmus angenommen.

Das venöse Blut des Sinus cavernosus sei infolgedessen in einem nur mit der Vena ophthalmica superior in Verbindung stehenden sonst, geschlossenen Hohlraum. Deshalb müsse das venöse Blut die von der Karotis empfangene Pulsation auf die Venen der Orbita fortpflanzen. Das Geräusch soll durch den vom venösen Blut auf die Karotis ausgeübten Druck entstehen.

Die Lagrangesche Hypothese erscheint völlig unhaltbar. Eine Thrombose der dem Sinus cavernosus benachbarten Sinus ohne dessen eigene Beteiligung ist an sich schon eine recht gezwungene Annahme. In keiner

Weise ist dadurch die Entstehung des Exophthalmus und des äußerst lauten Geräusches zu erklären.

d) Variköse Ausdehnung der Orbitalvenen allein

soll nach DE WECKER (1868; S. 407) pulsierenden Exophthalmus hervorrufen können. Es bedarf diese Behauptung kaum noch einer besonderen Widerlegung. Wie durch die Venenerweiterung Pulsation und Geräusche erklärt werden können, gibt er nicht an, sondern beruft sich nur auf das Ergebnis einer recht wenig beweiskräftigen Sektion (vgl. Tabelle S. 126. Nr. 25), bei welcher Karotis und Sinus cavernosus auf das Bestehen einer Kommunikation gar nicht näher untersucht worden waren; der Befund der hochgradig erweiterten Orbitalvenen muß jedenfalls auf das Vorhandensein einer übersehenen Karotisruptur im Sinus cavernosus bezogen werden.

Wir wissen heute, daß eine einfache Erweiterung der Orbitalvenen höchstens die Krankheitserscheinungen eines intermittierenden aber nie die eines pulsierenden Exophthalmus hervorrufen kann.

e) Vasomotorische Einflüsse.

COLLARD (1866) sprach die Vermutung aus, daß in einem von ihm beobachteten typischen traumatischen Fall von pulsierendem Exophthalmus das Leiden durch eine Verletzung des Ganglion ciliare und eine dadurch veranlaßte Erweiterung der Augenhöhlenarterien herbeigeführt sei.

Auch ERICHSON (1870 hält in seinem Fall eine Entstehung des pulsierenden Exophthalmus durch vasomotorische Einflüsse des Sympathikus für möglich. Doch ist in den von beiden Autoren beschriebenen Fällen der Symptomenkomplex so typisch, daß an dem Bestehen einer durch Schädelbruch herbeigeführten Ruptur im Sinus cavernosus nicht gezweifelt werden kann.

In einem 1834 von ROSAS beschriebenen Fall soll nach einem heftigen Stoß auf die Augengegend bei einem 18jährigen. Mädchen der Augapfel mäßig in gerader Richtung hervorgetreten sein und für gewöhnlich keine sonstigen krankhaften Veränderungen gezeigt haben. Wenn Anlaß zu Blutandrang nach dem Kopf gegeben war, besonders vor der anormalen Menstruation soll sich das Auge gerötet haben, und sollen Schwindel, Ohrensausen, Gesichtsschwäche, ein Gefühl von Wärme und Klopfen in der Orbita sich eingestellt haben. Objektiv habe man in der Tiefe der Orbita ein deutliches Klopfen, Schwirren und Brausen fühlen können. Mit der Wiederherstellung einer regelmäßigen Menstruation habe sich das Leiden gebessert.

Aus der fluxionären Natur dieser Erscheinungen glaubt SATTLER (1880; S. 772 und 880) die Krankheitserscheinungen, die ROSAS durch ein Aneurysma in der Orbita erklären will, auf eine vorübergehende vasomotorische Lähmung der Orbitalgefäße, besonders der großen Arterien mit beträchtlicher

Erweiterung ihres Stromgebietes zurückführen zu können, warnt aber vor Verallgemeinerung dieser Annahme.

Die Beschreibung des Falls von Rosas ist nicht eingehend genug, um sich ein völlig klares Bild von der Natur des Leidens zu machen. Es erscheint fraglich, ob der Fall zum Krankheitsbild des pulsierenden Exophthalmus gerechnet werden darf.

Daß der typische Symptomenkomplex des pulsierenden Exophthalmus nicht durch vasomotorische Einflüße veranlaßt werden kann, darüber bestehen keinerlei Zweifel. Vorkommen einer regionären Vasomotorenlähmung in der Orbita von einem solchen Grad, daß deutliche Pulsation, Exophthalmus und Geräusche dadurch hervorgerufen werden können, halte ich zwar nicht für völlig ausgeschlossen, doch in Ermangelung weiterer einschlägiger Beobachtungen für höchst unwahrscheinlich.

f) Retrobulbärer Bluterguß.

Eine starke Durchblutung der Orbita wird in der Regel zu einem mehr oder weniger hochgradigen Exophthalmus, beträchtlicher Blutunterlaufung der Augapfelbindehaut und bei höheren Graden zu einer Beweglichkeitsbeschränkung des Auges, dagegen nicht zu Pulsation des Augapfels führen. Eine gute Schilderung des Symptomenkomplexes bei praller Durchblutung der Orbita nach Kriegsverletzungen gibt R. Cords (Klin. Monatsbl. f. Augenh. 1918. Bd. 60, S. 759).

Pulsation des vorgetriebenen Auges wird nach Zerreißung der Art. ophthalmica wohl nur in den allerseltensten Fällen, und nur dann entstehen können, wenn das arterielle Blut sich einen abgekapselten Hohlraum hinter dem Bulbus wühlt, also ein Aneurysma spurium erzeugt. Es sei deswegen auf die Besprechung des Aneurysma spurium in der Orbita (S. 164) verwiesen. Bei dem dort erwähnten Sektionsfall Eppenstein mit starkem Bluterguß in der Orbita infolge schwerer Schußverletzung — Pulsation der vorgetriebenen Augapfelreste — erfolgte der Tod schon am ersten Tag, sodaß ein richtiges Aneurysma spurium sich noch nicht ausbilden konnte.

II. Sogenannter „falscher" pulsierender Exophthalmus (pulsierende Tumoren und fortgeleitete Hirnpulsation).

§ 53. In diese Gruppe gehören die Fälle, in denen Vortreibung und Pulsation des Augapfels entweder durch hinter dem Bulbus gelegene sehr gefäßreiche Tumoren, bzw. Gefäßneubildungen, oder bei Orbitaldachdefekt durch einen in die Orbita vorgefallenen Hirnhautbruch und durch fortgeleitete Hirnpulsation hervorgerufen werden (ca. 9 % aller Fälle von pulsierendem Exophthalmus).

1. Pulsierende maligne Tumoren (10 Fälle).

Meist handelt es sich, wie 7 Sektions- und 1 Operationsbefund ergeben haben, um sehr gefäßreiche metastasenbildende Sarkome (Angiosarkome), die in der Orbita, in der Schläfengrube oder in der Nase ihren Hauptsitz haben können, meist im mittleren Lebensalter entstehen, rasch wachsen und häufig die knöcherne Orbitalwand zerstören.

Es ist leicht verständlich, daß sie bei Sitz in der Orbita den Augapfel vordrängen und ihre eigene Pulsation auf den Bulbus übertragen. Infolge ihres Gefäßreichtums ist über ihnen ebenso wie über ihren Metastasen ein Geräusch zu vernehmen. Die Gefäße bei dem von LENOIR (1861) beobachteten gefäßreichen Sarkom der Orbita, bei welchem Pulsation und ein leicht blasendes Geräusch in der Gegend des Tumors nachgewiesen werden konnte, waren klein aber zahlreich.

Solche gefäßreiche Sarkome können ihren Ausgang in der Haut, im Knochenmark und in der Arachnoidea haben.

In dem von ISRAEL (1891) und OESTREICH (1901) veröffentlichten Fall handelt es sich um ein Lymphangiom der Schläfe und der Orbita, das den Optikus durchsetzt hatte.

Bezüglich der spärlichen pathologisch-anatomischen Angaben bei pulsierenden Orbitaltumoren, welche Vortreibung und Pulsation veranlassen, verweise ich auf S. 90 u. 136.

2. Angioma arteriale racemosum bzw. Aneurysma cirsoideum.

Daß ein gefäßreiches Sarkom der Orbita pulsierenden Exophthalmus hervorrufen kann, läßt sich nicht bezweifeln, denn eine ganze Reihe von Sektionen haben den Beweis dafür erbracht. Dagegen sind über die Rolle, die arterielle Gefäßgeschwülste in der Pathogenese des pulsierenden Exophthalmus spielen, unsere Kenntnisse noch recht gering. Denn es liegt hierfür noch kein einziger Sektionsbefund und nur ein wenig brauchbarer Operationsbefund (FROTHINGHAM 1887; vgl. S. 98) vor. Trotzdem glaube ich, daß ein sogenanntes Angioma arteriale racemosum bzw. ein Aneurysma cirsoideum mehrfach ätiologisch für eine bestehende Pulsation und Vortreibung des Augapfels in Betracht kommen dürfte.

Man unterscheidet im allgemeinen das Angioma arteriosum (Angioma arteriale racemosum, Angioma plexiforme, Rankenangiom) als eine eigentliche Arteriengeschwulst von dem sogenannten Aneurysma racemosum (cirsoideum, serpentinum) als einer Hypertrophie vorhandener arterieller Gefäße[1] Die erstere geht einher mit Neubildung von Arterien, die letztere mit Erweiterung, Verlängerung und Wandverdickung vorhandener Arterien.

---

1) VIRCHOW, Die krankhaften Geschwülste Bd. 3, S. 319, KAUFMANN, Spezielle pathologische Anatomie 4. Aufl., Berlin 1907, S. 87, ASCHOFF, Spezielle pathologische Anatomie 3. Aufl., 2. Bd., S. 83 u. 84.

Nach Simmonds (Über das Angioma racemosum und serpentinum des Gehirns; Virchows Archiv Bd. 180, S. 280 1905) gibt es auch Übergänge zwischen beiden, die er als Angioma arteriale serpentinum bezeichnet.

Borst (Die Lehre von den Geschwülsten, 1902 Wiesbaden) hält das Angioma plexiforme nur in den seltensten Fällen (vielleicht in denen mit kongenitalem Ursprung) für eine echte Geschwulst. Er beschreibt es als einen unentwirrbaren Knäuel von Gefäßen. Die kleinen und kleinsten Zweige eines Gefäßgebietes scheinen nach und nach unter entsprechender Wandverdickung und Erweiterung zu größeren Ästen herangebildet zu werden und dabei ein mäßiges Längswachstum zu erfahren, das sich in der charakteristischen Schlängelung vor allem ausdrückt.

Das Angioma arteriale racemosum ist, wie A. Wagner in Bruns' Beiträgen zur Chirurgie Bd. 11, 1894, S. 49—79 unter Zusammenstellung der bis dahin bekannten Fälle näher ausführt, in 88 % kongenital und in 12 % traumatisch. Es kommt bei beiden Geschlechtern vor. Weitaus am häufigsten ist es am Schädel. Körte (Deutsche Zeitschr. für Chirurgie Bd. 13, 1880) fand unter 26 Fällen 24mal den Kopf als Sitz, darunter 4mal die Augenlider und deren Umgebung. Unter 87 von Schück (Dissertation Berlin 1886) zusammengestellten Fällen betrafen 80 die Kopfhaut.

Das Angioma arteriale racemosum hat nach Wagner einen ausgesprochen progressiven Charakter und kann auch beträchtliche knöcherne Usuren hervorrufen. Während der Pubertät und der Schwangerschaft zeigt es schnelleres Wachstum.

Ist die Erweiterung der Arterien bis über die Kapillaren vorgedrungen, so kann sich Erweiterung und Pulsation auch in den Venen einstellen infolge der freien Verbindung mit den Arterien durch das erweiterte Strombett. Dann kann die Unterscheidung von einem Aneurysma arterio-venosum Schwierigkeiten bereiten.

In fortgeschritteneren Fällen empfindet man deutlich Pulsation und intermittierendes Schwirren an der wie ein Klumpen Regenwürmer sich anfühlenden Geschwulst und hört ein mehr oder weniger lautes blasendes Geräusch. Durch das Klopfen und das Geräusch kann der Patient recht gestört werden.

Eine auffällige öfters beobachtete Begleiterscheinung des razemösen Angioms ist starkes Herzklopfen. Spontanheilungen sind nicht beobachtet. Durch Hämorrhagien können lebensgefährliche Blutungen auftreten.

In dem zur Sektion gekommenen Fall von Emanuel (Deutsche Zeitschr. für Nervenheilk. Bd. 14, 1899, S. 288—319) hatte ein Rankenangiom der Meningeal-Arterien, welches den rechten Schläfenlappen sehr stark komprimiert hatte, beträchtliche Erweiterungen des Sinus durae matris, der Vena jugularis interna (starkes »Karotidenklopfen«), Exophthalmus, Erweiterung der Venen an der Schläfe, in den Lidern, in der Bindehaut und in der Netzhaut hervorgerufen.

Pathologisch-anatomisch finden sich dicht gedrängt geschlängelte Gefäße oft mit verdickter Wandung von geringer Elastizität, beim Anschneiden vielfach klaffend; spärliches Bindegewebe. Meist ist der Tumor von mehreren sehr starken Gefäßen gespeist.

Es besteht kein Grund gegen die Annahme, daß, ebensogut wie die Arteria meningea, die Arteria occipitalis, die Arteria temporalis und die aus der Arteria ophthalmica stammende Arteria frontalis, welche einen bevorzugten Ausgangspunkt der Rankenangioms bilden, nicht auch einmal die Arteria ophthalmica oder deren intraorbitale Äste die Wurzeln zu einem Angioma arteriale racemosum abgeben können.

Daß ein Rankenangiom sich an den Ästen der Arteria maxillaris interna in der Fossa pterygopalatina bilden, durch die möglicherweise usurierte Fissura orbitalis inferior in die Orbita sich hineindrängen und dadurch Pulsation und Vortreibung des Auges hervorrufen kann, geht aus den Fällen von RAMPOLDI (1891) und KRAUSS (1910) hervor (vgl. Krankengeschichte S. 99—101). In diesen allerdings nicht zur Sektion gekommenen Fällen fand sich außer der Vortreibung und Pulsation des Auges ein pulsierender Gefäßtumor am äußeren Orbitalwinkel und in der Schläfengrube. Bei Druck auf den Schläfentumor nahm der Exophthalmus zu bzw. wurde seine Pulsation stärker. Abnahme der Pulsation im Falle RAMPOLDIS bei Kompression der Arteria carotis externa beweist, daß das Rankenangiom deren Gefäßgebiet angehörte.

Das multiple Vorkommen von Angiomen an anderen Stellen, besonders im Gesicht, spricht sehr dafür, daß ein solches bei dem betreffenden Patienten auch in der Pathogenese des pulsierenden Exophthalmus in Betracht kommt (KREUTZ 1903, Rankenangiom in der Netzhaut und in der Gegend des äußeren Ohrs; KRAUSS 1910, RAMPOLDI 1881, im Gesicht; AUGSTEIN 1917, früher an der Backe; KÜMMELL 1918, an der Iris [siehe Nachtrag S. 242]).

Nicht immer tritt der pulsierende Exophthalmus auf Grund von Rankenangiom gleich nach der Geburt, wie z. B. im Falle KRAUSS (1910) u. a. in Erscheinung, sondern manchmal erst im mittleren oder höheren Alter (25, 32, 66 Jahre). Man darf aber auf Grund der Beobachtungen von SCHÜCK (l. c.), WAGNER (l. c.) u. a. auch für diese Fälle annehmen, daß das Rankenangiom in der Orbita aus einem kleinen kongenitalen Angiom oder einer kleinen Teleangiektasie seinen Ursprung nimmt. Diese Vermutung stützt sich auf die Lehre COHNHEIMS von der Entstehung der Geschwülste aus embryonalem liegen gebliebenen Zellmaterial.

Auf das den Rankenangiomen nahestehende, im Falle von ISRAEL (1891), ÖSTREICH (1901; vgl. S. 91) beobachtete angeborene Lymphangiom der Schläfe und Orbita sei hier auch noch einmal hingewiesen.

Inwieweit Fälle mit kongenitalem pulsierenden Exophthalmus vielleicht auf Rankenangiom zurückzuführen sind, ist weiter unten S. 178 näher ausgeführt.

Ob in dem von JOCQS (1895) etwas lückenhaft beschriebenen Fall mit Geräusch, aber ohne Pulsation und ohne Schwirren, bei welchem Kompression eines Gefäßes am inneren Orbitalwinkel das Geräusch zum Schwinden brachte, es sich um das blutzuführende Gefäß eines Rankenangioms handelte, ist nicht sicher zu entscheiden[1]).

---

1) Der Fall von JOCQS betrifft einen 47jährigen Mann mit spontan aufgetretenem linksseitigem leichtem Exophthalmus ohne Pulsation, sehr leisen Ge-

3. Fortgeleitete Gehirnpulsation bei Defekt im Orbitaldach.

Für die Tatsache, daß bei einem Defekt im Orbitaldach der Augapfel vorgetrieben und die Gehirnpulsation auf das Auge übertragen werden kann, haben wir nicht weniger als 8 beweisende Befunde, die bei Sektionen oder Operationen erhoben werden konnten.

Die Ursache des Orbitaldefekts ist unter 9 Fällen vermutlich 2mal ein gleichzeitig gefundener Tumor (1 Gliom, 1 Fibrom) und 1mal eine Echinokokkuszyste, die durch Druck einen Schwund des knöchernen Orbitaldachs hervorgerufen haben dürften.

Dagegen handelt es sich wohl in der Mehrzahl der Fälle um angeborene Defekte des Gehirnschädels am Orbitaldach verbunden mit Vorfall von bruchsackartigen Gehirnteilen. Wird ein Trauma als Ursache einer Cephalocele angesehen, so ist es wohl möglich, daß ein solches ein vermehrtes Hervortreten eines in einem angeborenen Knochendefekt liegenden, aber keine besonderen Symptome veranlassenden Hirnbruchs herbeiführt. Unter Umständen kann vielleicht auch der von dem Hirnbruch auf die Ränder des Orbitaldachdefekts ausgeübte Druck den Knochen zum Schwund bringen, so daß der Hirnbruch im Laufe des Lebens noch weiter zunimmt.

In den Sektionsfällen betraf der Defekt meist den größten Teil des Orbitaldachs (Vgl. Abbildung 16 auf Tafel bei S. 93 Fall ERCKLENTZ); Foramen opticum und Fissura orbitalis superior können miteinbegriffen sein (MAYNARD & ROGERS 1904 ·S. 96).

Im traumatischen Fall von EMERYS JONES (1884; vgl. S. 96) fand sich keine eigentliche Cephalocele, sondern eine Karies des Orbitaldachs, durch welche ein Hirnabszeß mit einem fluktuierenden Orbitalabszeß in Verbindung stand. Die Pulsation war vermutlich durch den Eiter fortgeleitet.

Die Wand des bruchartigen Sackes, die sich durch einen solchen Defekt im Orbitaldach hervordrängt, ist bei den sogenannten Cephalocelen von

---

räuschen, ganz geringer Erweiterung der Netzhautvenen, keiner Venenstauung an den Lidern und der Stirn, vollem Sehvermögen und guter Motilität. Der Patient hatte selbst bemerkt, daß sich durch Kompression einer bestimmten Stelle dicht oberhalb des inneren Lidwinkels oder Aufsetzen des Klemmers auf diese Stelle das Geräusch beseitigen ließ.

Die folgende von JOCQS gegebene Erklärung beruht auf falschen Anschauungen über Strömungsrichtung und Druckverhältnisse in den Orbitalvenen. Sie ist unrichtig und sei nur der Vollständigkeit halber angeführt: Das Geräusch soll in der Arteria ophthalmica infolge deren Kompression durch die erweiterte Vena ophthalmica eintreten. Dadurch, daß angeblich bei Druck auf den inneren Orbitalwinkel der Zufluß zur Vena ophthalmica komprimiert werde, höre der auf der Arteria ophthalmica lastende venöse Druck und damit das Geräusch auf.

DE WECKER (1867) und BETTREMIEUX (1909) beobachteten angeblich das gleiche Phänomen an ihren Fällen, die ebenfalls keine Pulsation aufwiesen. Doch sind diese atypischen Fälle nicht genügend genau beschrieben, um sich ein Urteil über ihre Pathogenese zu bilden.

Arachnoidea und einer meist äußerst dünnen Schicht Nervengewebes gebildet. Das Innere des Bruchsacks steht mit einem Gehirnventrikel in Verbindung oder hat wenigstens früher mit ihm in Verbindung gestanden, wenn auch manchmal nur durch eine sehr feine leicht zu übersehende Kommunikationsstelle.

Da die nervöse Auskleidung der Bruchsackwand manchmal auf die Epithelschicht eines Gehirnventrikels beschränkt sein kann, so wurden solche Fälle vielfach als einfache Hirnhautausstülpungen angesehen und als Meningocele bezeichnet. Doch bei genauer Untersuchung sind diese Fälle wohl meist ihrer Genese nach Cephalocelen. Wirkliche Meningocelen sind sehr selten (vgl. E. von Bergmann in Bruns' Chirurgie des Kopfes 3. Auflage, Stnttgart, F. Enke, 1907, S. 147—154).

Im Falle von Maynard & Rogers (1904) war der Hirnbruchsack von dem Nervus opticus selbst gebildet, der hochgradig erweitert, mit Flüssigkeit gefüllt war und anscheinend mit den durch Hydrocephalus internus erweiterten Ventrikeln in Verbindung stand. Wie dieser Fall und der von Lücke (1891) zeigen, kann die Cephalocele mit Hydrocephalus internus vergesellschaftet sein.

Über der Cephalocele ist öfters, aber nicht immer eine Pulsation bemerkbar. Denn mit jedem Herzschlag wird durch die in die Schädelhöhle eindringende Blutwelle eine Druckerhöhung in der Schädelkapsel hervorgerufen und diese Druckschwankungen werden durch das flüssige Medium der Zerebrospinalflüssigkeit allseitig, also auch in den Hirnbruchsack fortgeleitet.

Bei den in die Orbita sich vorstülpenden Cephalocelen unterscheidet man je nach ihrem Sitz eine Cephalocele orbitae anterior und posterior.

Exophthalmus wird nur durch einen in den hinteren Teil der Orbita vordringenden größeren Bruchsack herbeigeführt; doch braucht eine Übertragung der Gehirnpulsation auf den Bulbus nicht immer vorhanden zu sein. Der Grad der nachweisbaren Pulsation ist abhängig von der Weite der Bruchpforte, von der Größe und der Lage des Bruchsacks, sowie von der Straffheit des Orbitalgewebes (Fettpolster, Faszien).

Zum Beweis, daß ein einfacher Defekt im Dach der Augenhöhle zur Fortleitung der Gehirnpulsation auf die Orbita nicht genügt, führe ich folgende Beobachtung von Krauss (1910 S. 84) an: Ein zystischer Tumor hatte das Orbitaldach in einem Umfang von 2 cm usuriert; trotzdem war die normale nur mit exákten Apparaten nachweisbare Pulsation der Orbita nicht vermehrt.

Daß bei ausgedehnter Schußverletzung des Orbitaldachs Gehirnpulsation sich auf das Auge fortpflanzt, halte ich zwar nicht für ganz ausgeschlossen, aber für wenig wahrscheinlich (vgl. Fall Eppenstein S. 121 u. 166).

Birch-Hirschfeld, auf dessen Bearbeitung der Cephalocele orbitae (dieses Handbuch Kap. 13 S. 539—552) verwiesen wird, fand unter einigen 50 Fällen von Cephalocele orbitae anterior Vorhandensein einer Pulsation des Tumors 6mal angegeben, unter den viel selteneren Fällen von Cephalocele orbitae posterior soll der Bulbus 4mal pulsiert haben.

Während bei den eigentlichen Cephalocelen die Zerebrospinalflüssigkeit die Pulsation auf die Orbita fortleitet, so dürfte wohl in dem Fall von DEMICHERI (1908) eine Echinokokkusblase von 250 ccm Inhalt, die das Orbitaldach zerstört hatte und in die Orbita hineinragte, die Gehirnpulsation auf die Orbita übertragen haben.

In 2 Fällen (VON OETTINGEN 1873, SCHELL 1881), in denen ein gefäßarmer Tumor (ein Fibrom und ein Gliom) das Dach der Augenhöhle zum Schwund gebracht hatte, war der knöcherne Defekt so umfangreich, daß die Hirnpulsation sich wohl auf den Orbitalinhalt im Ganzen übertragen konnte. Inwieweit im Fall von SCHELL der bei der Sektion vorgefundene Gehirnabszeß im ursächlichen Zusammenhang stand mit der fluktuierenden sanft pulsierenden im inneren oberen Orbitalwinkel befindlichen Geschwulst, über welcher die Haut verdünnt war, ist aus der Originalmitteilung nicht klar ersichtlich.

Bei dem 2jährigen Patienten von EMERYS JONES (1881), bei dem nach einer Verletzung durch eine zinnerne Pfeife eine Karies des Orbitaldachs und ein Orbital- sowie ein damit zusammenhängender Gehirnabszeß entstanden war, scheint der Eiter die Hirnpulsation auf die Orbita und die fluktuierende Oberlidgeschwulst fortgepflanzt zu haben.

Das Vorhandensein von Geräuschen ist in den Fällen von Vortreibung und Pulsation des Augapfels infolge von Cephalocele orbitae gar nicht zu erwarten, da Aneurysmen, in denen Geräusche entstehen könnten, in diesen Fällen keine ätiologische Rolle spielen. Wenn aber doch im Falle LÜCKES (1891, vgl. S. 93 u. 97) [1] vorübergehend bei sehr fest angelegtem Stethoskop ein leises dem Nonnensausen an der Vena jugularis ähnliches Geräusch zu hören war, so läßt sich dafür eine einwandfreie Erklärung nicht finden. Seine Vermutung, die Geräusche »seien unzweifelhaft durch Druck auf die Vena ophthalmica hervorgebracht«, halte ich nicht für sehr wahrscheinlich, da in dieser hierdurch kaum eine Wirbelbewegung entsteht, die ein Geräusch würde veranlassen können. Auch die Annahme, daß etwa die durch die Bruchpforte pulsierende Zerebrospinalflüssigkeit schwache Geräusche bewirken könne, scheint mir nicht zutreffend.

In dem von GERHARDT (1899, 1901) und WIDENMANN (1900) veröffentlichten Fall war das Geräusch sehr leise und nur bei völliger Stille wahrnehmbar; es ist vielleicht auf ein bei der Sektion gefundenes gleichzeitig vorhandenes Karotisaneurysma im Sinus cavernosus zurückzuführen.

---

[1] Angeblich »Meningocele«, doch anscheinend der Beschreibung und dem Originalkrankenblatt der Straßburger chirurgischen Klinik nach zu schließen wohl eine »Cephalocele«.

Die Mitteilung Demicheris (1908), in seinem Fall von Echinokokkus der Schädel- und Augenhöhle sei vorübergehend einmal ein ganz leises und zartes Blasen gehört worden, ist nicht ganz sicher hingestellt. Demicheri gibt aber bestimmt an, daß bei Zunahme der Erscheinungen kein Geräusch vorhanden gewesen sei.

Nervenlähmungen finden sich besonders in denjenigen Fällen von Cephalocele orbitae posterior, in denen der knöcherne Defekt bis an die Spitze der Orbita reicht, so daß dort die Nerven durch Druck geschädigt werden.

III. Kongenitale Fälle.

§ 54. In einer kleinen Anzahl von vorzugsweise kongenitalen Fällen ist die Pathogenese aus dem nur kurz beschriebenen klinischen Bild in Ermangelung einer anatomischeu Untersuchung nicht klar ersichtlich. Die kurzen Krankengeschichten dieser Fälle finden sich S. 101—102.

Wahrscheinlich handelt es sich hier meistens um Cephalocele oder Rankenangiom der Orbita. Denn diese beiden Leiden sind in der Anlage angeboren, auch wenn sie öfters erst im späteren Alter durch weiteres Wachstum z. B. nach Trauma oder in der Pubertät zutage treten.

Manchmal können andere gleichzeitig bestehende Anomalien auf die Natur des den pulsierenden Exophthalmus veranlassenden Leidens hinweisen z. B. Teleangiektasiep im Gesicht auf ein Angioma arteriale der Orbita (Krauss 1910), oder eine Encephalocele am Hinterkopf auf eine ebensolche in der Orbita (v. Öttingen 1873).

Daß ein Aneurysma arterio-venosum der Karotis oder ein Aneurysma der Arteria ophthalmica angeboren vorkommt und Pulsation sowie Exophthalmus hervorruft, ist mir recht unwahrscheinlich.

Nach Thorel[1]) scheinen congenitale Aneurysmen kaum vorzukommen. Die von ihm erwähnten, nur selten beobachteten angeborenen symmetrischen Anomalien im Bau der Gefäßwand, z. B. an der Arteria cerebri posterior und der Arteria fossae Sylvii dürften kaum als eigentliche Aneurysmen zu betrachten sein.

In einem von Israel (1895) operierten Falle von angeborenem pulsierendem Exophthalmus fand sich als Ursache ein »Kavernom«, das sich von der Schläfengrube durch die Fissura orbitalis inferior in die Augenhöhle erstreckt hatte. Der interessante Fall ist leider nicht ausführlicher publiziert.

Auch über eine von E. v. Hippel (1912) vorgestellte Patientin mit angeblich seit Geburt bestehendem Enophthalmus pulsans verbunden mit multiplen Hautfibromen ohne Geräusch und ohne wesentliche Änderung beim Vorbiegen des Kopfes fehlen nähere Angaben in der Literatur.

---

1) Pathologie der Kreislauforgane. VI. Aneurysma, in Lubarsch-Ostertag, Ergebnisse der allgemeinen Pathologie und path. Anatomie des Menschen und der Tiere. Jahrgang 14 II. Abtlg. 1910. S. 610—675.

IV. Pulsierender intermittierender Exophthalmus.

§ 55. Zwischen dem pulsierenden und dem von BIRCH-HIRSCHFELD im Band 9 dieses Handbuchs Kapitel 13 S. 195—149 besprochenen intermittierenden Exophthalmus gibt es Übergangsfälle.

Unter diesen ist die eine Gruppe von Fällen jedenfalls ihrer Pathogenese nach dem pulsierenden Exophthalmus zuzurechnen; hierzu gehören die Fälle von ausgebildetem pulsierendem Exophthalmus, in denen nach längerem Bestehen des Leidens Schwankungen im Grade des Exophthalmus auftreten, nämlich Zunahme der Protrusion des Auges beim Bücken, Pressen oder bei Kompression des Halses und Abnahme der Vortreibung bei Rückenlage; z. B. der von GRUNERT (1898), KRUMM (1899), SOBERNHEIM (1902) MELTZER (1905) u. a. beschriebene Patient (vgl. S. 33), ferner die Fälle von HIGGENS (1881), POIRIER (1890) WILDER (1887), WEISS (1898), LOEB (1911).

Es ist leicht verständlich, daß das Auftreten eines intermittierenden Exophthalmus begünstigt wird durch die hochgradige Erweiterung des orbitalen Venennetzes, den sekundären Schwund des orbitalen Fettgewebes, die Dehnung der Faszien und Septen der Orbita, wie sie die Folge eines länger bestehenden, durch Karotisruptur im Sinus herbeigeführten pulsierenden Exophthalmus sind. Nimmt nun der arterielle Blutzustrom von der Rupturstelle der Karotis in die Orbitalvenen infolge ·mehr oder weniger beträchtlicher Thrombosierung ab, so wird die Füllung des retrobulbären Venensystems und damit der Grad des Exophthalmus in erster Linie abhängig sein von den besseren oder schlechteren Abflußbedingungen des Blutes aus der Orbita. Bei Kompression des Halses, beim Pressen und Bücken wird die Füllung der Orbitalvenen stark sein und infolgedessen ein Exophthalmus auftreten; dagegen wird bei Rückenlage der Bulbus beträchtlich zurücksinken; hierbei wird aber durch die aus der Karotis zuströmende Blutwelle die Pulsation des Bulbus immer noch unterhalten.

Die andere Gruppe von Fällen gehört mehr dem intermittierenden Exophthalmus an; die Schwankung im Grade des Exophthalmus ist das wesentliche Symptom, die Pulsation dagegen ist nur äußerst gering. Zur Erklärung dieser Fälle sind verschiedene Hypothesen aufgestellt worden:

DE VINCENTIIS (1894) und FRUGINELE (1904) nehmen an, der Puls der nicht rupturierten Karotis könne sich dem Venenblut des Sinus cavernosus und von diesem bei sehr weiter Kommunikation mit der dilatierten Vena ophthalmica superior dem orbitalen Venenblut und damit dem Bulbus mitteilen.

MULDER (1898, 1900) dagegen vermutet, daß die Hirnpulsation sich bei abnorm erweiterter Verbindung zwischen den Orbitalvenen und dem Sinus auf das orbitale Venenblut überpflanzen und den Bulbus pulsieren lassen könne.

Krauss (1910, S. 83) äußert auf Grund seiner Untersuchungen über die orbitale Plethysmographie die Vermutung, daß beim Zusammentreffen bestimmter anatomischer Verhältnisse eine Pulsation des Bulbus für den Untersucher sichtbar werden kann. Es gehören hierzu;

1) eine gewisse Größe der Arteria ophthalmica, die das pulsierende Moment schafft;

2) eine starke Dilatation der Venen, speziell der Vena ophthalmica superior, die es überträgt;

3) eine hochgradige Atrophie des Fettes, das die Pulsation normalerweise abdämpft;

4) eine starke Erschlaffung der Fascia tarso-orbitalis und Dehnung der Augenmuskeln, die gleichfalls eine Übertragung der Pulsation auf den Augapfel begünstigen.

Man kann diese Krausssche Auffassung, wie ich glaube, ganz gut zur Erklärung der Fälle von intermittierendem Exophthalmus mit Pulsation des Auges heranziehen.

Im Falle von Dolschenkow (1887) fand sich bei einem 21jährigen Mann seit einem vor 8 Jahren erlittenen Trauma ein intermittierender Exophthalmus mit schwachen blasenden Geräuschen über dem Augapfel, nur bei zurückgehaltenem Atem vernehmbar. Bei Druck auf die Vena jugularis nahm der Exophthalmus bedeutend zu. Der Autor hält den Fall für einen retrobulbären kavernösen Tumor. Ähnlich verhält es sich mit dem Fall von. Surow (1902). In Ermangelung einer genaueren Kenntnis der in russischer Sprache veröffentlichten Originalarbeiten und beim Fehlen einer anatomischen Untersuchung kann ich nichts Sicheres über die Pathogenese dieser 2 Fälle sagen.

X. Differentialdiagnose.

§ 56. In diesem Abschnitt sollen zunächst kurz die diagnostischen Unterscheidungsmerkmale des pulsierenden Exophthalmus gegenüber anderen Krankheiten, mit welchen Fälle von pulsierendem Exophthalmus gelegentlich verwechselt worden sind, hervorgehoben werden.

Sodann werden die diagnostisch wichtigen Punkte, welche auf die jeweilige Ursache des pulsierenden Exophthalmus hinweisen, noch einmal übersichtlich zusammengestellt.

Bei eingehender Untersuchung werden nur in wenigen Fällen noch Zweifel über die Natur des dem pulsierenden Exophthalmus zugrunde liegenden Leidens bestehen bleiben.

A. Differentialdiagnose zwischen pulsierendem Exophthalmus und anderen Leiden.

Wenig ausgebildete Fälle mit geringem Exophthalmus und undeutlicher Pulsation wurden gelegentlich von den zuerst behandelnden Ärzten längere

Zeit für Basedowsche Krankheit oder für traumatische Neurose angesehen.

Es war dies nur deshalb möglich, weil die betreffenden Untersucher nicht daran gedacht hatten, am Kopf zu auskultieren. Objektive Feststellung eines Geräusches im Kopf, sowie starker Stauungserscheinungen in den Venen der Netzhaut und Bindehaut genügen schon zur Sicherung der richtigen Diagnose.

Verwechslung eines pulsierenden Exophthalmus mit einem intermittierenden Exophthalmus ist bei ausgebildetem Symptomenkomplex kaum möglich. Dagegen gibt es, wie schon früher (S. 179) auseinandergesetzt ist, Übergangsfälle, in denen bei pulsierendem Exophthalmus der Grad der Vortreibung des Augapfels je nach der Stauung der Venen schwankt.

Bei einem Fall, der mit plötzlich einsetzenden Geräuschen als typischer pulsierender Exophthalmus beginnt und später nach Verschwinden der Geräusche nur noch intermittierendes Vortreten des Augapfels zeigt, wird man einen tatsächlichen Übergang der einen Erkrankung in die andere annehmen können, z. B. bei dem von Grunert (1898), Meltzer (1905) und vielen Anderen beschriebenen Patienten Philipp Landler (vgl. S. 33). Andere Fälle, die niemals Geräusche aufgewiesen haben, sondern bei denen das intermittierende Auftreten des Exophthalmus je nach dem Grad der venösen Stauung das ausgeprägteste Merkmal ist, während die Pulsation nur geringfügig bleibt und Geräusche dauernd fehlen, werden als intermittierender Exophthalmus zu betrachten sein z. B. 2 Fälle Mulders (1898, 1900) 1 Fall von De Vincentiis (1894). In diesem letzteren Fall mit Schwankungen zwischen Enophthalmus und Exophthalmus von 20 mm nahm die Pulsation beim Zurückdrängen des Bulbus in die Orbita angeblich ab, während beim pulsierenden Exophthalmus gerade beim Repositionsversuch die Pulsation deutlicher wird.

Eine Differentialdiagnose gegenüber einem Aneurysma der Carotis interna im Sinus cavernosus bedarf keiner langen Erörterung. Wie im Kapitel Pathogenese S. 167 eingehend auseinandergesetzt worden ist, wird Pulsation, Exophthalmus, sowie Stauung in den Netzhaut- und Bindehautvenen bei einem Karotisaneurysma ohne Ruptur der Wand nicht vorhanden sein. Es wird sich das Aneurysma je nach seiner Lage und Größe durch ein intermittierendes Geräusch, bisweilen durch mehr oder weniger starke Schädigung der den Sinus cavernosus durchlaufenden Hirnnerven und des Nervus opticus sowie des die Karotis umspinnenden sympathischen Plexus cavernosus äußern können.

Die Thrombose des Sinus cavernosus kommt differentialdiagnostisch kaum in Betracht. Höchstens könnte man bei dem akuten Beginn eines pulsierenden Exophthalmus mit starker Vortreibung des Auges, hoch-

Differentialdiagno

	Ruptur der Karotis im Sinus cavernosus	Aneurysma der Arteria ophthalmica
Relative Häufigkeit.	ca. 90 % aller Fälle. (Traumatische Fälle 68 1/2 % ; spontane Fälle 21 1/2 %.)	Vermutlich unter 1 %.
Ursache.	Meist traumatisch; Schädelbruch, Schußverletzung; Stichverletzung der Orbita. Seltener spontan: Arteriosklerose, Schwangerschaft.	
Alter.	Bei Stichverletzungen auch Kinder; bei Schädelbruch mittleres, bei spontanen Fällen mittleres und höheres Alter.	
Subjektive Beschwerden und Beginn.	Meist plötzlich mit lautem Geräusch und in der Regel sehr heftigen Kopfschmerzen. In traumatischen Fällen noch die durch den Schädelbruch oder die Verletzung bewirkten Beschwerden.	Bei Aneur. spur. vermutlich plötzlich mit starken Schmerzen in der Orbita, Exophth. und Zeichen einer Orbitalblutung. Bei Aneur. ver. schmerzlos, sehr allmählich.
Dauer d. Ausb. d. Symptomenkomplexes.	Einige Tage bis mehrere Monate.	
Exophthalmus (Grad, Richtung, Repositionsmöglichkeit).	0—20 mm; meist nach temporal unten. Reposition möglich, nach Karotiskompression leichter.	Bei Aneurysma spurium möglicherweise sehr stark; bei Aneurysma verum sehr gering, kaum bemerkbar. Reposition vermutlich weniger leicht ausführbar.
Pulsation (Grad, Schwirren).	Meist sichtbar, oft nur fühlbar, selten fehlend; am deutlichsten am reponierten Bulbus und am inneren ob. Orbitalwinkel. Charakteristisches Schwirren bei leiser Palpation am inneren oberen Orbitalrand.	Bei Aneurysma spur. Schwirren vorhanden (Dempsey 1886). Bei Aneurysma verum vermutlich kein Schwirren.
Geräusch (Stärke, Ort, Charakter, Beeinflußbarkeit).	Kontinuierliches Brausen mit lautem systolischen Blasen. In manchen Fällen zeitweise hoher pfeifender Ton. Am lautesten über dem Auge und am inneren oberen Orbitalwinkel, leise auch über dem ganzen Kopf.	Wahrsch. zieml. leises, systolisches, blas. Geräusch über d. Orbita. Bei Aneur. verum noch leiser als b. Aneur. spur. Vermutl. b. kräftiger Repos. d. Orbitalinhalts verschwind. (Im Falle Dempsey [1886], vgl. S. 119), vielleicht infolge des gleichzeitig bestehenden Karotisaneurysmas lauter.)

stische **Merkmale.**

Pulsierender maligner Tumor	Angioma arteriale racemosum (Aneurysma cirsoideum)	Fortgeleitete Hirnpulsation bei Orbitaldachdefekt
ca. 3 %.	ca. 3 %.	ca. 3 %.
Meist spontan.	Meist spontan.	Meist spontan.
Mittleres und höheres Alter.	Oft angebor.; langs., in d. Pubertätszeit u. während Schwangersch. vermehrt. Wachstum, manchm. erst in mittl. oder höh. Alter in Erscheinung tretend.	Meist angeboren. Bisweilen spontan oder nach Trauma in jüngerem oder mittlerem Alter zutage tretend.
Allmählicher Beginn, langsames, unaufhaltsames Wachstum. Geräusche gar nicht oder erst später und nur leise auftretend. In manchen Fällen Schmerzen.	Wohl meist ohne heftige Beschwerden; sehr langsame Entwicklung. Geräusch fehlend oder zeitweise bzw. dauernd leise vorhanden.	Keine Schmerzen, kein nennenswertes Geräusch. Langsamer Beginn.
Ein bis mehrere Jahre langsam zunehmend.	Im Laufe von Jahren unter Umst. ohne Änderung.	
Fortschreit. Zunahme; Verdrängung des Augapfels nach allen Richtungen möglich; nicht oder nur sehr schwer reponierbar, auch nicht bei Karotiskompression.	Meist nicht sehr stark in verschied. Richtung. Manchmal bei Karotiskompression spontan zurückgehend. Bisweilen b. Bücken zunehmend.	Kräftige Reposition des Exophthalmus kann Gehirnerscheinungen verursachen.
Kein Schwirren.	Pulsation meist gering, manchmal wechselnd. Schwirren kann zur Beobachtung kommen.	Pulsation meist gering, nach ausgiebiger Lumbalpunktion oder Anlegen einer Staubinde um den Hals angeblich erheblich nachlassend. Kein Schwirren.
Fehlend oder leise intermittierend, am deutlichsten über dem etwa sichtbaren oder fühlbaren Tumor oder einer etwa vorhandenen Metastase.	Fehlend oder leise intermittierend, am deutlichsten über dem etwa sichtbaren oder fühlbaren Tumor.	Meist fehlend; sonst nur bei festem Andrücken des Stetoskops leise wahrnehmbar.

	Ruptur der Karotis im Sinus cavernosus	Aneurysma der Arteria ophthalmica
Stauungserscheinungen an d. Venen der Netzhaut, Bindehaut und Lider.	Hochgradige Venenerweiterung an Netzhaut, Augapfelbindehaut und manchmal an den Lidern. An Netzhaut und Lidvenen mitunter Pulsation. Oft Chemosis.	Keine Stauung an Bindehaut und Lidvenen. Keine nennenswerte Erweiterung der Netzhautvenen; kein Venenpuls. Keine Chemosis.
Pulsierende Geschwulst.	In einem Teil der Fälle Entwicklung einer stark pulsierenden, elastischen, kompressiblen Geschwulst am inneren oberen Winkel der Augenhöhle nach mehrwöchigem oder mehrmonatlichem Bestehen; mitunter pulsierende, variköse Ausläufer nach Stirn oder Schläfe; zusammenfallend bei Kompression am inneren oberen Orbitalwinkel. Bei längerem Bestehen manchmal Pulsation der Vena jugularis int. und d. V. occipitalis.	Keine aus varikösen Gefäßen zusammengesetzte pulsier. Geschwulst. Kein stärkerer Puls an den großen Halsgefäßen und an der Vena occipitalis.
Wirkung der Kompression der Karotis.	Verschwinden oder wesentliche Abschwächung des Geräusches und der Pulsation.	Dasselbe.
Blutungen.	Häufig Netzhaut- und Nasenblutungen, manchmal sehr starke Blutungen aus der geschwellten Bindehaut.	Keine Netzhaut- und Nasenblutungen. Bei Aneurysma spurium Anzeichen einer Orbitalblutung.
Nervenlähmungen.	Häufig II. bis VI.	
Sehvermögen.	0—1; Erblindung in ca. $\frac{1}{5}$ der traumatischen und $\frac{1}{2}$ der spontanen Fälle.	
Augenhintergrund.	Starke Stauung, Schlängelung und manchmal Pulsation an den Netzhautvenen. Blutungen.	Vermutlich keine Veränderungen.
Röntgenbefunde.	Bei Schußverletzung häufig Geschoß am Sinus cavernosus.	
Nasenuntersuchung.	Oft starke Stauung und Schwellung der Nasenschleimhaut. Nasenblutungen.	Keine Veränderungen. Kein Nasenbluten.

Pulsierender maligner Tumor	Angioma arteriale racemosum (Aneurysma cirsoideum)	Fortgeleitete Hirnpulsation bei Orbitaldachdefekt
Keine stärkeren Stauungserscheinungen und keine Pulsation an den Venen.	Keine wesentlichen Stauungserscheinungen und keine Pulsation an den Venen.	Keine Stauungs- und Pulsationserscheinungen an den Venen.
Meist nicht kompressibel. Bei Kompression am oberen inneren Winkel der Orbita nicht zusammenfallend. Manchmal höckerige Oberfläche. Sitz in der großen Mehrzahl der Fälle nicht innen oben. Tumor oft auch in der Nachbarschaft der Orbita (Schläfengrube, Nase usw.) nachweisbar.	Tumor manchmal als Knäul regenwurmartiger Gefäße fühlbar. Sitz häufiger außen als innen oben. Manchmal gleichzeitig ein Angioma arteriale in der Schläfengrube. Bei Druck auf den Schläfentumor Zunahme des Exophthalmus.	Pulsierende Geschwulst oft fluktuierend. Fester Druck verursacht manchmal Schwindel, und bei Vorhandensein einer zweiten Cephalocele deren vermehrtes Hervortreten. Es läßt sich die pulsierende Geschwulst durch Druck fast völlig zum Schwinden bringen, dabei wird angeblich das Auge verhältnismäßig wenig nach unten und vorn gedrängt. Sitz der pulsierenden Geschwulst stets oben.
Dasselbe.	Dasselbe; unter Umständen kann auch Kompression der A. carotis ext. Geräusch und Pulsation zum Schwinden bringen oder abschwächen.	Verschwinden oder Abschwächung der Pulsation.
Keine Netzhaut- und, falls der Tumor nicht seinen Ursprung in der Nase hat, keine Nasenblutungen.	Keine Netzhaut- und Nasenblutungen.	Keine Netzhaut- und Nasenblutungen.
	Meist keine Nervenlähmungen.	Meist keine Nervenlähmungen.
	Meist nicht gestört.	
Meist keine Veränderungen.	Meist keine Veränderungen. (Kreutz 1903, Rankenangiom d. Netzhaut.)	Meist keine Veränderungen.
Unter Umständen Tumor nachweisbar.	Manchmal Vergrößerung der Orbita.	Orbitaldachdefekt nachweisbar.
Unter Umständen Tumor in der Nase.	Bisweilen Nasenbluten (Kreutz 1903).	Kein Befund.

	Ruptur der Karotis im Sinus cavernosus	Aneurysma der Arteria ophthalmica
Probepunktion.	Arterielle Blutung.	
Doppelseitigkeit der Krankheitserscheinungen.	In $^1/_5$—$^1/_6$ der Fälle doppelseitig.	Einseitig.
Sonstiges.		

gradigem Lidödem, Chemosis, sowie heftigen Kopfschmerzen, Schwindel und anderen Gehirnerscheinungen an den Symptomenkomplex septischer Thrombose des Sinus cavernosus mit Übergreifen auf die Orbita denken (vgl. BIRCH-HIRSCHFELD. Die Krankheiten der Orbita; dieses Handbuch S. 376 —425). Doch wird durch Feststellung, ob ein Geräusch vorhanden ist oder fehlt, sich stets die Diagnose sichern lassen.

B. Differentialdiagnostische Merkmale zur Feststellung der jeweiligen Ursache von Vortreibung und Pulsation des Augapfels.

Eine möglichst genaue Feststellung des den Exophthalmus und die Pulsation veranlassenden Grundleidens ist für den bei der Therapie einzuschlagenden Weg natürlich von großer Wichtigkeit. Es soll dieses durch die vorstehende, alle differentialdiagnostisch in Betracht kommenden Punkte enthaltende Tabelle möglichst erleichtert werden. Genauere diagnostische Einzelheiten können in den Kapiteln Symptomatologie und Pathogenese nachgeschlagen werden.

XI. Therapie.

Vor Einleitung der Therapie muß man sich möglichste Klarheit über das dem pulsierenden Exophthalmus zugrunde liegende Leiden verschafft haben. Es wird natürlich das therapeutische Handeln ein verschiedenes sein, je nachdem es sich um eine Ruptur der Arteria carotis interna im Sinus cavernosus, um eine Cephalocele orbitae, oder um einen gefäßreichen Tumor der Orbita handelt. Im folgenden soll die Therapie dieser verschiedenen ursächlichen Leiden getrennt besprochen werden.

Pulsierender maligner Tumor	Angioma arteriale racemosum (Aneurysma cirsoideum)	Fortgeleitete Hirnpulsation bei Orbitaldachdefekt
	Arterielle Blutung.	Meist Zerebrospinalflüssigkeit. (Eventuell Echinokokkenblaseninhalt (Demicheri 1908), Eiter (Emerys Jones 1884.)
Einseitig.	Einseitig.	Einseitig.
Pulsierende Metastasen.	Gleichzeitiges Vorhandensein von Angiomen, Teleangiektasien, Nävis oder anderen Entwicklungsanomalien. Häufig Herzklopfen.	Bisweilen eine zweite Cephalocele an einer anderen Stelle des Schädels. Manchmal Hydrocephalus. Orbitaldachdefekt unter Umständen mit dem tief in die Orbita eindringenden Finger fühlbar.

A. Therapie des wahren pulsierenden Exophthalmus.

Da in 9/10 der Fälle von pulsierendem Exophthalmus ein Aneurysma arterio-venosum der Karotis im Sinus cavernosus das Leiden hervorruft, haben wir uns bei Erörterung der Behandlung des pulsierenden Exophthalmus in erster Linie mit der therapeutischen Beeinflussung dieses Zustandes und dessen Folgeerscheinungen zu befassen.

Bei dem ganz enorm seltenen Aneurysma der Arteria ophthalmica als Ursache eines pulsierenden Exophthalmus würde man etwa in ähnlicher Weise therapeutisch hervorgehen: Ligatur der Carotis interna, bzw. der Arteria ophthalmica in der Orbita sind dabei die wichtigsten Heilverfahren.

Unter den Behandlungsmethoden, die alle den Verschluß der Rupturstelle durch Thrombosierung herbeizuführen beabsichtigen, seien zunächst die nicht operativen Heilverfahren besprochen: allgemeine und medikamentöse Behandlung, lokale Behandlung durch Injektion, Elektrolyse und Druckverband sowie Behandlung durch fortgesetzte Karotiskompression. Viel wichtiger sind jedoch die weiter unten ausführlich erörterten operativen Maßnahmen, 1. die Unterbindung der Karotis und 2. die orbitalen Operationen. Natürlich können zweckmäßig die verschiedenen Verfahren miteinander kombiniert werden.

Auf die Darlegung der Indikationsstellung für die verschiedenen Behandlungsmethoden am Schluß des Abschnittes (S. 235) sei besonders hingewiesen.

Bevor wir auf die verschiedenen, in Betracht kommenden Heilverfahren näher eingehen, wollen wir uns klar machen, welche pathologischen Vorgänge und anatomischen Veränderungen im Verlaufe der Heilung sich abspielen.

In den Fällen von pulsierendem Exophthalmus, die spontan zur Heilung gekommen waren (S. 104), zeigte es sich, daß der Heilungsprozeß in der Regel mit einer plötzlich einsetzenden, seltener mit einer langsam auftretenden Thrombosierung der Orbitalvenen einberging. Nach Abklingen der entzündungsartigen Erscheinungen waren oft harte thrombosierte Venen zu fühlen; das Geräusch und die Pulsation waren verschwunden. In den nach der Heilung zur Sektion gekommenen Fällen (vgl. Tabelle S 126 Nr. 20, 21, 22, 24, 26) waren mehr oder weniger frische Thromben in Karotis, Sinus cavernosus und Vena ophthalmica nachweisbar.

Es ist also zweifellos, daß die Heilung des pulsierenden Exophthalmus durch eine Thrombosierung der Gefäßverbindungen zwischen Carotis interna und Orbitalvenen sich vollzieht. Unsere therapeutischen Bestrebungen müssen also darauf hinzielen, eine solche Thrombosierung herbeizuführen, ohne daß dabei das Sehvermögen geschädigt wird.

Experimentelle und histologische Untersuchungen über die feinanatomischen Vorgänge bei der Heilung von Arterienwunden, die unter SATTLERS (1880 S. 918—19) Leitung von HÖLTZKE vorgenommen wurden, ergaben, 1. daß die Ränder der Arterienwunden niemals direkt miteinander verkleben, 2. daß das die klaffende Öffnung verschließende Ersatzgewebe (organisierter Thrombus) längere Zeit hindurch eine verhältnismäßig geringe Widerstandsfähigkeit besitzt, und 3. daß die geheilte Wunde ohne Ruptur bei nur makroskopischer und namentlich nicht sehr genauer Betrachtung leicht übersehen werden kann.

Allgemeine und medikamentöse Behandlung zur Begünstigung einer Thrombenbildung an der Rupturstelle.

§ 57. Von einer Anregung der Thrombenbildung durch allgemeine und medikamentöse Behandlung darf man sich natürlich nicht allzuviel versprechen. Immerhin verdienen manche der im folgenden empfohlenen Maßnahmen Beachtung als Mittel zur Unterstützung des Erfolges der in erster Linie in Betracht zu ziehenden operativen Heilverfahren.

Zur Begünstigung der Thrombosierung ist es vor allem wünschenswert, den Blutdruck in der Karotis herabzusetzen und den Blutkreislauf zu verlangsamen. Gleichzeitig können gerinnungsbefördernde Mittel gegeben werden.

Ruhige Lage, Vermeidung jeder Aufregung, Beruhigungsmittel, Beseitigung der etwa vorhandenen Schmerzen durch Narkotika, mäßige, ev. etwas reduzierte Diät, sparsame kühlende Getränke und Sorge für leichten Stuhlgang sind sicher zweckmäßige, die übrige Behandlung unterstützende Allgemeinvorschriften. (Husten, Partus, Erbrechen haben in manchen Fällen wesentliche Zunahme der Krankheitserscheinungen veranlaßt.)

Lokale Blutentziehungen und kleine Aderlasse sind von ERICHSON (1870, 1866) HOLMES (1864), NUNNELEY (1859) mit Erfolg, von anderen ohne Erfolg angewendet worden.

Die vielfache Darreichung innerer Mittel scheint abgesehen von Beruhigungs- und Schmerzstillungsmitteln sowie von den gleich zu erwähnenden gerinnungsbefördernden wohl wenig Wert zu haben. Auch durch das bei pulsierendem Exophthalmus sehr häufig gegebene und mehrfach empfohlene Jodkalium dürfte kaum eine Besserung oder Heilung erzielt worden sein.

GASPARRINI (1906) glaubt, die völlige Heilung eines spontan, bei einem 36jährigen Manne mit Geräuschen und Stauungserscheinungen aufgetretenen pulsierenden Exophthalmus durch die innerliche Anwendung von Adrenalintropfen herbeigeführt zu haben.

Subkutane Einspritzungen von Ergotinlösung in die Nähe der pulsierenden Geschwulst hatten, wie zu erwarten ist, in 5 Fällen keinerlei Erfolg, ebenso wenig innerliche Darreichung in einem weiteren Fall.

Unter den beim pulsierenden Exophthalmus zur Beförderung der Gerinnung bisher angewandten Mitteln ist in erster Linie die Behandlung mit Gelatineinjektionen zu nennen. LANCEREAUX & PAULESCO (Académie de med. Paris 22. 6. 97 und Presse medicale, Juli 1904) haben auf Grund der Tatsache, daß das Blut von Tieren nach subkutaner Gelatineinjektiou erhöhte Gerinnbarkeit besitzt [1]), derartige Einspritzungen mit angeblich gutem Erfolg bei Aortenaneurysmen angewandt. Man gibt mehrere Tage hintereinander oder auch längere Zeit hindurch mit mehrtägigen Intervallen subkutane oder intravenöse Injektionen von 5—250 ccm einer 1—4% Lösung von Gelatine in physiologischer Kochsalzlösung. Die Lösung muß $1/_2$ Stunde in gespanntem Dampf (115°) sterilisiert sein und vor der Injektion im Wasserbad auf 37° erwärmt werden. Sehr zu empfehlen ist die 10% Gelatina sterilisata Merck in Ampullen (40 ccm). Während der Dauer der Injektionskur ist Bettruhe erforderlich.

Unter 9 zum Teil nur sehr kurz mitgeteilten Fällen von pulsierendem Exophthalmus soll durch diese Methode in 5 Fällen eine langsam eintretende Heilung erzielt worden sein (LEBON 1902 = REYNIER 1902; BEAUVOIS 1907 = LANCEREAUX & PAULESCO 1907; SANTOS FERNANDEZ 1907; BALBUENA 1913; ein eigner 1919).

In einem Fall trat anfangs allmähliche Besserung und später plötzlich einsetzende Thrombose der Orbitalvenen mit bedeutender Besserung ein (CARLOTTI 1908). Bei einem weiteren Patienten (RECLUS 1908) entwickelte sich nach 106 Einspritzungen von je 40 Gramm Gelatinelösung Thrombose der Orbitalvenen und Glaukom. Trotz Besserung von Exophthalmus und Pulsation blieb das Geräusch aber doch bestehen, so daß noch nachträglich zur Unterbindung der Karotis geschritten werden mußte. In 3 Fällen war keinerlei Erfolg festzustellen (HOUILLON 1903, GALLOZZI 1903, MORAX & DUCAMP 1916).

---

1) MOLL (Die blutstillende Wirkung der Gelatine. Wiener klin. Wochenschrift 1913, Nr. 44) fand nach Gelatineeinspritzung die Agglutination der Blutkörperchen erhöht und das Fibrinogen meist um das Doppelte vermehrt.

Houillon (1903). Traumatischer Fall bei 27jährigem Mädchen; Unterbindung der rechten Carotis communis vor, sowie Unterbindung der rechten Carotis interna nach der Gelatineinjektion waren ebenfalls erfolglos.

Gallozzi (1903). 26jähriger Mann; direkte Verletzung durch Stabspitze; einmalige Injektion von Gelatinelösung (15/200) unwirksam. Nachfolgende Karotisligatur hatte Erfolg.

Morax & Ducamp (1916). 68jährige arteriosklerotische Frau; spontaner Fall. 5 subkutane Injektionen von je 200 ccm einer 3 % Gelatinelösung ohne Erfolg. Nach Karotisligatur Exitus.

Nach den Beobachtungen Balbuenas (1913) scheinen intravenöse Gelatineinjektionen wirksamer zu sein als subkutane. Denn in seinem Fall waren die ersten 21 subkutanen Injektionen von 80—100 ccm 4 % Gelatinelösung innerhalb 3 Monaten ohne Erfolg; dagegen trat nach 6 intravenösen Einspritzungen innerhalb 7 Wochen dauernde Heilung ein.

Ich will hier kurz die Krankengeschichten der durch Gelatineinjektionen anscheinend günstig beeinflußten Fälle mitteilen:

Lebon (1902), Reynier (1902), Beauvois' Fall 1 (1907). 41jährige Frau, schwerer Sturz, Schädelbasisbruch. Sofort nach dem Erwachen aus Bewußtlosigkeit Geräusche. In der 5. Woche nach Beginn Auftreten des Exophthalmus; in der 7. Woche Abducenslähmung; keine Pulsation, kein pulsierender Tumor; in der 10. Woche Ligatur der Arteria carotis communis; Besserung, doch nach 3 Wochen Rückfall. Nach 6 Einspritzungen von nur 5 ccm einer 1 % Gelatinelösung in die Nates war das Geräusch verschwunden. Es kehrte 10 Tage später nach dem Wiederaufstehen leise zurück. Bei Fortsetzung der Kur (8 Einspritzungen von im ganzen 320 ccm) völlige Heilung. Auch nach 6 Jahren war die Patientin noch dauernd völlig beschwerdefrei. Die früher übermäßig starken Menses waren nach dieser Kur äußerst gering geworden.

Beauvois' Fall 2 (1907), Lancereaux & Paulesco (1907). 53jährige Frau. Trauma. Geräusch. 4 Monate später Exophthalmus und Pulsation. Innerhalb 6 Monaten im ganzen 41 Einspritzungen von je 200 ccm einer 2 % Gelatinelösung in 5 tägigen Intervallen. Nach der ersten Einspritzung keine Wirkung; 2 Stunden nach der zweiten Einspritzung soll das Geräusch ganz aufgehört haben; aber es kam nach 8 Stunden, wenn auch schwächer, wieder. Nach jeder weiteren Einspritzung vorübergehendes Aufhören des Geräusches. Nach den ersten zwei Einspritzungen Temperaturerhöhung auf 38 °. Nach 12 Einspritzungen hatte das Geräusch seinen Charakter verändert und war weniger reibend, sondern mehr hauchend. Nach der 22. Einspritzung: Exophthalmus um die Hälfte vermindert, Beweglichkeit normal, Doppelsehen verschwunden. Geräusch geringer und nur noch nachts von der Patientin wahrgenommen. Nach der 35. Einspritzung Geräusch nur noch ganz vorübergehend für kurze Zeit auftretend. Nach der 41. Einspritzung angeblich keine Spur eines subjektiven oder objektiven Geräusches, kein Exophthalmus, keine Pulsation. 1 Jahr später gibt die Kranke an, zeitweise noch ein leises Geräusch zu bemerken. Bei der Auskultation ist dagegen nichts mehr zu hören.

Santos Fernandez (1907). 47jähriger Mann. Nach 3 Einspritzungen Verringerung des Geräusches und Besserung des Sehvermögens, nach 15 Einspritzungen innerhalb 2 Monaten Geräusch dauernd verschwunden (Kontrolle nach 8 Monaten). Sehen besser, Exopthalmus fast ganz zurückgebildet.

CARLOTTI (1908). 35jähriger Mann. Schädelbruch. Typische Entwicklung eines pulsierenden Exophthalmus. Ausgeprägter Symptomenkomplex mit Geräuschen. Pulsierende Geschwulst, Netzhautvenenstauung und Lähmung des Oculomotorius. Nach 5 Einspritzungen von je 200 ccm einer $2\,^1/_2\%$ Gelatinelösung hörte jedesmal das Geräusch und die Pulsation für 2—3 Tage auf, um dann unvermindert wiederzukehren. Nach der 7. (letzten) Einspritzung: Wiederbeginn der Arbeit. Infolgedessen wieder Zunahme des Exophthalmus und der pulsierenden Geschwulst. Lähmung des ersten und zweiten Trigeminusastes. 4 Monate nach der letzten Einspritzung plötzlich Thrombosierung der Orbitalvenen mit vorübergehender hochgradiger Zunahme des Exophthalmus. Danach Verschwinden des Geräusches und bedeutende Besserung.

RECLUS (1908). Frau, im Urin Zucker und Eiweiß, wahrscheinlich luetische Infektion. Spontan plötzlich unter sehr heftigen Kopfschmerzen aufgetretener pulsierender Exophthalmus. Nach 106 Einspritzungen von je 40 Gramm einer 1% Gelatinelösung in die Nates innerhalb $1\,^1/_2$ Jahren keine wesentliche Besserung. Dann plötzlich Thrombosierung der Orbitalvenen mit hochgradiger Schwellung, Rötung und Druckempfindlichkeit des Oberlides und gleichzeitigem Auftreten eines Glaukoms. Exophthalmus und Pulsation gehen zurück; dagegen bleiben Geräusche noch bestehen und verschwinden erst nach Ligatur der Karotis. Über den weiteren Verlauf und über die Autopsie vgl. Tabelle S. 124 Nr. 18.

Daß VAN DUYSE (1904) in seinem Fall (vgl. S. 92), in dem die Sektion ein pulsierendes Sarkom als Ursache des pulsierenden Exophthalmus ergab, keinen Erfolg mit Gelatineinjektionen haben konnte, versteht sich von selbst.

In einem eigenen spontanen Fall (56jähr. Pat.) verschwand das äußerst störende systolische Geräusch nach 5 subcutanen Injektionen von je 40 g 10 % Gelatina sterilisata Merck dauernd und blieb nur ein leises continuierliches Sausen zurück (1919).

Für ein abschließendes Urteil über den Wert der Behandlung des pulsierenden Exophthalmus mit Gelatineinjektionen ist die Zahl der damit behandelten Fälle noch zu klein; immerhin verdient der gute Erfolg in über der Hälfte der bisher in dieser Weise behandelten Fälle Beachtung.

Als Gefahr der Behandlung mit Gelatineinjektionen bezeichnet LEXER (Lehrbuch der allgemeinen Chirurgie, Stuttgart 1908; 3. Auflage; Bd. 2; S. 147), daß bei schwacher Herzkraft eine ausgedehnte Venenthrombose auftreten kann, und daß bei ungenügender Sterilisation Tetanusinfektion möglich ist.

Die Ansicht SAVARIAUDS [1]), daß die Wirksamkeit der Gelatineinjektionen mehr der dabei innegehaltenen Ruhe als der Gelatine zuzuschreiben sei, erwähne ich nur nebenbei.

Als ein die Gerinnung begünstigendes Mittel können auch Kalksalze (z. B. Calcium phosphoricum oder lacticum 3 mal täglich 1 Gramm) verabreicht werden, ein Mittel, das vielleicht auch während der operativen Therapie zweckmäßig genommen werden kann.

Über intravenöse Anwendung des die Blutgerinnung befördernden Coagulens liegen noch nicht genügende Erfahrungen vor.

---

1) XII. franz. Chirurgenkongreß. 4.—9. Okt. 1909. Zentralblatt für Chirurgie 1910, Nr. 14, S. 500.

2. Lokale Behandlung durch orbitale Injektionen oder Elektrolyse (Galvanopunktur).

§ 58. Die Herbeiführung einer Thrombosierung der Orbitalvenen wird auch durch direkte Einspritzung von koagulierenden Medikamenten in die Orbita bezweckt. Doch gehören diese Versuche mehr einer vergangenen Zeit an, in der man operative Eingriffe wegen der damals infolge mangelnder Asepsis damit verbundenen Gefahr noch scheute. Man tappt mit diesen Einspritzungen etwas im dunkeln. Die früher angewanden Mittel hatten sehr schwere reizende oder sogar ätzende Wirkung, verursachten dadurch dem Patienten heftige Schmerzen und gefährdeten das Sehorgan.

Durch Einspritzung einer Lösung von milchsaurem Eisenoxydul (0,5 : 4,0) in die pulsierende Geschwulst erzielte BRAINARD (1853) zunächst höchstgradige Kopfschmerzen, Schüttelfrost, anhaltendes Erbrechen, hochgradige Schwellung und Druckempfindlichkeit der Lider sowie Verlust des Auges durch Panophthalmie; Schwinden von Geräusch und Pulsation. Nach $^1/_4$ Jahr hatte sich die Schwellung ganz zurückgebildet.

Mit zweimaliger Injektion von Liquor ferri sesquichlorati (6—18 Tropfen) in die pulsierende Geschwulst erreichten RAOULT-DESLONGCHAMPS (1853), BOURGUET (1855) und DE WECKER (1867) innerhalb einiger Tage und unter verhältnismäßig geringer Reaktion Thrombosierung der Orbitalvenen, Schwinden des Exophthalmus, der Pulsation und des Geräuschs, Wiederherstellung des Sehvermögens. In einem anderen Fall (RIVINGTON; 1875) war nach Injektion von nur 5 Tropfen die Reaktion eine sehr starke und das Auge vereiterte; 4 Tage später erfolgreiche Karotisunterbindung.

Wollte man heute in einem Fall, in dem etwa die vorzuziehende chirurgische Behandlung verweigert wird, und andere Methoden (regelmäßige Kompression der Karotis und der Orbita, intravenöse Gelatineinjektionen) im Stiche lassen, zur Einleitung der Thrombosierung eine intraorbitale Injektion anwenden, so könnte man hierzu vielleicht Coagulen (KOCHER-FONIO) versuchen. Subkutane und intravenöse Injektionen von 50 ccm einer 5%igen Lösung in destilliertem Wasser, durch 3 Minuten langes Aufkochen sterilisiert, verursachen keine Nebenerscheinungen, erhöhen aber die Gerinnbarkeit des Blutes bedeutend. Durch Injektion in die Orbita unter gleichzeitiger Anwendung der Karotiskompression ließe sich vielleicht eine Thrombosierung der Orbitalvenen auslösen. Bei pulsierendem Exophthalmus ist meines Wissens Coagulen noch nicht angewendet worden.

SATTLER (1880 S. 941) verweist auf die günstigen Erfahrungen, die mit Injektion von konzentrierten Tanninlösungen bei venösen Angiomen gemacht worden sind. Diese Tanninlösungen sollen kräftig koagulierend, aber nicht reizend und entzündungserregend wirken.

PAYR (Leipzig) hat 1919 seine früher für kavernöse Tumoren angegebene Methode der Spickung mit Magnesiumpfeilen in einem Fall von pulsierendem Exophthalmus an den extraorbitalen Venenkonvoluten angewandt (vgl. Nachtrag S. 242). Doch trat bei diesem Patienten Exitus durch eitrige Thrombophlebitis ein. Die Anwendung der Magnesiumstifte bei den intraorbitalen Venen dürfte nach der von Bɪʀᴄʜ-Hɪʀsᴄʜғᴇʟᴅ gemachten Erfahrung bei Angiomen (vgl. S. 682 bis 683 im Bd. IX Kap. XIII dieses Handbuches) infolge der starken Zunahme des Exophthalmus durch Gasentwicklung nicht ungefährlich sein.

Die in wenigen Fällen früher zur Herbeiführung von Thrombosierung in den pulsierenden Venen ausgeführte Akupunktur mit glühenden Nadeln hatte keinen Erfolg und kommt bei der Therapie des pulsierenden Exophthalmus nicht in Betracht.

Dagegen wurde mit Elektrolyse und Galvanopunktur in den wenigen Fällen, in denen diese Verfahren zur Anwendung kamen, meist Heilung des pulsierenden Exophthalmus erzielt.

Ausführung der Elektrolyse: Bei der unipolaren Elektrolyse wird eine mit dem positiven Pol verbundene Nadel in die pulsierende Geschwulst gestochen, während die negative große angefeuchtete indifferente Elektrode auf den Körper des Patienten gelegt wird. Bei der bipolaren Elektrolyse werden beide mit den entgegengesetzten Polen verbundene Nadeln eingestochen und der Strom auf 1—5 Milliampere gesteigert. Wegen Schmerzhaftigkeit ist Narkose zweckmäßig.

Dauernde Heilung des pulsierenden Exophthalmus durch Elektrolyse wurde angeblich erzielt von Mᴇɴᴀᴄʜᴏ (1907), Aʀɢʏʟʟ Rᴏʙᴇʀᴛsᴏɴ (1899), Eᴠᴇʀsʙᴜsᴄʜ (1897) und Mᴀʀᴛɪɴ (1881). Im Falle Eᴠᴇʀsʙᴜsᴄʜs genügten 3 Sitzungen von je ¹/₄stündiger Dauer mit 14tägigen Intervallen, im Falle Mᴀʀᴛɪɴ 6 Sitzungen.

Nach der Elektrolyse kann der Exophthalmus vorübergehend zunehmen. In einigen der genannten Fälle ist die Krankengeschichte so kurz, daß man daraus nicht ersehen kann, ob es sich um einen pulsierenden Exophthalmus nach Karotisruptur oder um ein Rankenangiom der Orbita gehandelt hat.

Beim Patienten Lʏsᴛᴀᴅs (1912) waren 2 Sitzungen nach einer vorausgehenden vergeblichen Karotisligatur ohne Erfolg.

3. Kompression der pulsierenden Geschwulst und des Exophthalmus unter Umständen verbunden mit gleichzeitiger Kälteanwendung und Karotiskompression.

§ 59. Langdauernde direkte Kompression des Exophthalmus — meist durch festen Druckverband — wurde in zahlreichen Fällen verwandt. Vielfach wurde ein fester Druckverband überhaupt nicht vertragen, manchmal entstand eine Hornhautschädigung, in einzelnen Fällen nahm der Exophthalmus trotz des Druckverbandes noch weiter zu.

Eine wesentliche Besserung oder eine Heilung scheint nach direkter Kompression der Orbita ohne Zuhilfenahme anderer Heilverfahren nur in 3 zum Teil recht kurz berichteten Fällen eingetreten zu sein.

Fälle mit erfolgreicher direkter Kompression des Exophthalmus und der pulsierenden Geschwulst.

Bei einem 61jährigen Patienten mit typischem spontanen pulsierenden Exophthalmus (Cʟᴀʀᴋsᴏɴ Fʀᴇᴇᴍᴀɴɴ 1866) wurde Kälte und direkte Kompression der Geschwulst durch eine gekrümmte Feder, die an einem elastischen Band um den Kopf befestigt war, angewandt. Nach einigen Wochen wurde die Geschwulst hart, hörte auf zu pulsieren, der Exophthalmus verschwand und das Sehen besserte sich. Nach 5 Jahren völliges Wohlbefinden.

Die 60jährige Patientin DESPAGNETS (1893; gleicher Fall PIQUÉ 1893) war nach Schädelbruch an pulsierendem Exophthalmus erkrankt. Eine Karotisunterbindung wurde für zu gefährlich gehalten. Im Verlauf von 9 Monaten bildete sich unter fortgesetzter Behandlung mit direkter Kompression der Exophthalmus zurück und die Pulsation schwand bis auf einen geringen Rest am inneren oberen Orbitalwinkel.

Bei einer 57jährigen Frau (MENACHO 1907, Fall 2) mit traumatischem »anévrysme du sinus caverneux« soll nach dem mir zugänglichen kurzen Referat innerhalb 6 Wochen durch Anwendung eines Druckverbandes Heilung erzielt worden sein

Unter 3 weiteren Fällen, in denen methodische direkte Kompression. des Exophthalmus gleichzeitig mit Kompression der Karotis und in einem Fall auch mit Kälteanwendung angewendet wurde, trat einmal völlige Heilung, einmal sehr wesentliche Besserung und einmal keine Änderung ein.

Bezüglich der zweckmäßigsten Methode verweise ich auf deren unten stehende Schilderung im Falle BECKER (1907).

Der Erfolg der Therapie mit gleichzeitiger Kompression des Exophthalmus und der Karotis beruht auf der Anregung zur Thrombosierung durch die von der Kompression bewirkte Verlangsamung des Blutstroms. LAGRANGE (1904) glaubt, daß nur bei Aneurysma der Orbita und nicht bei Karotisruptur im Sinus cavernosus eine direkte Kompression des Exophthalmus Erfolg haben werde; doch kann, wie die Fälle von Spontanheilung oder von erfolgreicher Orbitaloperation zeigen, auch eine Thrombose der Orbitalvenen sich auf den Sinus cavernosus fortpflanzen, den Zufluß von arteriellem Blut aus der Rupturstelle der Karotis in den Sinus versperren und dadurch völlige Heilung herbeiführen.

Unter Eisumschlägen und Bettruhe allein hat sich ein von LAGRANGE (1904) berichteter Fall eines möglicherweise durch Aneurysma spurium innerhalb der Orbita herbeigeführten pulsierenden Exophthalmus innerhalb von 2 Monaten völlig zurückgebildet (Krankengeschichte vgl. S. 165).

Fälle, die gleichzeitig mit Kompression des Exophthalmus und der Karotis
behandelt wurden.

In einem typischen Fall von traumatischem pulsierenden Exophthalmus ohne pulsierende Geschwulst bei einem Soldaten, den BECKER (Koblenz) im Jahre 1907 veröffentlicht hat, war 14 Tage nach Ligatur der Carotis interna ein Rezidiv aufgetreten. Um die mit der Ligatur der 2. Karotis verbundene Gefahr zu vermeiden, versuchte er methodisch die kombinierte Kompression des Exophthalmus und gleichzeitig der noch nicht unterbundenen 2. Karotis in folgender Weise:

Eine zylindrische Röhre aus Karton, 10 cm lang und genau auf den Augenhöhlenrand zugeschnitten, fixierte er dadurch exakt über dem Auge, daß er um sie eine kleine Gipsmasse auf Stirn, Wange und Nase goß. Auf das geschlossene Auge kam ein Borläppchen, in den Zylinder senkte er, um einen gleichmäßig wirkenden Druck auszuüben, eine Schweinsblase, die in ihrem unteren Ende 300 g Quecksilber und darüber abgebunden kleine Eisstückchen enthielt.

Diesen Druck vertrug der Patient gut ohne Schädigung der Sehfunktion 6—8 Stunden am Tage mit mehreren Unterbrechungen. Außerdem wurde 3 mal täglich 1 Stunde die noch nicht unterbundene Karotis mit dem Finger komprimiert. Durch diese konsequent fortgesetzte Behandlung bei Bettruhe, Vermeidung von Kongestionen usw. besserte sich der Zustand in 5 Wochen so weit, daß der Patient nur noch ganz geringe Vortreibung, keine Pulsation und keine Beschwerden mehr hatte und das Sehvermögen von $^1/_{60}$ auf $^1/_{10}$ gestiegen war.

Bossalino (1901) erreichte bei einer 44 jährigen Patientin mit traumatischem pulsierenden Exophthalmus angeblich durch ständigen Druckverband und 2 mal täglich ausgeführte Karotiskompression innerhalb von $^3/_4$ Jahren eine allmählich eintretende nahezu völlige Heilung; nur ein kaum hörbares Geräusch und ein ganz unbedeutender Exophthalmus blieben noch bestehen.

Bei einem 18 jährigen Patienten mit typischem nach Schädelbasisbruch aufgetretenen pulsierenden Exophthalmus versuchte Weill (1913) mehrere Monate lang vergeblich täglich 8 stündige Kompression der Karotis und gleichzeitig kräftige Reposition des Bulbus. Die Karotiskompression erfolgte durch eine federnde Pelotte, die in einem um den Hals gelegten Metallrahmen angebracht war; die Kompression des Augapfels wurde durch ein mit 300 g metallischem Quecksilber gefüllten Kautschucksack bewirkt. Erst durch eine später vorgenommene Unterbindung der Karotis ließ sich Heilung erzielen.

4. Karotiskompression.

§ 60. Unter den nicht operativen Behandlungsverfahren spielt in der Literatur die methodisch mit dem Finger oder unter Anwendung von Instrumenten durchgeführte Kompression der Arteria carotis am Halse eine große Rolle.

1. wirkt sie, soweit sie nicht Gehirnstörungen bei dem Patienten hervorruft, auf die besonders im Anfang der Erkrankung meist bestehenden heftigen Kopfschmerzen sehr lindernd und beseitigt die äußerst störend empfundenen subjektiven Geräusche. Nur selten klagt der Patient, daß der bei der Kompression der Karotis am Hals notwendige Druck ihm stärkere Schmerzen verursache,

2. wird sie zur Vorbereitung einer in Aussicht genommenen Karotisligatur angewandt, und zwar einerseits zur Beurteilung, ob durch die völlige Ausschaltung einer Karotis nicht schwere, unter Umständen lebensgefährliche Gehirnstörungen zu erwarten seien, andererseits, um durch Anbahnung eines Kollateralkreislaufs im Circulus Willisi bei der später auszuführenden Ligatur schwerere Zirkulationsstörungen in den Gehirnarterien zu vermeiden.

3. ist die lang dauernde regelmäßig wiederholte Karotiskompression als Mittel zur Heilung des pulsierenden Exophthalmus vielfach mit Erfolg ausgeführt worden (Begünstigung der Thrombenbildung an der Rupturstelle und in den Orbitalvenen durch den Stillstand der Blutzirkulation).

Über die Physiologie und Pathologie der Unterbrechung der Blutzirkulation in der Karotis findet man alles Nähere in der diesbezüglichen eingehenden Besprechung am Beginn des folgenden Abschnitts S. 200 ff.

Die Wirkung der Karotiskompression auf das Krankheitsbild des pulsierenden Exophthalmus ist im Abschnitt Symptomatologie S. 82 genau geschildert.

Bezüglich der Indikationsstellung zur Anwendung der Karotiskompression verweise ich auf die zusammenfassende Erörterung (S. 235).

Im folgenden seien zunächst die Methoden der Karotiskompression besprochen, dann die Dauer ihrer Anwendung und schließlich die durch Karotiskompression bei pulsierendem Exophthalmus erzielten Heilerfolge.

a) Technik der Karotiskompression.

Daß durch Kompression einer bestimmten Stelle am Hals die störenden Geräusche sich beseitigen ließen, entdeckte der Patient von Loeb (1911) zufällig an sich selbst. Der Kranke hatte die Gewohnheit, beim Nachdenken den Ellenbogen auf die Knie zu stützen und sich mit der Hand an den Hals zu fassen. In dieser Stellung bemerkte er gelegentlich, daß das Geräusch in seinem Kopf leiser wurde und bei stärkerem Druck verschwand. Er verwendete diesen Kunstgriff besonders dann, wenn er wegen der Geräusche nicht einschlafen konnte.

Der Patient von Pincus (1907) half sich, um einschlafen zu können, in der Weise, daß er einen Stock oder einen Besenstiel mit dem einen Ende gegen den Bettrand, mit dem anderen gut abgerundeten und geglätteten gegen den Hals andrückte und so die Karotis komprimierte.

Auch bei der praktischen Anwendung der Karotiskompression in der Therapie des pulsierenden Exophthalmus kann man entweder den Fingerdruck oder ein einfaches künstliches Hilfsmittel anwenden.

Am leichtesten läßt sich die Arteria carotis communis dicht unterhalb ihrer Teilungsstelle gegen die Wirbelsäule komprimieren. Der Druck muß hierbei etwa in der Mitte des mittleren Halsdreiecks zwischen dem vorderen Rand des Musculus sterno-cleido-mastoideus und dem Schildknorpel erfolgen. Die Vena jugularis liegt in dieser Gegend nach außen von der Karotis[1].

Will man die Arterie durch Fingerdruck komprimieren, so umgreift man entweder den Hals mit der Hand von der Seite in der Weise, daß man den Daumen auf die oben bezeichnete Stelle drückt und die vier übrigen Finger hinten dem Hals auflegt, oder man umfaßt den Kehlkopf von vorn und kann mit dem Daumen auf der einen Seite, bzw. mit den übrigen vier Fingern auf der anderen Seite die Karotis im mittleren Halsdreieck komprimieren.

Gioppi (1858) ist der Ansicht, daß die eben beschriebene Methode unsicher sei, da die Arterie leicht nach der einen oder anderen Seite entgleitet. Doch

---

1) Natürlich muß die Kompression der Vena jugularis vermieden werden: denn sonst nimmt infolge Blutstauung der Exophthalmus zu. (Eigene Beobachtung 1918.)

hat meiner Ansicht nach der Patient an dem Wiederauftreten des bei richtiger Kompression verschwundenen Geräusches jederzeit die Kontrolle, ob der Druck richtig ausgeübt wird. Auch scheint mir das Verfahren leichter ausführbar als die im folgenden beschriebenen Methode, die GIOPPI mit Hilfe einer Reihe sich ablösender Studenten durchführte, und die sich wohl nur bei außergewöhnlich mageren Patienten anwenden läßt.

GIOPPI legte den Daumen am inneren Rand des Musculus sterno-cleido-mastoideus unmittelbar oberhalb seiner Kreuzungsstelle mit dem Musculus omo-hyoideus und die übrigen Finger am äußeren Eand des Kopfnickers an und drückte den Muskel etwas zusammen, während der Kopf mit der anderen Hand nach der kranken Seite geneigt wurde. Er konnte dann zwischen den Fingern Karotis, Vena jugularis und Nervus vagus fühlen und komprimierte dann die Arterie, während er die Vene und den Nerven aus den Fingern gleiten ließ.

Außerdem konnte GIOPPI bei seiner Patientin durch starken Druck von vorn nach hinten gerade über den Ansatzstellen des Musculus sterno-cleido-mastoideus am Schlüsselbein die Karotis komprimieren. Allerdings entstand dabei durch den gleichzeitigen Druck auf die Vena jugularis interna auch starke Zyanose.

Ferner schlägt GIOPPI Kompression der Karotis gegen den Kehlkopf oder die ersten Ringe der Luftröhre vor.

Die Erfahrung lehrt, daß ein geschickter Kranker die Kompression häufig besser als irgendeine andere Person auszuführen imstande ist, indem er den Kraftaufwand, der eben erforderlich ist, um die Arterie pulslos zu machen und das. Geräusch zum Schwinden zu bringen, am besten zu treffen weiß.

Soll die Kompression, vorausgesetzt, daß keine Gehirnerscheinungen auftreten, länger als 10—15 Minuten dauern, so ermüden die Finger und eine exakte Kompression ist nicht mehr möglich. In manchen Fällen wurde dann die Kompression abwechselnd von verschiedenen Personen stundenlang ausgeführt. Doch wird dann schließlich die Kompressionsstelle am Hals schmerzhaft (im Fall SZOKALSKI 1864 nach 56 stündiger ununterbrochener Kompression wund), so daß der Patient nicht mehr ruhig hält, die Muskeln spannt und die Kompression einen Nutzen nicht mehr haben kann. LEGUEST (1864) überzeugte sich durch Auskultation in seinem Fall, in dem die Karotis 10 Stunden zu komprimieren versucht worden war, daß infolge Unruhe des Patienten, Ermüdung und Ungeschicklichkeit der Gehilfen die Kompression ungenügend ausgeführt wurde.

Für länger dauernde Karotiskompression wird man lieber an Stelle der Fingerkompression einen einfachen Apparat zu Hilfe nehmen.

Gut bewährt hat sich der Gebrauch eines an einem Ende gepolsterten oder abgerundeten Stocks, dessen anderes Ende gegen eine Bettkante oder einen Tisch gestemmt wird in den Fällen von DE SCHWEINITZ (1895), HARLAN (1900), BRAUNSCHWEIG (1905) und PINCUS (1907).

Zweckmäßig scheint mir ein zur Karotiskompression von SATTLER (1880) empfohlener, einfacher, von GERSUNY benutzter Apparat, nämlich ein ge-

wöhnlicher Blechtrichter, der an seinem Ausflußrohr durch einen wohl-
überpolsterten Propf verschlossen und dann mit Schrot gerade so weit gefüllt wird, um, auf die Arterie aufgesetzt, den Puls in derselben eben zu
unterdrücken. Das Instrument verändert infolge seiner Schwere seinen
Ort nicht so leicht. Daß der Patient dabei ruhig Bettruhe einhalten muß,
ist für den Erfolg der Kompressionsbehandlung sicher von Vorteil.

Die von NIEDEN (1875) und von WEILL (1913) angewandten Apparate, in
denen durch eine den Hals von der Seite umfassende elastische Spange bzw.
durch eine in einem um den Hals gelegten Rahmen befestigte federnde Pelotte die
Karotis komprimiert werden sollte, scheinen mir weniger praktisch, denn der
Druck ist dabei schlecht dosierbar und der Sitz der Pelotte ist nicht so leicht
richtig zu treffen, wie mit den oben genannten einfachen Hilfsmitteln; daß der
Patient sich mit den Pelotteapparaten freier bewegen kann, erscheint mir als
ein Nachteil. In den von NIEDEN und WEILL in dieser Weise behandelten Fällen
blieb der Erfolg aus.

b) Wie wird die Karotiskompression vertragen?

An der Kompressionsstelle am Hals wird gewöhnlich bei längerer Kom-
pression von Patienten mit kurzem fettreichen Hals über Schmerzen geklagt.
Wichtiger als diese an der Kompressionsstelle auftretenden lokalen
Beschwerden sind die bisweilen bei Karotiskompression sich einstellenden,
auf eine teilweise Blutleere des Gehirns zurückzuführenden Erscheinungen:
Schwindel, Erbrechen, Ohnmachtsanfälle, manchmal auch vorübergehende
Störung der Sprache sowie Krämpfe und Lähmungserscheinungen am Arm
(GIOPPI 1858, SECONDI 1881, DEMPSEY 1886, KIPP 1888, DE VINCENTIIS 1894,
WERNER 1898, REIF 1899, ZUR MÜHLEN 1904, BRAUNSCHWEIG 1905, PINCUS 1907).
Bei dem ersten Kompressionsversuch kommen solche Gehirnsymptome
öfter schon nach 1—2 Minuten langer Dauer zur Beobachtung, bei älteren Individuen häufiger als bei jüngeren. Manchmal (WERNER 1898, BRAUNSCHWEIG 1905)
treten sie erst nach einer Kompressionsdauer von über einer Stunde auf.
Wird die Karotiskompression, auch wenn der Patient sie anfangs nur
wenige Minuten verträgt, mehrmals täglich regelmäßig wiederholt, so kann
die Kompressionsdauer meist bald bedeutend verlängert werden. Nach 3 bis
4 Wochen vertragen mitunter die gleichen Patienten schon mehrstündige
Kompression, ein Beweis dafür, daß sich in dieser Zeit für die Blutversorgung
des Gehirns genügende Kollateralbahnen entwickelt haben. In einem eigenen
spontanen Fall (56 jähr. Pat.) wurde jedoch die Karotiskompression trotz
2 monatlicher Versuche nicht länger als 20 Sekunden vertragen; bei weiterer
Kompression trat Ohnmacht und Hemiparese ein. Partielle Kompression
ohne Erfolg. Heilung nach 5 subcutanen Gelatineinjektionen (1919).
Führt die Karotiskompression auch bei mehrfach wiederholten Versuchen zu Gehirnerscheinungen, so darf die Karotisligatur nicht ausgeführt
werden, da dann Lebensgefahr durch mangelhafte Blutversorgung des Ge-

hirns zu befürchten ist. So erfolgte bei der 55jährigen Patientin von ALBERTIN & DESGOUTTES (1909), die die Karotiskompression nicht vertragen hatte, nach der Karotisunterbindung eine Hemiplegie.

c) **Wie lange soll die Karotiskompression angewendet werden?**

Die Kompression der Karotis wird meist mehrmals täglich .5 bis 60 Minuten lang angewendet, sofern der Patient sie so lange verträgt. In einer ganzen Reihe von Fällen ist die Kompression ununterbrochen mehrere Stunden durchgeführt worden.

In den nach Karotiskompression ohne sonstige eingreifende Behandlung zur Heilung gekommenen Fällen schwankt die Kompressionsdauer zwischen einer halben Stunde und mehreren Stunden täglich; bis zur Heilung verging eine Zeit von vier Wochen bis vier Monaten.

Eine Besserung war mehrmals schon nach drei Tagen festzustellen. Bei den traumatischen Fällen scheint eine wesentlich längere Kompressionsdauer als bei den spontanen Fällen Vorbedingung für die Heilung zu sein. Wahrend der Kompressionsbehandlung muß möglichst körperliche Ruhe innegehalten werden.

Die kürzeste in der Literatur angegebene Kompressionszeit, nach der Heilung eintrat, ist wohl die Zeit von im ganzen 7 Stunden 20 Minuten, die innerhalb 18 Tagen bei der 49jährigen Patientin SCARAMUZA's (1858) mit spontanem pulsierenden Exophthalmus zur Anwendung gekommen war. Die Kompression wurde nie länger als 4—5 Minuten 5—6mal täglich wiederholt.

d) **Erfolge der Karotiskompression.**

Ein Urteil über die durch Karotiskompression erzielten Erfolge abzugeben, wird dadurch erschwert, daß in vielen Fällen die Kompressionsbehandlung nicht regelmäßig und nicht lange genug fortgesetzt wurde. Die Mißerfolge der Behandlung mit Karotiskompression sind daher in einem Teil der Fälle wohl nicht der Methode an sich, sondern ihrer ungenügenden und nicht zielbewußten Durchführung zur Last zu legen.

Die folgende kleine Tabelle gibt einen Überblick über die Erfolge der Behandlung mit Karotiskompression nach den bisherigen Veröffentlichungen.

Autor	Zahl der Fälle	Heilung	Besserung	ohne Erfolg
H. Sattler 1880	29	4	6	19
Keller 1898	27	8	4	15
Reuchlin 1902	12	—	3	9
De Schweinitz und Holloway 1908	12	1	3	8
Summe	80	13	16	54

Meine eigene kritische Zusammenstellung von 83 gesichteten Fällen aus der Gesamtliteratur bis 1916 ergibt folgendes:

	Gesamtzahl	Geheilt	Gebessert	Ungeheilt
Spontan	17 Fälle	5 Fälle (29%)	4 Fälle (24%)	8 Fälle (47%)
Traumatisch . .	66 Fälle	7 Fälle (11%)	18 Fälle (27%)	44 Fälle (62%)
Summe	83 Fälle	12 Fälle	22 Fälle	49 Fälle

Die Zahl der hier zusammengestellten Fälle ist zwar etwas zu klein, um daraus weitgehende Schlüsse zu ziehen. Immerhin wird es wohl kein Zufall sein, daß bei den spontanen Fällen nach Karotiskompression in 29% und bei den traumatischen nur in 11% Heilung eingetreten ist.

Um einen Anhaltspunkt zu bekommen, ob eine Beziehung zwischen dem Alter des Patienten und dem Erfolg der Karotiskompression besteht, habe ich das Durchschnittsalter der Kranken in den verschiedenen Gruppen berechnet.

	geheilt	gebessert	ungeheilt
spontane Fälle	54 Jahre	43 Jahre	43 Jahre
traumatische Fälle	29 Jahre	27 Jahre	31 Jahre

Hieraus scheint sich zu ergeben, daß bei den traumatischen Fällen kein Zusammenhang zwischen Alter und Heilerfolg der Karotiskompression anzunehmen ist, daß dagegen bei den spontanen Fällen höheres Alter die Aussicht auf Heilung durch Karotiskompression begünstigt.

Für die Ausbildung einer Thrombosierung an der Rupturstelle der Karotis sind die Verhältnisse bei den spontanen Fällen und bei Patienten in höherem Alter deswegen wesentlich günstiger als bei den meist in jüngerem Alter stehenden Kranken in den traumatischen Fällen, da bei ersteren es sich wohl stets um eine in ihrer Wand erkrankte, meist aneurysmatisch erweiterte Arterie handelt. Durch die zeitweilige Unterbrechung des Blutstroms ist auf der mit Rauhigkeiten bedeckten inneren Wand des Aneurysmas zur allmählichen Ablagerung von Gerinnungsschichten Gelegenheit gegeben, und die Rupturstelle kann dadurch zunächst verengt und nach und nach gänzlich geschlossen werden.

5. Unterbindung der Arteria carotis.

a) Allgemeines über die Blutversorgung des Auges nach Karotisunterbindung.

§ 61. Elschnig (1893)[1] kam auf Grund der klinischen und anatomischen Untersuchung zweier Fälle von Thrombose der Carotis interna und des Anfangsstücks der Arteria ophthalmica zum Schluß, daß durch einen langsam sich vollziehenden Verschluß dieser Arterien eine Ernährungs- und Zirku-

---

1) v. Graefes Archiv f. Ophth. Bd. 39 Abtlg. IV S. 151—177.

lationsstörung im Auge nicht verursacht wird. Seine weiteren Versuche mit Injektion der Arteria carotis externa und Arteria maxillaris externa unter niedrigem Druck an der Leiche ergaben, daß sich von diesen Arterien aus die Gefäße der Augenhöhle sowohl der gleichen wie der gegenüberliegenden Seite in verhältnismäßig kurzer Zeit anfüllen lassen. Es kann demnach bei Behinderung der Blutzirkulation in der Carotis interna und im Anfangsteil der Arteria ophthalmica von der Arteria carotis externa bzw. der Arteria maxillaris externa aus eine Blutversorgung der Augenhöhle und des Auges erfolgen. Wird nur die Carotis interna oder communis, aber nicht der Anfangsteil der Arteria ophthalmica verlegt, so kann der Kollateralkreislauf auch von der Karotis der anderen Seite oder von den ·Arteriae vertebrales (Arteria basilaris) aus durch den Circulus arteriosus Willisi (Arteria communicans ant. und post., Arteria cerebri ant. und post.) erfolgen.

Daß der Füllungszustand der Netzhautgefäße des Auges während und nach Unterbrechung der Zirkulation in der Carotis communis oder in der Carotis interna nicht gestört zu werden braucht, konnte an Fällen von pulsierendem Exophthalmus von zur Mühlen (1904), Schlüpmann (1905), Pincus (1907), sowie von mir (1916) durch Augenspiegeluntersuchung festgestellt werden; desgleichen in einem Fall von Aneurysma im Bereich des Circulus arteriosus Willisi von Elschnig (1911; Med. Klinik Nr. 39).

Dagegen beobachtete Cushing (1907) bei einem jungen Mann mit pulsierendem Exophthalmus nach Unterbindung der Carotis interna ein 20 Minuten langes Unsichtbarwerden der Netzhautarterien mit vorübergehender Sehstörung. Walker (1879) stellte während Karotiskompression bei einer 39jährigen Frau und Hansell (1905) nach Karotisunterbindung bei einem 22jährigen Mädchen mit pulsierendem Exophthalmus für kurze Zeit ein Verschwinden der Netzhautarterien fest.

Uhthoff (Bericht über die 27. Versamml. d. ophthal. Gesellsch. Heidelberg 1898 S. 22) beobachtete mit dem Augenspiegel während der Karotisligatur an einer älteren Patientin eine deutliche vorübergehende Abblassung der betreffenden Papille und mäßige »Verringerung« der Retinalgefäße.

Hirschberg und Flatten (1880) fanden nach Karotisligatur fadenförmige Verengerung der Netzhautarterien und zahlreiche Blutungen an einem Auge, das 3 Tage vor der Karotisligatur im Anschluß an Ergotininjektionen plötzlich erblindet war. Da die letzte Augenspiegeluntersuchung 8 Tage vor der Erblindung ausgeführt worden war (»normaler Hintergrund«), ist es möglich, daß die fadenförmige Verengerung der Netzhautarterien mit der Erblindung im Zusammenhang stand, aber nicht Folge der Ligatur war.

Ein Rückschluß auf die Blutversorgung des Auges nach Karotisligatur ist durch die gleichzeitige tonometrische ·oder besser manometrische Feststellung des Augendrucks, sowie bei Tieren durch Untersuchung der Kammerwasserabsonderung nach Punktion der Vorderkammer zu ziehen.

Wessely (1909; Sitzungsbericht der physikal.-med. Gesellsch. in Würzburg) fand bei derartigen Experimenten an Affen, deren Gefäßsystem dem des Menschen sehr ähnlich ist, daß 2—3 Tage nach der Ligatur die Blutversorgung wieder völlig hergestellt ist, während beim Kaninchen 1 bis 3 Wochen bis zur Herstellung eines völlig ausreichenden Kollateralkreislaufs vergehen.

Die hochgradige Herabsetzung des Augendrucks auf 8 bzw. auf 2 mm Hg, die von Rübel (1913) und von mir (1916) bei pulsierendem Exophthalmus nach Karotisligatur mit dem Schiötzschen Tonometer festgestellt wurde, ist wohl in erster Linie auf das Sinken des Drucks in den Venen der Augen und der Orbita zurückzuführen. Es handelt sich also in solchen Fällen von vornherein nicht um physiologische, sondern um pathologische Verhältnisse im Gefäßsystem des Auges.

Es ergibt sich also, daß die Unterbrechung der Blutzirkulation in der Carotis communis oder interna einer Seite beim gesunden Menschen an der Blutversorgung des Auges keine oder nur höchst geringgradige und ungefährliche vorübergehende Veränderungen (leichte Anämie der Netzhaut, geringes Sinken des Augendrucks) herbeiführt.

Schädigung des Auges und ebenso Gefährdung des Lebens durch Gehirnkomplikationen nach Karotisligatur werden, wie besonders Siegrist (1900) gezeigt hat, durch außergewöhnliche pathologische Verhältnisse, z. B. Infektion, Gefäßdegeneration usw. verursacht.

b) Gefahr der Unterbindung der Karotis für das Auge.

Die bisher bekannt gewordenen Fälle von Schädigung des Auges nach Karotisligatur sind in der eingehenden Arbeit von Siegrist (1900) zusammengestellt. Unter etwa 1000 Fällen von Karotisligatur fand er in etwa 4,2% Störungen des Auges; in 0,8% Erblindung oder dauernde schwere Herabsetzung des Sehvermögens.

Nach meiner Zusammenstellung sind unter 173 Karotisunterbindungen bei traumatischem pulsierenden Exophthalmus 4 Erblindungen bzw. schwere Sehstörungen (2,3%) und bei 48 Unterbindungen in spontanen Fällen eine vorübergehende Sehstörung (2,1%) anscheinend als Folge der Ligatur durch Embolie oder Thrombose der Netzhautgefäße aufgetreten.

2 Fälle von Erblindung nach Karotisligatur unter dem ophthalmoskopischen Bild der Embolie der Zentralarterie hat Siegrist (1900) genau beobachtet und einen davon auch anatomisch untersucht. Die Arteria centralis retinae war in einem Fall (Karzinom des Zungengrundes) durch einen Embolus, der im Moment der Unterbindung von einem bereits bestehenden Thrombus der Arteria carotis communis losgerissen wurde, und im anderen (traumatischer pulsierender Exophthalmus) durch einen von der Rupturstelle der Carotis interna fortschreitenden Thrombus verstopft.

ELSCHNIG (1916) beobachtete bei einem 22jährigen Soldaten mit pulsierendem Exophthalmus nach Schußverletzung im Gefolge der Ligatur der Carotis interna plötzliche Erblindung innerhalb der ersten 2 Tage nach der Operation, wie er glaubt, infolge Embolie der Arteria centralis retinae (Spiegeluntersuchung durch Hornhautgeschwür erschwert). 4 Wochen nach der Ligatur vorübergehende Hemiplegie (fortschreitende Thrombose?).

Bei einem 41jährigen Patienten SLOMANNS (1898) mit traumatischem pulsierenden Exophthalmus trat wenige Stunden nach Unterbindung der Arteria carotis beider Seiten mit einem Zwischenraum von 24 Stunden Erblindung des einen Auges ein (2 Tage später Exitus).

GRAEFE (1898) berichtet von einer Patientin mit spontanem pulsierenden Exophthalmus, bei welcher nach Karotisligatur das Sehvermögen anfangs gut und der Augenhintergrund normal war, am 10. Tage nach der Ligatur plötzlich das Sehen bis auf Unterscheiden von hell und dunkel sank und beim Augenspiegeln »eine kolossale Stauung« der Netzhautvenen sichtbar war. Nach 6 Tagen hatte sich das Sehvermögen wiederhergestellt und die venöse Stauung der Netzhautvenen war wieder zurückgegangen.

Der eigentümliche Augenspiegelbefund von langsam sich ausbildender multipler Thrombose der Netzhautvenen nach Karotisligatur, der allmählich zum Verlust des Sehvermögens im traumatischen Fall von KNAPP (1901) und BACH (1901, 1912) führte, sowie von Thrombose des Stammes einer Netzhautvene und Bildung einer Anastomose ohne Schädigung des Sehvermögens im traumatischen Fall von KRAUPA (1911) ist S. 70—73 ausführlich geschildert.

c) Gefahren der Karotisligatur für das Leben.

1. Karotisunterbindung im allgemeinen.

In den älteren Statistiken über Karotisligatur von PILZ (Archiv für Chirurgie 1868 Bd. 9, S. 257) und FRIEDLÄNDER (Dissertation Dorpat 1881) finden wir unter im ganzen 825 Fällen die erschreckend große Mortalität von 43 % angegeben. Unter 172 Fällen aus der Zeit von 1881—1897 fand SIEGRIST (1900) eine Mortalität von 20 %.

SIEGRIST ist der Ursache des Todes in ca. 1000 bis dahin veröffentlichten Fällen nachgegangen und fand, daß in über der Hälfte der Fälle der tödliche Ausgang durch das Grundleiden, durch eine unabhängig von der Ligatur auftretende interkurrente Erkrankung, durch eine Infektion oder durch eine Nachblutung aus der Wunde herbeigeführt wurde. Unter 80 Todesfällen (21,5 %), die nicht in eine dieser Gruppen eingereiht werden konnten, handelte es sich

21 mal um schwere Gefäßdegenerationen, gleichzeitige Aneurysmen der Aorta, Anonyma usw.,

14 mal um Patienten mit Kachexie infolge vorausgegangener schwerer Blutverluste,

17 mal um Patienten, welche schon das 60. Lebensjahr überschritten hatten,

4 mal um versehentliche, gleichzeitige Unterbindung des Vagus oder Sympathikus,

1 mal um Exzeß nach der Ligatur,

1 mal um Unterbindung beider Karotiden innerhalb 15 Minuten,

4 mal um aszendierende Thrombose von der Ligaturstelle aus in die Gehirnarterien,

17 mal war die Ursache nicht mit Sicherheit festzustellen.

Bei einer großen Zahl dieser 80 Fälle stellten sich kurz nach der Karotisunterbindung Hemiplegien und Gehirnstörungen ein, so daß der Tod meist durch Zirkulationsstörungen im nervösen Zentralorgan seine Erklärung findet; denn nach der Karotisligatur können bei mangelhafter Ausbildung eines Kollateralkreislaufs durch die Verlegung der zu den Stammganglien führenden Endarterien Erweichungsherde im Zentralorgan eintreten.

Als sehr wichtiges Moment für die mangelhafte Ausbildung der Kollateralen und das Auftreten von Gehirnstörungen ist einerseits fehlende Erweiterungsfähigkeit der Gefäßwandungen infolge Atherosklerose und Alter, andererseits Herzschwäche infolge von Herzfehlern, Ernährungsstörungen, Kachexien usw. anzusehen. Siegrist hat besonders darauf hingewiesen, welche Bedeutung der Zustand des Herzens und des Gefäßsystems bei den nach Karotisligatur auftretenden Gehirnstörungen hat.

Ist der Circulus Willisi nicht richtig ausgebildet oder fehlt er ganz, wie dieses Aschoff[1]) bei der Sektion eines nach Karotisligatur ad exitum gekommenen Falls von traumatischem Karotisaneurysma feststellen konnte, so ist nach Unterbindung der Karotis die Überleitung des Blutkreislaufs in das von ihr versorgte Gefäßgebiet des Gehirns nicht in ausreichender Weise möglich und das Leben ist schwer bedroht.

2. Karotisunterbindung bei pulsierendem Exophthalmus.
Einseitige Ligatur.

Unter 217 bei pulsierendem Exophthalmus ausgeführten Ligaturen sind 17 Todesfälle im Anschluß an die Ligatur (7,8 %) beobachtet worden. Bei näherer Betrachtung dieser Fälle ergibt sich jedoch, daß bei den traumatischen Fällen der Tod fast stets vermeidbar gewesen wäre, und daß es sich bei den nach Karotisligatur ad exitum gekommenen spontanen Fällen meist um hohes Alter, schwere Atherosklerose oder zu kurzen Zwischenraum zwischen Beginn des pulsierenden Exophthalmus und Unterbindung der Karotis gehandelt hat.

Bei den traumatischen Fällen kommen auf 169 Karotisligaturen 8 Todesfälle (4,7 %), und zwar auf 76 vor 1898 3 durch Infektion und einer durch Nachblutung — und auf 93 Karotisligaturen seit 1898 4 Todesfälle, darunter 2[2]) nach doppelseitiger innerhalb 24 Stunden (Slomann 1898),

---

1) Mitgeteilt von Augstein (1916) S. 488.

2) Anmerkung bei der Korrektur: Ein dritter Fall (Granatsplitterverletzung, doppelseitige Unterbindung der Karotis innerhalb 7 Tagen) mit tödlichem Ausgang wurde 1917 von Caillaud beschrieben.

bzw. innerhalb 6 Wochen (Hansell 1905) ausgeführter Ligatur (vgl. S. 208), einer durch Verblutung beim Versuch, die Karotis intrakraniell zu unterbinden (Zeller 1911; vgl. S. 218) und einer möglicherweise infolge einer Schußverletzung, die 3 Tage vor Ausführung der Ligatur den pulsierenden Exophthalmus herbeigeführt hatte (Usher 1904; 32jähriger Mann, Alkoholiker; 3 Tage nach Schußverletzung, welche rasche Entwicklung des pulsierenden Exophthalmus zur Folge hatte, Unterbindung der Carotis int. und ext. dicht oberhalb ihrer Gabelung. 3 Stunden nach der Operation unruhig benommen. 2 Tage später plötzlich Dyspnoe, Exitus innerhalb 20 Minuten).

Schließt man unter den Fällen von einseitiger Ligatur der Karotis bei traumatischem pulsierenden Exophthalmus die 5 Fälle mit tödlichem Ausgang infolge mangelhafter Asepsis oder Technik und die 2 (3) Fälle von doppelseitiger Unterbindung aus, so erhält man eine Mortalität von einem unter 162 Fällen, d. i. 0,6 %.

Bei dem Patienten Ushers (1904) erscheint es unsicher, inwieweit die kurz vorausgegangene Schußverletzung an dem nach Karotisligatur eingetretenen Tod mitbeteiligt ist. **Bei Ausschluß dieses einen Falls würde die Mortalität der typischen einseitigen Karotisligatur beim traumatischen pulsierenden Exophthalmus 0 % betragen.**

Bei den spontanen Fällen sind unter 49 Karotisligaturen 10 Todesfälle (18,7 %) Folge der Unterbindung. Unter diesen 10 Todesfällen handelt es sich:

1 mal um Infektion und um Nachblutung der Ligaturwunde (Dempsey 1886; 22jähriges Mädchen, keine Gehirnerscheinungen),

6 mal um hohes Alter.

Brandes. (1905) 81jährige Frau; keine vorausgehende Behandlung mit Karotiskompression; am 2. Tage nach der Ligatur Hemiplegie; am 6. Tage Exitus.

Karplus (1900). 69jährige Frau; keine vorausgehende Karotiskompression; sofort nach der Karotisligatur Fazialisparese, nach 1 Tag Hemiplegie, nach 10 Tagen Exitus.

De Wecker (1868). 63jährige Frau; vor der Ligatur Karotiskompression versucht, aber nicht vertragen. Am 1. Tag nach der Ligatur Hemiplegie, am 3. Tag Tod.

Nunneley (1859). 65jährige Frau; keine vorausgehende Karotis-Kompressionsbehandlung; nach Unterbindung der linken Karotis Krämpfe der linksseitigen Extremitäten, rechtsseitige Hemiplegie. Wiederholte Blutung aus der Wunde. Tod am 16. Tag.

Coggin (1885). 67jährige Frau; vor der Ligatur Kompressionsbehandlung, 1 Tag nach der Ligatur Hemiplegie, am 4. Tag Exitus.

Auch in dem von Morax und Ducamp (1916) veröffentlichten spontanen Fall, in dem 6 Tage nach Karotisligatur Hemiplegie und nach weiteren 4 Wochen Exitus eintrat, handelt es sich um hohes Alter (68jährige Frau). Außerdem bestand schwere Atherosklerose.

1 mal um sehr schwere Atherosklerose und kurze Zwischenzeit zwischen Beginn der Erkrankung und Unterbindung der Karotis.

Jack & Verhoeff (1907). 53jährige Frau; Unterbindung der Karotis schon 5 Tage nach Beginn des pulsierenden Exophthalmus; keine vorausgehende Kompressionsbehandlung der Karotis; am 2. Tage Hemiplegie, Bewußtlosigkeit. Tod nach 4 Wochen.

1 mal um Unterbindung kurz nach Beginn der Erkrankung (vgl. auch vorstehenden Fall).

Gruner (1901). 44jährige Frau; keine vorausgehende Kompressionsbehandlung. Unterbindung 4 Tage nach Beginn; Tod 5 Tage nach der Unterbindung.

1 mal Ursache nicht feststellbar.

Jeaffreson (1879). Zarte Fran von 45 Jahren; keine vorausgehende Behandlung mit Karotiskompression. 5 Wochen nach Beginn des Leidens Karotisunterbindung. Einige Tage danach Aphasie, Lähmung, Exitus.

In einem Fall von Morton (1876) bei einem zarten hochgradig anämischen Mädchen von 23 Jahren erfolgte der Tod am Tage nach der Karotisligatur, doch anscheinend nicht als deren Folge, sondern infolge Peritonitis (heftige Leibschmerzen, Auftreibung des Leibes, Fieber). Gehirnerscheinungen waren nicht aufgetreten. Auch der Sektionsbefund ergab keine einwandfreien Anhaltspunkte dafür, daß die Karotisligatur den Tod verschuldet habe.

Zählt man bei Berechnung der Mortalität nach Karotisligatur in den spontanen Fällen den Fall Dempsey, in' dem Tod durch Infektion und Nachblutung eintrat, nicht mit, da der Tod hier bei richtiger Asepsis wohl hätte vermieden werden können, so bleiben noch 9 Todesfällle unter 48 Karotisunterbindungen (18,75 % Mortalität); diese hohe Mortalitätsziffer würde wohl geringer sein, wenn die Karotis vor der Ligatur einige Zeit regelmäßig komprimiert worden wäre.

Aus der Zusammenstellung der Todesfälle nach der Karotisligatur beim pulsierenden Exophthalmus ergibt sich also, daß bei sonst gesunden Individuen im jüngeren und mittleren Alter die typische Unterbindung der Carotis communis oder interna nur einer Seite unter der selbstverständlichen Voraussetzung peinlichster Asepsis und einwandfreier Technik kaum eine Gefahr bietet; dementsprechend hat bei den traumatischen Fällen die einseitige Karotisligatur eine Mortalität von 0,0 %.

Gefährlich wird die Ligatur der Karotis dann, wenn die Ausbildung eines Kollateralkreislaufs erschwert ist; und zwar ist dies der Fall in den spontanen Fällen, bei welchen stets Erkrankungen des Gefäßsystems gleichzeitig vorhanden sind, und bei denen, besonders im höheren Alter, die Erweiterungsfähigkeit der Gefäßrohre mangelhaft ist.

Große Gefahr scheint zu bestehen, wenn bei den idiopathischen Fällen zwischen Beginn des pulsierenden Exophthalmus und der Karotisunterbindung nur wenige Tage Zwischenzeit liegen. Da die Karotis durch die Rupturstelle einen beträchtlichen Teil ihres Blutes verliert und infolgedessen die von der Karotis versorgten Gehirnarterien entsprechend weniger Blut erhalten, bahnt sich bei längerem Bestehen des pulsierenden Exophthalmus schon von selbst ein Kollateralkreislauf im Gehirn an, und die später ausgeführte plötzliche Ausschaltung der Karotis durch die Unterbindung ist weniger gefährlich.

Eine Anbahnung des Kollateralkreislaufs ist vor Ausführung der Karotisunterbindung auch durch methodisch ausgeführte Karotiskompression möglich. Obige Zusammenstellung zeigt, daß unter den infolge Karotisligatur ad exitum gekommenen spontanen Fällen nur bei einem einzigen (COGGIN 1887) die Karotiskompression, und zwar allerdings anscheinend in ungenügender Weise ausgeübt worden war. Daß gelegentlich einmal ausnahmsweise die Karotisligatur bei spontanem pulsierenden Exophthalmus trotz hohen Alters 74 Jahre) sowie trotz ziemlich kurzer Zwischenzeit zwischen Beginn der Erkrankung und Ausführung der Unterbindung (20 Tage) und ohne vorausgeschickte Kompressionsbehandlung regelrecht verlaufen kann, beweist der Fall SCHAEFERS (1910).

Doppelseitige Karotisunterbindung.

Durch die innerhalb kurzer Zeit nacheinander vorgenommene Unterbindung beider Karotiden ist das Leben auch bei den traumatischen Fällen bedroht. Unter 14 traumatischen Fällen mit doppelseitiger Unterbindung ist 3 mal der Tod erfolgt (21 % Mortalität).

Bei spontanen Fällen kamen doppelseitige Karotisligaturen nicht zur Ausführung.

Besonders gefährlich ist natürlich die Unterbindung der Karotis der anderen Seite dann, wenn zwischen beiden Operationen eine nur kurze Zwischenzeit liegt, wenn keine methodische Kompression der zweiten Karotis deren Unterbindung vorausgegangen ist, sowie ferner wenn der Patient in höherem Alter steht.

Unter 7 Fällen, in denen die Unterbindung der zweiten Karotis keine unangenehmen Folgeerscheinungen hatte, war die durchschnittliche Zwischenzeit zwischen beiden Operationen $6^1/_2$ Monate, in den 3 Fällen, in denen Gehirnerscheinungen folgten, $2^1/_3$ Monate und in den Fällen mit tödlichem Ausgang nur 17 Tage. Das Durchschnittsalter der ersten 9 Fälle beträgt 24 Jahre, das der letzten 2 Fälle 32 Jahre. In dem Fall von BODON (1899) war die zweite Karotis vor ihrer Unterbindung 2 mal täglich $^1/_4$ Stunde lang komprimiert worden, und es folgten trotz des Alters von 38 Jahren und des Zwischenraums von nur 32 Tagen zwischen beiden Operationen keine Gehirnerscheinungen.

Näheres über die doppelseitigen Unterbindungen der Karotis ist aus der folgenden kleinen Zusammenstellung ersichtlich.

Fälle von pulsierendem Exophthalmus mit

Autor, Jahr	Geschlecht, Alter	Trauma	Unterbindung wie lange nach Beginn?	Wann Rückfall?
Poland, 1860.	m., 22.	Traumatisch.	10 Wochen.	Einige Mon.
Williams, 1868.	m., 20.	»	7 Monate.	Einige Tage.
Le Fort, 1890.	w., 18.	»	7 Wochen.	Einige Wochen.
Reeve, 1893.	»Jung. Mann.«	»	6 Monate.	Einige Tage.
Francke, 1897.	m , 21.	»	5 Wochen.	Einige Tage.
Wilder, 1897.	m., 30.	»	3 Monate.	3 Tage.
Keller, 1898.	m., 39.	»	3 Monate.	Einige Woch.
Slomann, 1898.	m., 41.	»	6 Monate.	÷
Bodon, 1899.	m., 38.	»	÷	1 Woche.
Oliver, 1904.	m., 15.	Schußverl.	5 Monate.	»bald«
Hansell, 1905.	w., 22.	Traumatisch.	3 Monate.	24 Stunden.
Barbieri, 1909.	?	»	?	?
Feruglio, 1913.	m., 5.	Heugabelstich.	?	15 Tage
Caillaud 1917.	»Soldat.«	Granatsplitter.	1—2 Monate.	÷

d) Gehirnstörungen nach Karotisligatur.

Die durch Karotisligatur herbeigeführten Todesfälle sind, soweit sie nicht infolge Infektion oder Verblutung eintreten, stets auf schwere Zirkulationsstörungen im Gehirn zurückzuführen. Schon nach kurzdauernden Unterbrechungen des Blutstroms in der Karotis durch Kompression können Schwindel, vorübergehende Sprachstörungen und Lähmungserscheinungen

Unterbindung der Karotiden beider Seiten.

Zwischenzeit zwischen Ligatur der 1. und der 2 Karotis	Gehirnerscheinungen	Erfolge der 2. Unterbindung
14 Monate.	Keine.	Guter Erfolg.
30 Tage.	»	»
8 Wochen.	Am Abend des Operationstages Aphasie und leichte Facialisparese, die nach 2 Tagen verschwand.	»
1 Jahr.	Keine.	Ohne Erfolg.
2 Monate.	Heftige Kopfschmerzen.	Wesentliche Besserung.
3 Monate.	Wenige Tage [danach Hemiplegie, Aphasie, Verlust des Geschmacks; leichte Schwäche d. Extrem. u. schwerf. Sprache bleiben bestehen.	Ohne Erfolg.
8 Monate.	Keine.	Besserung.
24 Stunden.	Nach einigen Stunden Erblindung, Bewußtlosigkeit, Hemiplegie.	Exitus nach 2 Tagen.
32 Tage 2mal täglich ¼ Stunde lang Carotis compress.	Keine.	Rückfall nach 1 Tag. Später Heilung durch orbitale Operation.
9½ Monate.	Keine.	Nur geringe Besserung,
6 Wochen.	Nach 3 Tagen Hemiplegie.	Am 5. Tag Exitus.
4 Monate.	?	Mäßiger Erfolg.
Mehr als 2 Wochen.	Keine.	Ohne Erfolg.
7 Tage.	Nach 7 Stunden Aphasie, Hemiplegie.	Tod nach 1 Tag.

auftreten. Gewöhnlich handelt es sich bei den nach Ligatur der Carotis communis oder interna auftretenden Gehirnsymptomen um Benommenheit oder Bewußtlosigkeit, mehr oder weniger schwere Aphasie, um Lähmungen des Facialis, Krämpfe und Lähmungen (motorisch und sensibel) der Extremitäten, Hemiplegie. Die Lähmungen können vorübergehend sein oder auch dauernd bestehen bleiben.

Unter 170 einseitigen Karotisunterbindungen bei traumatischem pulsierendem Exophthalmus kam es in 5 Fällen (3,5%) zu Gehirnerscheinungen, darunter 1 Todesfall und eine dauernde Lähmung. Unter 12 traumatischen Fällen mit Ligatur auf der Karotis der zweiten Seite traten hiernach in 5 Fällen (42%) Gehirnerscheinungen auf, darunter 2 Todesfälle und eine bleibende Lähmung.

Unter 48 Karotisunterbindungen bei spontanen Fällen stellten sich in 12 Fällen (25%) Gehirnerscheinungen ein, darunter 8 Todesfälle.

Das Durchschnittsalter der traumatischen Fälle mit Gehirnerscheinungen ist 24 Jahre, das der spontanen Fälle mit Gehirnerscheinungen 53 Jahre.

Die Gehirnerscheinungen traten bei den spontanen Fällen gewöhnlich am ersten, manchmal auch am zweiten oder am dritten Tag nach der Ligatur auf. Unter den traumatischen Fällen stellten sich bei 3 Patienten Lähmungen erst nach 2—4 Wochen (vorübergehend) ein. Dieses späte Auftreten ist wohl nicht wie in den übrigen Fällen durch die nach der Ligatur auftretenden Zirkulationsstörungen zu erklären, sondern durch eine fortschreitende Thrombose oder eine Embolie[1]).

Vorausgehende Karotiskompression war nur in 2 spontanen Fällen angewendet worden. In dem einen Fall (67jährige Patientin) war die Hemiparese vorübergehend.

Die Fälle mit Hirnstörungen nach einseitiger Karotisunterbindung sind in folgendem (S. 212—213) übersichtlich zusammengestellt. Bezüglich der Gehirnerscheinungen nach doppelseitiger Karotisligatur wird auf die Tabelle S. 208—209 und bezüglich der Gehirnerscheinungen nach Karotiskompression auf S. 198 verwiesen.

e) **Vorbereitung und Ausführung der Karotisunterbindung bei pulsierendem Exophthalmus.**

In Vorbereitung der Karotisligatur empfiehlt sich zur Feststellung, ob die Unterbrechung des Blutstroms in der Karotis keine Gehirnerscheinungen auslöst, eine vorausgehende genügend lange fortgesetzte Kompression der Karotis; je nachdem der Patient die Kompression verträgt, wird deren Dauer verschieden sein. Durchschnittlich wird man in den ersten acht Tagen von drei- bis sechsmal täglich 5—10 Minuten auf drei- bis sechsmal täglich 15—30 Minuten oder noch länger ansteigen können und zwar bei traumatischen Fällen rascher als bei den spontanen.

Treten dabei keinerlei Gehirnerscheinungen auf, so wird man bei jungen gesunden, kräftigen Patienten mit traumatischem pulsierenden Exophthal-

---

1) Bei der 68jährigen Patientin von MORAX & DUCAMP 1916 (spontaner Fall) begannen die Gehirnerscheinungen am 6. Tag nach der Karotisligatur. Die Sektion zeigte Thrombose der Gehirnarterien.

mus nach 1—2 Wochen, bei anderen Patienten nach mehrere Wochen langer Kompression die Unterbindung der Karotis vornehmen können. Man muß sich davon überzeugen, daß die Kompression auch richtig durchgeführt wird, d. h., daß das Geräusch während der Ausübung des Druckes verschwunden bleibt. Der Patient bleibt während der Zeit der Kompressionsbehandlung im Bett und verhält sich möglichst ruhig.

Treten bei Karotiskompression Störungen von seiten des Gehirns auf, so läßt sich durch regelmäßig wiederholte Kompression ein Kollateralkreislauf im Gehirn erzeugen, so daß schließlich auch bei lange ununterbrochen fortgesetzter Kompression Gehirnerscheinungen ausbleiben. Manche Fälle, in denen anfangs nach kurzer Kompression Schwindel und Lähmungserscheinungen auftraten, haben nach einer planmäßig durchgeführten Kompression von zunehmender Dauer die später ausgeführte Ligatur ohne jede Beschwerde ertragen.

Als Beispiel führe ich die 24jährige Patientin Zur Mühlens (1904) mit traumatischem pulsierenden Exophthalmus an, bei der anfangs nach 5 Minuten Kompression Schwindel und Gefühlsstörungen im rechten Arm und in der Hand auftraten. Nach 16 Tage lang 4mal täglich 5 Minuten fortgesetzter Kompression verlief die Karotisligatur ohne Gehirnerscheinungen. Auch bei Augsteins (1916) Patient verursachte die Kompression der Karotis anfangs Schwindel; die Ligatur wurde nach vorbereitender Kompressionsbehandlung gut vertragen.

Setzt man in Fällen von pulsierendem Exophthalmus vor der Karotisunterbindung die Karotiskompression zu lange fort, so kann unter Umständen sich ein rückläufiger Blutstrom vom Circulus arteriosus Willisi nach der Rupturstelle der Carotis interna ausbilden. Dieser durch die lang dauernde Karotiskompression herbeigeführte kollaterale Blutstrom kann den Erfolg der nachfolgenden Ligatur schließlich völlig in Frage stellen.

Als Beispiel für ein solches Vorkommnis sei der Fall von Francke (1897) erwähnt. Bei dem 21jährigen Patienten mit traumatischem pulsierenden Exophthalmus wurde die Karotiskompression anfangs jedesmal 3—4 Minuten, später 12 Minuten ausgeführt. In den ersten Tagen waren während der Kompression Pulsation und Geräusche vollkommen verschwunden. Am 10. Tage traten jedoch nach einem Druck von 5 Minuten wieder Pulsation und Geräusch auf. Es ist daher wohl zu verstehen, daß die danach ausgeführte Ligatur Geräusch und Pulsation nicht zum Schwinden brachte.

Bei Patienten mit Anzeichen von Arteriosklerose sowie solchen, bei denen eine regelmäßig wiederholte Karotiskompression immer wieder Schwindel und sonstige Gehirnerscheinungen auslöst, wird man, besonders wenn sie in höherem Alter stehen, die Karotisligatur im allgemeinen vermeiden oder wenigstens nur bei Fehlschlagen einer anderen Therapie ausführen. In solchen Fällen empfiehlt es sich, die Karotis nicht in der gewöhnlichen Weise zu unterbinden sondern lieber eine der weiter unten beschriebenen Methoden der allmählichen Umschnürung der Karotis anzuwenden.

Gehirnerscheinungen nach ein-

Traumatische

Autor, Jahr	Alter, Geschlecht	Ursache, Allgemein-befinden		Dauer des Leidens bis zur Unterbindung	Vorherige Karotiskompression
1. Wherry 1891	13 m.	Trauma, Schädelbruch.		9 Wochen.	keine.
2. Wood 1904	? m.	Trauma.		Über 2 Monate.	»
3. Siegrist 1904	25 m.	»			»
4. Thierry 1903	26 m.	»			
5. Usher 1905	32 m.	»	(Schuß).	3 Tage!	Nur ganz kurz.
6. Elschnig 1916	22 m.	»		1 Monat.	Wiederholte Kompression.

Spontane

1. Nunneley 1859	65 w.	Spontan.		45 Tage.	keine.
2. De Wecker 1868 . . .	63 w.	»		$^1/_4$ Jahr.	Kompr. nicht vertr.
3. Jeaffreson 1879 . . .	45 w.	»	zart.	5 Wochen.	keine.
4. Higgens 1884	42 w.	»		8 Monate.	»
5. Coggin 1885	67 w.	»		5 Monate.	Einige Wochen.
6. Churchmann 1895 . .	44 w.	»		7 Wochen.	keine.
7. Karplus 1900	69 w.	»		3 Wochen.	»
8. Gruner 1904	33 w.	»		4 Tage.	»
9. Brandes 1905	84 w.	»		3 Wochen.	»
10. Von Barlag 1905 . .	27 w.	»		?	?
11. Jack & Verhoeff 1907	53 w.	»		5 Tage!	»
12. Albertin & Desgouttes 1909.	55 w.	» Arterioskler.		14 Tage.	Nur einmal versucht.
13. Morax & Ducamp 1916	68 w.	» »		?	?

seitiger Karotisunterbindung.

Fälle.

Communis oder Interna?	Beginn der Gehirnerscheinungen wie lange nach Unterbindung?	Art der Gehirnerscheinungen	Ausgang.
Comm.	Einige Tage.	1 Monat bewußtlos. Facialislähmung, halbseitige Krämpfe.	Lähmung bleibend, puls. Exo. nicht gebessert.
Comm.	?	Vorübergehende Aphasie und Aufregungszustände, 1 Woche anhaltend.	puls. Exo. geheilt.
Int. u. Ext.	Am 13. Tag.	Aphasie, nur wenige Min. Hemiplegie nur 4 Stunden.	Erblindung (ascend. Thrombose) puls. Exo. geheilt.
Comm. u. Int.	Am 14. Tag.	Hemiplegie, Verwirrtheit 2 Tage anhaltend.	puls. Exo. geheilt.
Int. u. Ext.	3 Stunden.	Verwirrtheit.	Exitus nach 2 Tagen (möglicherweise infolge der Schußverletzung).
Int.	25 Tage.	Facialis- und Halbseitenlähmung.	Nach 2 Mon. Heilun g.

Fälle.

Communis oder Interna?	Beginn der Gehirnerscheinungen wie lange nach Unterbindung?	Art der Gehirnerscheinungen	Ausgang.
Comm.		Halbseitige Krämpfe, und Lähmung.	Exitus am 16. Tag.
»		Halbseitenlähmung.	Exitus am 2. Tag.
»	Einige Tage.	Aphasie, Hemiplegie.	Exitus.
»		Vorübergehende Hemiplegie.	
»	1 Tag.	Bewußtlos, Hemiplegie.	Exitus am 4. Tag.
»		Vorübergehende Aphasie.	Heilung des puls. Exo.
»	Am 2. Tag.	Aphasie, Hemiplegie.	Exitus am 6. Tag.
»	?	?	Exitus am 5. Tag.
»		Facialis- u. Halbseitenlähmung.	Exitus am 10. Tag.
»		Vorübergehende Schwäche und Taubheit im Arm.	Puls. Exo. gebessert.
»	1 Tag.	Hemiplegie.	Exitus nach 4 Wochen.
»	3 Tage.	Facialis- und Halbseitenlähmung. Nach 3—4 Wochen völlig verschwunden.	Puls. Exo. geheilt.
Interna.	6 Tage.	Hemiplegie, Verworrenheit.	Exitus nach 5 Wochen.

Auch vor Ausführung einer solchen »langsamen Drosselung« der Karotis sollte eine geregelte Karotiskompression durchgeführt werden.

Bezüglich der technischen Ausführung der gewöhnlichen Karotisligatur sei auf die chirurgischen Handbücher und Operationslehren hingewiesen.

Von den bei der Karotisunterbindung an Patienten mit pulsierendem Exophthalmus gewonnenen Erfahrungen sei hier erwähnt, daß in lange bestehenden Fällen, in denen sich auch Pulsation in der Vena jugularis findet, deren Unterscheidung von der Arteria carotis manchmal Schwierigkeiten bereiten kann. Die genaue Kenntnis der anatomischen Lage der Gefäße und die Feststellung, ob bei Kompression des Gefäßes die Pulsation oberhalb oder unterhalb der Kompressionstelle verschwindet, wird Verwechslung beider Gefäße vermeiden lassen.

Es empfiehlt sich, die Unterbindung in Lokalanästhesie und nicht in Narkose auszuführen; denn das Allgemeinnarkotikum kann auf Gehirn und Zirkulationsorgane giftig wirken und dadurch das Auftreten von Gehirnerscheinungen nach der Ligatur begünstigen. Die Lokalanästhesie bei der Unterbindung ist aber vor allem deswegen der Allgemeinnarkose vorzuziehen, weil Gehirnstörungen dabei sofort erkannt werden. Gerade bei den im folgenden beschriebenen Methoden der allmählichen Umschnürung der Karotis ist Lokalanästhesie unbedingt erforderlich.

Methoden der allmählichen Abschnürung der Karotis.

Als erster scheint DENUCE [1] (1878) den Gedanken gehabt zu haben, durch ganz allmähliches Zusammenziehen des Fadens bei Karotisligatur Gehirnerscheinungen zu vermeiden. v. LESSER [2] (1883) schnürte die Karotis erst provisorisch durch ein dickes Drainrohr zu und unterband sie später, nachdem sich keine Gehirnerscheinungen gezeigt hatten. Ein ähnliches Vorgehen empfahl JORDAN [3] (1907). Er legte zunächst um die Karotis eine lockere Ligatur, um sie im Falle des Auftretens von Gehirnerscheinungen wieder entfernen zu können oder andernfalls nach 48 Stunden ganz festzuziehen. KRECKE [4] (1911) hat in 2 Fällen von pulsierendem Exophthalmus, in denen die Resektion der Orbitalvenen nicht zum Ziel geführt hatte, die Carotis communis mit einem Katgutfaden nur so weit umschnürt, daß das Geräusch undeutlich zu hören war. In dem einen Fall erzielte er mit diesem Verfahren völlige Heilung.

HALSTED [5] (1905), MATAS & ALLEN [6] (1911), sowie STONEY [7] (1913) ver-

---

1) Referiert: Schmidts Jahrbücher Bd. 78.
2) Zentralblatt für Chirurg. 1883 Bd. 10 S. 155.
3) Chirurg. Kongreßbericht; Zentralbl. f. Chirurg. 1907, Beil. S. 16.
4) Tagung der freien Vereinigung der bayrischen Chirurgen 1. 7. 1911. Münch. med. Wochenschr. 1911, S. 1747.
5) Bull. of the John Hopkins hospital 1905, Oct.
6) Journ. of the americ. med. assoc. 1911, Bd. 56, Nr. 4.
7) Clin. Journ. Bd. 41, S. 334. Ref. Centralbl. f. d. ges. Chir. u. deren Grenzgebiete Bd. 1, S. 344.

engten oder verschlossen die Karotis durch Umlegen eines Aluminiumbandes, das mehr oder weniger stark zusammengedrückt und bei Auftreten von Gehirnerscheinungen wieder entfernt werden kann. Das 4—7 mm breite Aluminiumband wird mittelst einer Aneurysmanadel um die Karotis herumgeführt.

Neff[1] (1911) und Cuningham[2] (1914) verwandten zum Verschluß der Arteria carotis eine kleine federnde Klemme (vgl. Abbildung 26), die einen elastischen Druck auf die Karotis ausübt. Um den äußeren Teil jeder Branche der Klemme wurde dicker Katgut mehrfach herumgewickelt, so daß die Klemme zunächst unvollständig schloß und nach Anlegen um die Karotis noch geringer Puls oberhalb dieser Stelle gefühlt werden konnte. Mit der Resorption des Katguts wurde der Verschluß vollkommen. In einem Fall von pulsierendem Exophthalmus, der auf diese Weise operiert worden war, verschwanden am 4. Tage nach der Operation die Geräusche und die Pulsation ganz. 3 Monate nach der Operation mußte die Klemme operativ entfernt werden, da sie wegen ihrer Nachbarschaft mit der Luftröhre beim Schluckakt Beschwerden machte. Es zeigte sich, daß die Klemme die Karotis ganz durchschnitten hatte.

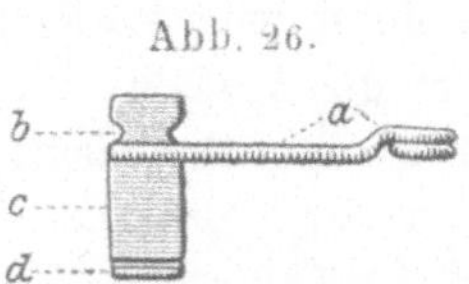

Abb. 26.

Klemme für allmählich herbeizuführenden Verschluß der Art. carot. nach Neff (1911) in Cunningham's (1914) Abänderung. *a* Stahlfeder. *b* Rinne für die Umschnürung mit Katgut. *c* Obere der beiden Neusilberplatten. zwischen denen die Arterie komprimiert wird. *d* Ende der unteren Platte, die etwas umgebogen ist, um das Herausschlüpfen der Arterie zu verhindern.

Die Neffsche Klemme bewährte sich gut bei einem 39 jährigen Patienten Brazean's (1916) mit traumatischem pulsierendem Exophthalmus. 10 Tage nach Anlegung der Klemme wurde der Patient beschwerdefrei nach Hause entlassen. Einen Monat nach dem Eingriff konnte er seine Arbeit wieder anfnehmen, ohne daß, wie eine Nachuntersuchung nach 7 Monaten zeigte, ein Rückfall eintrat.

Um bei einer allmählichen Drosselung der Arteria carotis den Grad der Abklemmung immer genau zu kennen, konstruierte Smoler[3] (1913) das beifolgend abgebildete Instrument (Abbildung 27 u. 28) — zu beziehen durch die Firma R. Boháč, Olmütz. — Mit zwei äußeren hakenförmigen Branchen wird das Gefäß bequem zur Unterbindung angehoben und das Abgleiten des Gefäßes verhindert, während es durch die zwei inneren mit Gummi bedeckten Arme komprimiert wird. Mit diesem Instrument wird eine bajonettförmige Abknickung, die bei dem allmählichen Verschluß durch einen Gummidrain vorkommen kann, vermieden. 7 Fälle Smolers, in denen diese allmähliche Drosselung angewendet worden war, verliefen ohne Gehirnerscheinungen, während bei 3 in gewöhnlicher Weise unterbundenen Gehirnerscheinungen auftraten.

Die verschiedenen geschilderten Verfahren der allmählichen Abschnürung der Karotis schützen in gewissem Grade vor gefährlichen Komplikationen von seiten des Gehirns. Sie sind natürlich umständlicher als die gewöhnliche Ligatur. Bei den Methoden, bei denen die Wunde offen bleiben

---

1) Journ. of the Americ. med assoc. 1911, S. 700.
2) Journ. of the Americ. med. assoc. 1914, Bd. 62, S. 373.
3) Bruns' Beiträge zur Deutschen Chirurgie 1913, Bd. 82, Heft 3, S. 494.

muß, wie bei der von Smoler oder der Anwendung eines allmählich fester
zuzudrehenden Gummidrains kann eine sekundäre Infektion der Wunde eintreten; die wiederholten Eingriffe verursachen dem Patienten Schmerzen
(z. B. Fall Elschnig 1911).

Von besonderer Wichtigkeit halte ich die strikte Durchführung möglichst absoluter Ruhe im Bett für eine oder mehrere Wochen nach der
Ligatur; denn jede stärkere Bewegung beschleunigt die Blutzirkulation und
verringert die Aussicht auf eine Trombosierung der Rupturstelle. (Vgl. auch
das S. 188 über allgemeine Maßnahmen Gesagte.)

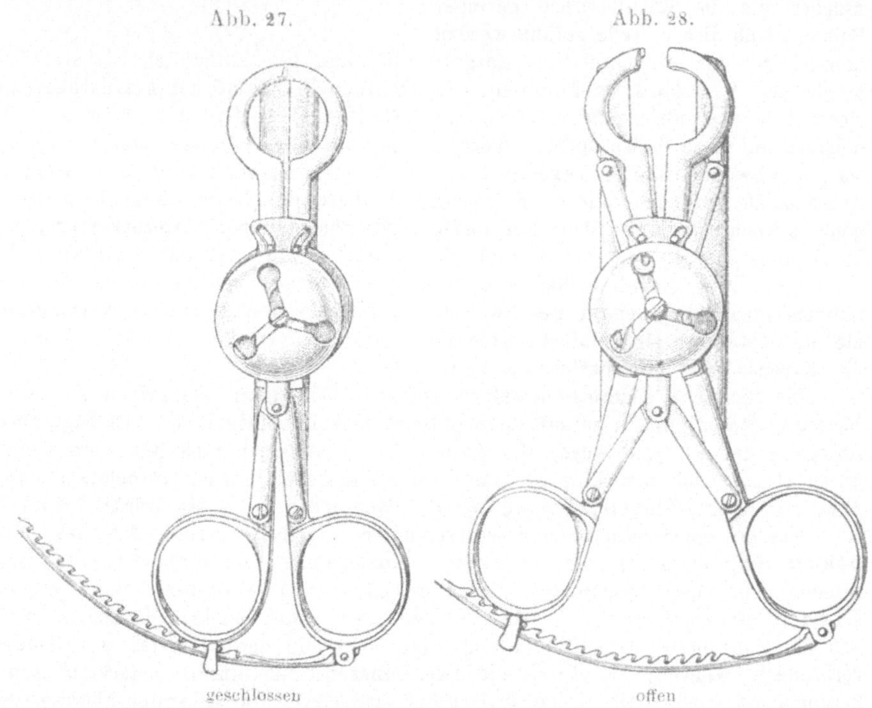

f) An welcher Stelle soll 'die Karotis unterbunden werden?
Carotis communis oder interna? Gleichzeitige Unterbindung
der Carotis und Vena jugularis. Unterbindung der Karotiden
beider Seiten.

Theoretisch wäre natürlich in den Fällen von Ruptur der Carotis
interna im Sinus cavernosus deren Unterbindung dicht oberhalb und
unterhalb der Rupturstelle die richtigste Therapie. Doch stehen der
praktischen Ausführung einer solchen Operation wegen der schwer zugänglichen Lage des Sinus cavernosus große Schwierigkeiten im Wege.

Durch ein solches operatives Vorgehen wären diejenigen Rückfälle des pulsierenden Exophthalmus sicher zu vermeiden, die nach Unterbindung der Carotis interna eintreten, und die nur dadurch zu erklären sind, daß vom Circulus Willisi Blut rückläufig in die Carotis interna nach der Rupturstelle strömt. Einen gewissermaßen experimentellen Beweis hierfür brachte ZELLER (1911) — vgl. S. 218 — in seinem nach Karotisunterbindung am Hals rückfällig gewordenen Fall beim Versuch die Carotis interna innerhalb des Schädels zu unterbinden. Beim Anziehen des um die Carotis cerebralis gelegten Fadens fielen die pulsierenden Venen in der Orbita zusammen. Durch vorhergehende operative Freilegung der Karotis am Hals hatte ZELLER festgestellt, daß diese durch eine frühere Unterbindung völlig ausgeschaltet worden war.

TH. GLUCK [1]) hat schon 1882 die Resektion des vorderen Drittels des Warzenfortsatzes und der hinteren Hälfte des Felsenbeins von einem bogenförmigen Schnitt hinter dem rechten Ohr aus zur Bloßlegung der Karotis empfohlen und äußert die Ansicht, daß auf diesem Wege die doppelte Unterbindung der Carotis cerebralis (z. B. wegen Aneurysmen) technisch möglich sei. Auch BRUN [2]) (1903) hält diesen Weg für gangbar und zwar speziell bei der Operation des pulsierenden Exophthalmus.

Auf einem anderen Wege, nämlich nach Eröffnung des Schädels an der Stirn über der Augenbraue und subduralem Vorgehen bis an den kleinen Keilbeinflügel hat ZELLER (1911) die Carotis interna oberhalb des Sinus cavernosus zu unterbinden versucht.

Bei der praktischen Ausführung dieser Operation in einem Fall von sehr schwerem, anderen Behandlungsmethoden trotzendem pulsierenden Exophthalmus verblutete sich leider der Patient, da der um die Carotis cerebralis herumgelegte Faden bei einem etwas kräftigen Anziehen durch den Assistenten die Gefäßwand durchschnitt.

Das von ZELLER zunächst an der Leiche eingehend studierte Operationsverfahren, das natürlich nur nach vorheriger Unterbindung der Carotis interna unterhalb des Schädels zur Ausführung kommen dürfte, ist folgendes:

Bildung eines großen Stirnlappens, dessen Basis oben und dessen unterer Rand dicht oberhalb der Augenbraue liegt; vorher HEIDENHAINsche Umstechungsnaht, da beim pulsierenden Exophthalmus die Galeavenen außerordentlich heftig bluten. Bei dem Knochenschnitt muß die Eröffnung der Stirnhöhle wegen Gefährdung der Asepsis vermieden werden. Nach dem Aufklappen des Lappens wird die harte Hirnhaut stumpf vom Boden der vorderen Schädelgrube abgelöst bis zur Kante des kleinen Keilbeinflügels, an der sie fest haftet. Hier wird sie parallel der Kante gespalten. Wenn jetzt mit dem KRAUSEschen Hirnspatel das Stirnhirn vorsichtig etwas angehoben wird, so kommt bei Beleuchtung der tiefen Wunde mit der Stirnlampe sofort der Nervus opticus dicht am Eintritt in den Canalis opticus zu Gesicht, sowie unmittelbar neben und hinter ihm die Carotis interna nach Austritt aus dem Sinus cavernosus in ihrem letzten nach vorn

---

1) Bericht über den Deutschen Chirurgenkongreß 1882.
2) Der Schädelverletzte und seine Schicksale. Beiträge zur klinischen Chirurgie Bd. 38, S. 283.

gerichteten Bogen. Auch sieht man zuweilen an ihrer medialen Seite die Arteria ophthalmica sich abzweigen und unter den Nervus opticus sich begeben, wenigstens wenn ein ganz geringer Zug an der Arteria ausgeführt wird. Es gelingt, da während des intrakraniellen Teils der Operation gar keine Blutung erfolgt, unschwierig ein Arterienhäkchen um die Karotis zu führen und zwar in seltenen Fällen proximal von der Arteria ophthalmica, sonst distal von derselben in nächster Nähe ihres Abgangs. Schwieriger ist es mit einer anatomischen Pinzette oder einer schlanken Klemme das eine Fadenende aus der tiefen Wunde hervorzuziehen ohne an der Arterie zu zerren. Der Schluß des Knotens hat in der Tiefe mit allergrößter Vorsicht zu geschehen. Nach vollendeter Unterbindung muß die Karotis proximalwärts am Austritt aus dem Sinus cavernosus mit schlanker aber kräftiger Gefäßklemme gequetscht werden, um die Arteria ophthalmica zu verschließen.

Die Krankengeschichte des einzigen von ZELLER in dieser Weise operirten Falls ist folgende:

Dezember 1894 schoß sich der damals 35 jährige Patient in die rechte Schläfe, 3 Wochen danach typischer pulsierender Exophthalmus rechts. Ausräumen der rechten Orbita durch SONNENBURG (1895); danach Entwicklung eines pulsierenden Exophthalmus links. Juni 1895 Ligatur der rechten Carotis communis; 2 Tage Erbrechen; pulsierender Exophthalmus gebessert; doch Rückfall nach 3 Monaten. 1896 nochmalige Unterbindung der rechten Karotis und ihrer Äste. Nach einem Monat Rückfall. 1902 Vorschlag einer Exstirpation der stark varikösen Orbitalvenen; doch vom Patienten abgelehnt. Im Laufe der nächsten Jahre weitere Zunahme des Exophthalmus, Unbeweglichkeit des Auges, Abnahme des Sehvermögens und quälende Geräusche.

8. 4. 1908 legte ZELLER die Gegend der rechten Carotis communis am Hals frei und stellte völliges Fehlen dieses Gefäßes fest. 13. 4. 1908 Versuch der intrakraniellen Unterbindung der rechten Carotis interna in der oben beschriebenen Weise. Sehr starke Blutung aus der Knochenwunde, die sich durch Tamponade zum Stehen bringen ließ. Es gelang, das Arterienhäkchen um die Carotis cerebralis herumzuführen; auf dessen ganz leichtes Anziehen fielen die linken Orbitalvenen zusammen. Beim Durchführen des Seidenfadens wurde unglücklicherweise durch brüskes Anziehen des Fadens durch den Assistenten die Karotis durchgesägt. Es gelang nicht die Karotis zu fassen. Die Blutung war auch durch Tamponade nicht zum Stehen zu bringen. Exitus nach 9 Stunden.

Zu einem so schweren lebensgefährlichen Eingriff, wie die intrakranielle Unterbindung der Karotis, wird man sich nur dann entschließen, wenn alle weniger eingreifenden Heilverfahren des pulsierenden Exophthalmus im Stiche gelassen haben. Im Falle ZELLERS hätte vielleicht die viel weniger gefährliche und oft von gutem Erfolg begleitete Unterbindung der pulsierenden Orbitalvenen vor der Ausführung der intrakraniellen Unterbindung versucht werden können.

Während der Unterbindung der Carotis interna oberhalb der im Sinus cavernosus befindlichen Rupturstelle Schwierigkeiten bereitet, ist die Unterbindung unterhalb der Rupturstelle technisch verhältnismäßig einfach. Es fragt sich nun: Bietet beim pulsierenden Exophthalmus die Unterbindung der Carotis interna oder der Carotis communis bessere Aussichten auf Heilerfolg?

Zweifellos ist die Unterbindung der Arteria carotis interna vorzuziehen; denn diese gibt bis zum Sinus cavernosus keine nennenswerten Äste ab, von dem aus sich ein Kollateralkreislauf entwickeln könnte; ein solcher kann sich aber nach Unterbindung der Carotis communis wohl ausbilden und zwar einerseits durch die dicht unterhalb der Teilungsstelle aus der Carotis communis entspringende Arteria thyreoidea superior, welche mit der aus dem Truncus thyreo-cervicalis der Arteria subclavia stammenden Arteria thyreoidea inferior in Verbindung steht; andererseits unter Vermittlung der Arteria carotis ext., welche mit der der anderen Seite anastomosiert.

Den besten Beweis für die Richtigkeit dieser auf Grund der anatomischen Betrachtung der Gefäßverbindungen gegebenen Empfehlung, die Interna und nicht die Communis in Fällen von pulsierendem Exophthalmus zu unterbinden, bietet die Zusammenstellung der Heilerfolge. S. 220—222 (67 % Heilung nach primärer Unterbindung der Interna gegenüber 46 % nach Unterbindung der Communis.)

Als Beispiele für Ausbildung eines Kollateralkreislaufs durch die Schilddrüsenarterien nach Unterbindung der Carotis communis bei pulsierendem Exophthalmus führe ich die Fälle von NIEDEN (1887) und BRUN (1903) an: NIEDEN beobachtete einige Tage nach der Unterbindung, daß sich die Arteria thyreoidea zu beträchtlichem Umfang erweiterte. Im Falle BRUNS hatte sich dieser Kollateralkreislauf nach doppelseitiger Unterbindung der Arteria carotis communis hergestellt. Man fühlte oberhalb der Ligaturstelle beider Karotiden deutliche Pulsation eines kräftigen Arterienrohrs.

Für die Ausbildung eines Kollateralkreislaufs durch die Arteria carotis externa von der Karotis der anderen Seite können unter anderen die Fälle von EISSEN (1890), REEVE (1893) und MARPLE (1907) als Beispiele dienen: Bei der 21jährigen Patientin EISSENS war nach Unterbindung der rechten Karotis wieder ein Rückfall aufgetreten, die Kompression der linken Carotis communis brachte danach die Pulsation in beiden Arteriae maxillares, in der rechten Carotis interna und in der rechten Orbita zum Schwinden. Die Unterbindung der den Kollateralkreislauf unterhaltenden rechten Karotis externa und der Carotis interna führte Heilung herbei.

Im Fall von REEVE war am 12. Tag nach der Unterbindung der rechten Carotis communis wieder Pulsation oberhalb der Unterbindungstelle zu fühlen. Druck auf die rechte Arteria carotis externa oder auf die linke Arteria carotis communis beseitigte alle Geräusche und jede Pulsation.

Bei dem 21jährigen Patienten MARPLES ließ sich 3 Jahre nach einer erfolglosen Unterbindung der Carotis communis bei einem neuen operativen Eingriff feststellen, daß der Kollateralkreislauf durch die beiden Arteriae linguales von der Karotis der anderen Seite stammte.

Trotz des hierdurch erbrachten Beweises, daß beim pulsierenden Exophthalmus nach der Ligatur der Carotis interna die Gefahr für das Auftreten eines Rezidivs geringer ist als nach Ligatur der Carotis communis, ist bisher — besonders in früherer Zeit in der großen Mehrzahl der Fälle nicht die Carotis interna, sondern die Carotis communis unterbunden worden und zwar vermutlich, weil die Kommunisunterbindung leichter auszuführen ist. Doch dürfte heutzutage die Unterbindung der Carotis interna einem geübten Chirurgen wohl ebensowenig Schwierigkeiten bereiten wie die Unterbindung der Communis.

Von CECI (KOCHER, Chirurgische Operationslehre 1907) und von BOARI (ebenda) wurde als Hilfsmittel gegen Gehirnstörungen die gleichzeitige Ligatur von Karotis und Vena jugularis empfohlen, in der Meinung, daß dadurch eine Anämie des Gehirns zu verhüten sei. Doch lassen sich wie ein Fall von WIETING (Deutsche Zeitschrift für Chirurgie Bd. 90 S. 1) zeigt und wie auch kaum anders zu erwarten ist, dadurch Gehirnstörungen nicht vermeiden. Bei LYSTADS (1912) 15jährigem Patienten mit pulsierendem Exophthalmus trat wenige Wochen nach der gut vertragenen Unterbindung von Carotis interna, externa und Vena jugularis ein Rückfall auf; Heilung durch Unterbindung der pulsierenden Gefäße in der Orbita.

Doppelseitige Unterbindung der Karotis kann, wie die Zusammenstellung S. 208 zeigt, schwere Gehirnstörungen und sogar den Tod herbeiführen. Sie ist bei spontanen Fällen überhaupt kontraindiziert und bei traumatischen höchstens nach monatelanger Zwischenpause und lang dauernder vorbereitender Karotiskompression gestattet; doch ist die Aussicht auf Heilerfolg verhältnismäßig gering (23%).

g) Erfolge der Karotisligatur bei pulsierendem Exophthalmus.

1. Statistisches.

Unter 248 genauer beschriebenen traumatischen Fällen wurden 160 einseitige und 13 doppelseitige, unter 76 spontanen Fällen von pulsierendem Exophthalmus 48 einseitige Karotisligaturen ausgeführt.

Unter den 160 einseitigen Ligaturen bei traumatischen Fällen wurde 140 mal die Carotis communis und 15 mal die Carotis interna am Hals unterbunden; 1 mal wurde die Carotis interna intrakraniell zu unterbinden versucht (ZELLER 1911). 4 weitere Unterbindungen der Carotis interna betrafen Fälle, in denen nach einer früher ausgeführten Unterbindung der Carotis communis ein Rückfall eingetreten war.

Unter den 48 einseitigen Ligaturen bei spontanem pulsierendem Exophthalmus wurde 44 mal die Communis und 4 mal die Interna unterbunden.

Einen Überblick über die Erfolge der Karotisunterbindung bei traumatischen und spontanen Fällen geben die nebenstehenden Tabellen.

Die nebenstehende Zusammenstellung ergibt:

1. daß die Erfolge der Karotisligatur (communis und interna zusammen) bei spontanen Fällen bessere sind, als bei traumatischen Fällen: Heilung in 62% der spontanen gegenüber 44% der traumatischen Fälle; Heilung

Karotisligatur bei traumatischen Fällen.

Unterbindung der	Zahl der Fälle	Hei-lung	Besse-rung	Ruck-fall	Ohne jeden Erfolg	Tod		
						unter Gehirn-erschei-nungen	Vermeid-bar (In-fektion)	Unabhän-gig von der Ligatur
Carotis communis einer Seite	144	62 43%	30 21%	43 30%	4 3%	— —	4 3%	— —
Carotis communis bzw. int. beider Seiten	14	3 21%	4 30%	1 7%	3 21%	3 21%	— —	— —
Carotis interna (primär)[1]	15	9 60%	3 20%	1 $6\frac{1}{3}$%	1 —	— —	— —	1 $6\frac{1}{3}$%
Interna nach vorausge-gangener vergeblicher Kommunisligatur[2]	4	1 25%	— —	— —	3 75%	— —	— —	— —
Intrakranielle Ligatur der Interna	1	— —	— —	— —	— —	1 100%	— —	— —

Karotisligatur bei spontanen Fällen.

Unterbindung der	Zahl der Falle	Heilung	Besse-rung	Ruck-fall	Ohne jeden Erfolg	Tod unter Gehirn-erscheinungen	Tod infolge Infektion
Carotis comm. einer Seite	45	23 56%	6 13%	5 11%	—	8 18%	1 2%
Carotis interna einer Seite	3	3 100%	—	—	—	—	—

und Besserung zusammen in 77% der spontanen gegenüber 64% der trau-matischen Fälle.

2. daß durch Unterbindung der Carotis interna günstigere Erfolge erzielt sind als durch Unterbindung der Carotis communis: Heilung nach primärer Unterbindung der Interna in 67%, nach Unterbindung der Communis in 46% der traumatischen und spontanen Fälle; Heilung óder

---

1) Darunter 2 erfolgreiche Fälle von gleichzeitiger Unterbindung der Kom-munis und der Interna (SCHOU 1902, THIERRY (1903) sowie ein erfolgreicher von gleichzeitiger Unterbindung der Interna und Externa (SIEGRIST 1901). Eine Unter-bindung von Interna und Externa war von einem Rückfall gefolgt (LAMBERT 1902), eine von Interna und Vena jugularis ohne Erfolg (LYSTAD 1912); in einem als zur Heilung gekommen registrierten Fall war Erblindung durch Embolie eingetreten (ELSCHNIG 1916).

2) HOUILLON (1903) OLIVER (1904), PRITCHARD (1904), MARPLE (1907).

Besserung nach Unterbindung der Interna in 83%, nach Unterbindung der Communis in 64% der Fälle.

Die Zahl der Fälle, die der Statistik über die Erfolge der Ligatur der Carotis interna beim pulsierenden Exophthalmus zugrunde liegt (18 Fälle), ist etwas klein. Bei größerem Material könnte sich das Ergebnis der Statistik vielleicht noch ändern. Aber trotzdem bleibt der aus der vorstehenden Zusammenstellung sich ergebende Unterschied zwischen den Erfolgen der Ligatur der Communis und der Interna doch so auffallend, daß die Ligatur der Carotis interna auf alle Fälle der Ligatur der Communis vorzuziehen ist.

Die Tabelle zeigt weiter, daß in Fällen von Mißerfolg der Ligatur von Carotis communis die Unterbindung der Carotis interna derselben Seite oder der Carotis communis der anderen Seite nur verhältnismäßig geringe Aussicht auf Erfolg hat (24% bzw.21% Heilung). (Vgl. Indikationsstellung S. 237).

2. Heilverlauf nach Karotisligatur.

Es sei hier noch einmal auf die Besprechung der Blutversorgung des Auges nach Karotisunterbindung S. 200, der Gefahren der Karotisligatur für das Auge und für das Leben S. 202 und der Gehirnstörungen nach Karotisunterbindung S. 208 hingewiesen.

In etwas über der Hälfte der Fälle verschwinden die Geräusche und die Pulsation im Augenblick der Unterbindung, in dem kleineren Teil der Fälle werden die Geräusche oder die Pulsation oder beides wesentlich schwächer und verschwinden meistens in den nächsten Stunden oder Tagen ganz. Bisweilen wird das Geräusch leiser, bleibt aber dauernd hörbar; die Patienten gewöhnen sich an die Geräusche und werden durch sie nicht mehr sehr gestört. Manchmal kommt das Geräusch einige Stunden oder Tage nach der Unterbindung vorübergehend wieder.

So blieb in den Fällen von NUNNELEY (1865), sowie von BARNARD & RUGBY (1904) das Geräusch die ersten 4 Tage nach der Ligatur verschwunden, war dann 3 bzw. 6 Tage lang wieder zu hören, um dann dauernd nicht wiederzukehren. In den Fällen von HALSTEAD (1869), CORNER (1874) und KELLER (1898) kehrte das Geräusch schon nach $1/_4$ Stunde oder nach wenigen Stunden wieder, um dann nach mehreren Tagen, im Falle CORNERS erst nach 12 Jahren dauernd zu verschwinden.

Der Augapfel sinkt oft nach der Unterbindung mehr oder weniger in die Orbita zurück oder kann in anderen Fällen wenigstens leichter zurückgedrängt werden. Doch können bis zur völligen Rückbildung des Exophthalmus nach Karotisunterbindung Monate ja sogar Jahre vergehen. Ist bei lang bestehendem pulsierenden Exophthalmus das Orbitalfett atrophisch geworden, so kann ein Enophthalmus sich ausbilden. In den Fällen von HAASE (1887), HINDE (1897) und WERNER (1905) kam nach Karotisligatur vor dem Eintreten der Heilung eine vorübergehende, mehrere Tage anhaltende Zunahme des Exophthalmus, des Lidödems und der Chemosis zur Beobachtung, anscheinend infolge des Thrombosierungsprozesses in den Orbitalvenen.

Besteht eine pulsierende Geschwulst am inneren oberen Orbitalwinkel, so sinkt diese meist nach der Ligatur zusammen.

Die Fälle, in denen Geräusche und Pulsation sofort, und die, in denen sie allmählich aufhören, haben etwa die gleiche Zahl von Erfolgen bzw. Rückfällen, so daß das langsame Verschwinden des Geräusches prognostisch nicht ungünstig gedeutet zu werden braucht.

Die Sehschärfe nimmt häufig wieder beträchtlich zu und kann die Norm erreichen, ebenso können Gesichtsfeldstörungen verschwinden. Die Beweglichkeit des Augapfels kann sich mehr oder weniger wieder herstellen. Pupillen- und Akkommodationslähmungen können wieder verschwinden. Die Stauungserscheinungen in den Venen der Lider der Bindehaut und der Netzhaut nehmen meist ziemlich langsam ab. Das Bestehen von Netzhautvenenstauung ist noch Monate hindurch, von Bindehautvenenstauung noch Jahre hindurch nach Heilung eines längere Zeit bestehenden pulsierenden Exophthalmus beobachtet worden (vgl. Abbildung S. 55).

In BECKERS (1907) Fall bemächtigte sich ein eigentümlicher Zustand von Schlafsucht des Patienten in den ersten 14 Tagen nach der Ligatur.

Die nach erfolgreicher Karotisligatur sich einstellende Thrombosierung kann sich ausnahmsweise auch bis auf die Vena frontalis und die Netzhautvenen fortpflanzen; so fühlte man im Falle SCHLÜPMANN (1905) in den Venen an der Stirn die Gerinnsel und sah mit dem Augenspiegel sackartige Erweiterungen an den Netzhautvenen. Das Sehvermögen war hier nicht gestört, während die Thrombosierungserscheinungen an den Netzhautvenen im Falle KNAPPS (1901) das Sehen in Mitleidenschaft gezogen hatten.

Einige Beispiele für Besserung des Sehvermögens nach Karotisligatur seien kurz angeführt: WALKER (1907). Doppelseitiger typischer traumatischer pulsierender Exophthalmus von 6 wöchiger Dauer bei einem 29 jährigen Mädchen; Besserung von zweifelhaftem Erkennen von Lichtschein auf die Norm. WING (1891). 22 jähriger Mann; traumatischer, 1 Jahr lang bestehender pulsierender Exophthalmus und Besserung des Sehvermögens von $^1/_{10}$ auf $^1/_2$. BULLER (1888). 23 jähriger Mann, 2 Monate lang bestehender traumatischer pulsierender Exophthalmus; Besserung von $^1/_6$ auf 1. ECKERLEIN (1887), doppelseitiger pulsierender Exophthalmus seit 4 Monaten bestehend, Besserung von $^1/_5$ auf 1 innerhalb 9 Tagen. In den letzten 2 Fällen waren die brechenden Medien sicher klar.

Was die Besserung der Motilität anbelangt, so stellte sich in den Fällen von WOOD (1901), CHURCHMANN (1885), ECKERLEIN (1887), BLESSIG (1877), in denen sowohl der Oculomotorius wie der Abducens gelähmt waren, nur die Funktion des Oculomotorius wieder her, während der Abducens gelähmt blieb. In den Fällen von WERNER (1898) und v. HOFMANN (1881) besserte sich auch die bestehende Abducenslähmung (vgl. auch S. 61).

Die Ursache der in etwa 30% der traumatischen und 11% der spontanen Fälle nach Carotis communis-Ligatur sich einstellenden Rückfälle dürfte wie S. 219 näher ausgeführt wurde, in der Ausbildung eines Kollateralkreislaufs zu suchen sein. Nach der Ligatur der Carotis interna ist die Zahl der Rückfälle nur sehr gering (6% der traumatischen, 0% der spontanen Fälle), weil hierbei die Möglichkeit eines Kollateralkreislaufs unter Vermittlung der Artèriae thyreoideae oder der Carotis externa ausgeschlossen ist. In vereinzelten Fällen kommt es nicht zum Wiederauftreten eines voll ausgebildeten Sypmtomenkomplexes, sondern es machen sich nur einzelne Krankheitserscheinungen, die schon verschwunden waren, wieder bemerkbar.

So trat beispielsweise im Falle Poiriers (1890) erst 1 Jahr nach der Karotisligatur das Geräusch wieder auf, ohne den Patienten aber wesentlich zu belästigen. In anderen Fällen haben die Geräusche bei ihrer Wiederkehr ihren Charakter verändert oder den Ort, an dem man sie am deutlichsten hört (Le Fort 1890, Lloyd 1882).

Die Zeitspanne, die zwischen der Ligatur der Carotis communis und dem Eintreten des Rückfalls verstreicht, ist unter 32 Fällen (darunter 4 spontanen), in welchen genauere Angaben vorliegen:

In 6 Fällen	1—24 Stunden
» 7 »	1—7 Tage
(darunter 1 spontaner)	
In 9 Fällen	1—4 Wochen
» 8 »	1—6 Monate
(darunter 3 spontane)	
In 2 Fällen	1—1 $\frac{1}{2}$ Jahre

Wenn ein Rückfall des pulsierenden Exophthalmus eintritt, so pflegt er sich in über $\frac{2}{3}$ der Fälle in den ersten 4 Wochen nach der Operation einzustellen.

In den Fällen von Herpin (1844) und Barlag (1905) kam nach Unterbindung der Karotis ein pulsierender Exophthalmus der anderen Seite zur Entwicklung.

Bei Herpins 29 jähriger Patientin trat angeblich innerhalb 1 Woche nach der Karotisligatur völlige Rückbildung der Krankheitserscheinungen des spontanen typischen pulsierenden Exophthalmus ein. Erst nach 9 Monaten entwickelten sich Geräusche und Exophthalmus auf der anderen Seite. Während beim pulsierenden Exophthalmus der einen Seite die Geräusche durch Kompression der Karotis beseitigt werden konnten, soll dieses beim Rückfall auf der anderen Seite nicht mehr möglich gewesen sein.

In dem spontanen Fall Barlags (27 jährige schwangere Patientin) bildete sich nach Karotisligatur der pulsierende Exophthalmus des einen Auges zurück und entwickelte sich gleichzeitig damit die Erkrankung am anderen Auge. Auf Kompression der noch nicht unterbundenen Karotis sollen die Geräusche leiser geworden sein.

6. Orbitale Operation des pulsierenden Exophthalmus.

§ 62. Während die Unterbindung der Karotis schon seit über 100 Jahren in sehr zahlreichen Fällen von pulsierendem Exophthalmus ausgeführt worden ist, sind zielbewußte Versuche, das Leiden von der Orbita aus operativ anzugreifen und zu heilen, im wesentlichen erst neueren Datums [1]).

Die beste und in vielen Fällen von Erfolg gekrönte Methode der orbitalen Operation ist die Unterbindung und unter Umständen die gleichzeitige Exzision der erweiterten pulsierenden Orbitalvenen möglichst tief in der Orbita. Temporäre Resektion der äußeren Orbitalwand bietet dabei wegen der meist nasalen Lage der Venenknoten gewöhnlich keinen besonderen Vorteil. Im Anschluß an die Ligatur der A. carotis int. kann Unterbindung bzw. Umstechung der pulsierenden Venen am Orbitaleingang genügen (SATTLER 1920 und Nachtrag S. 242).

Andere orbitale Eingriffe wie Enucleation des Augapfels und Exenteration der Orbita sind in verschiedenen Fällen, in denen die Erhaltung des Auges wegen schweren Hornhautgeschwüren, Erblindung oder Glaukomschmerzen nicht wünschenswert schien, ausgeführt worden.

MAHER (1914) erlebte bei der Enukleation eines Auges wegen pulsierenden Exophthalmus eine angeblich lebensgefährliche Blutung. 3 Wochen nach der Entfernung des Auges entwickelte sich pulsierender Exophthalmus am zweiten Auge.

Auch im Falle SCHAEFERS (1910), in dem der erblindete Augapfel wegen hochgradiger Vortreibung entfernt wurde, war die Blutung nach der Enukleation so stark, daß trotz des hohen Alters der Patientin (74 Jahre, spontaner pulsierender Exophthalmus) zur Karotisligatur gegriffen wurde (mit Erfolg).

Die Exenteration der Orbita führte in den Fällen von MORTON (1870) und KNAPP (1884) Heilung, im Falle SONNENBURG (1895; WIEMUTH 1902, ZELLER 1911) nur eine vorübergehende Besserung herbei.

Tiefe Inzisionen in das Orbitalgewebe durch die Lider oberhalb und unterhalb des Auges machte JACK (1907) bei pulsierendem Exophthalmus. Er meint, sie hätten die gleiche Wirkung wie Ligatur und Resektion der Orbitalvenen, indem Durchschneidung der Gefäße eine sich fortpflanzende Thrombosierung bewirken könne. Es folgte danach sehr heftige Blutung, eine vorübergehende Zunahme der Protrusion, Geschwürsbildung der Hornhaut, Erblindung, Heilung des pulsierenden Exophthalmus.

In anderen Fällen wurden Inzisionen der Orbita ausgeführt, in der fälschlichen Meinung, es mit einem Orbitalabszeß zu tun zu haben.

Die vor erfolgreicher Einleitung einer gegen das Grundleiden gerichteten Therapie versuchte Skarifikation bzw. Exzision der Bindehautwülste zur Beseitigung der Chemosis sowie Lidspaltenverenge-

---

1) Die ersten erfolgreichen Orbitaloperationen wurden von LANSDOWN (1875), NOYES (1881), WOODWARD (1896), GOLOWIN (1897) und LASAREFF (1898) ausgeführt. Schon vorher haben WARREN (1837), WECKER (1867) und SCHIESS-GEMUSEUS (1870) allerdings ohne Erfolg versucht, die orbitalen pulsierenden Gefäße zu unterbinden.

rung gegen Zunahme des Exophthalmus blieben ohne Erfolg und seien hier nur nebenbei erwähnt (WAGENMANN 1900, WEISSBACH 1901, NEFF 1902), dagegen wurden bei dem Patienten LAMBERTS (1902) die nach der Karotisligatur zu Blutungen neigenden geschwulstartigen, aus der Lidspalte heraushängenden Bindehautwülste mit gutem Erfolg exstirpiert.

Eine eingehendere Besprechung verdient die Unterbindung bzw. Resektion der erweiterten Vena ophthalmica superior, eine Methode, mit der recht günstige Erfolge in der Behandlung des pulsierenden Exophthalmus erzielt worden sind. Die gute Wirkung beruht darauf, daß dem arteriellen Blut aus der Karotis nach Abschluß der Hauptorbitalvene der Zufluß in die Orbita gesperrt ist und der jetzt stromlose Teil zwischen der Unterbindungsstelle und der Karotisruptur thrombosiert.

Eine Unterbindung der erweiterten Vena ophthalmica superior innerhalb der Orbita ist, soweit diesbezügliche Angaben in der Literatur vorliegen, bisher in 22 Fällen von pulsierendem Exophthalmus ausgeführt worden[1].

In 4 weiteren (hierbei nicht mitgezählten) Fällen gelang die Unterbindung der Gefäße nicht und die Orbitaloperation wurde vorzeitig abgebrochen (Fälle Nr. 23—26 der weiter unten folgenden Zusammenstellung).

Schließlich seien noch 3 Fälle erwähnt, in denen die Gefäße nicht innerhalb, sondern außerhalb der Orbita ohne Erfolg unterbunden wurden (Falle Nr. 27—29.

Unter den 22 Fällen regelrecht ausgeführter Unterbindung bzw. Abklemmung der Vena ophthalmica superior innerhalb der Orbita erfolgte diese in 11 Fällen als erste Operation (Fälle Nr. 1—11), in 10 Fällen war die Karotis vorher ohne Erfolg unterbunden worden (Nr. 12—21) und in 1 Fall wurde die Orbitaloperation unmittelbar an die Karotisligatur angeschlossen (Nr. 22).

Was die Technik der Unterbindung der erweiterten Arteria ophthalmica anbelangt, so wurde in $^{4}/_{5}$ der Fälle der Schnitt an den Orbitalrand entsprechend der pulsierenden Geschwulst gelegt. Er soll nicht zu klein sein und dürfte wohl meist am Nasenrücken beginnen und längs der Augenbraue verlaufen.

Nur in 5 Fällen unter den 26 Orbitaloperationen wurde eine temporäre Resektion der äußeren Orbitalwand ausgeführt in der Erwartung, hierdurch eine bessere Übersicht des Operationsgebietes zu erhalten. Doch sind unter diesen 5 Fällen 2, in denen anscheinend der Hauptstamm der pulsierenden Vene nicht gefunden und ein Erfolg nicht

---

[1] 1917 hat GOLOWIN 5 weitere Fälle erfolgreicher orbitaler Operationen bei pulsierendem Exophthalmus veröffentlicht.

erzielt wurde[1]). Es ist dieses auch verständlich, da der Hauptstamm der Vena ophthalmica meist im nasalen oberen Teil der Augenhöhle verläuft. Es dürfte daher die temporäre Resektion der äußeren Orbitalwand in erster Linie in den Fällen in Betracht zu ziehen sein, in denen der Hauptsitz der pulsierenden Geschwulst im oberen bzw. im oberen äußeren Teil der Augenhöhle sich findet.

Die Orbitaloperation ist, wenn nicht unmittelbar vorher wie im Fall SCHWALBACH (1905) die Karotis unterbunden wurde, sehr blutig, da aus all den zahlreichen erweiterten Venen arterielles Blut spritzt. WIESINGER (1903) gibt an, daß er bei der doppelseitigen Operation etwa 100 Unterbindungspinzetten gebraucht habe. Man muß versuchen, den Hauptstamm der Vena ophthalmica superior möglichst in der Tiefe abzuklemmen und zu unterbinden, was natürlich in der engen Orbita nicht leicht ist. Sobald aber der Hauptvenenstamm einmal gefaßt ist, sinken alle übrigen pulsierenden Venen sofort zusammen.

Iu den 2 Fällen von GOLOWIN (1900) und im Fall von GINZBURG (1912) wurden die Arterienklemmen wegen der Schwierigkeit der Unterbindung in der Wunde liegen gelassen und erst nach 1—8 Tagen entfernt. Geräusch und Pulsation wurden in diesen Fällen beseitigt, doch bestand noch verhältnismäßig lang ein starkes Ödem in der Orbita.

Die Methode der abschnittweisen Unterbindung dürfte, wie ich glaube, bei der orbitalen Operation des pulsierenden Exophthalmus recht zweckmäßig sein. Man unterbindet das Gefäß, zieht die Unterbindungstelle an den noch nicht abgeschnittenen Fäden weit heraus, isoliert den Stumpf und unterbindet dann weiter hinten. Zur Unterbindung nahe der Spitze des Orbaltrichters eignet sich besonders der von BIRCH-HIRSCHFELD[2]) angegebene Tiefenunterbinder. Über PAYRS Methode der Torsion der Vena ophthalmica superior vgl. Nachtrag S. 242.

Die Ausschneidung des varikösen Gefäßes zwischen den doppelten Unterbindungen kann ausgeführt werden, ist aber wohl kaum notwendig. Finden sich große Venenknoten auf der Stirn, so brauchen diese nicht exstirpiert zu werden; denn einige Fälle zeigen, daß nach Heilung des pulsierenden Exophthalmus diese Venenknoten, auch ohne daß sie herausgeschnitten wurden, unsichtbar werden können.

Die Augenmuskeln wird man, falls ihre Abtrennung sich als notwendig erweist, an einen Faden schlingen, um sie nach Beendigung der Operation wieder an ihre Ansatzstelle nähen zu können. Je sorgfältiger man operiert, und je mehr das Orbitalgewebe bei der Operation geschont wird, um so geringer dürfte das nach der Operation in der Regel auftretende starke

---

1) Mit Erfolg: GOLOWIN (1900, Fall 2), EXNER (1910), ORLOFF (1911); ohne Erfolg: WECKER (1867), ZENKER (1905) — KRECKE (1911).

2) BIRCH-HIRSCHFELD, Ein neues Instrument zur Unterbindung tiefliegender Gefäße. Münch. med. Wochenschr. 1906, Nr. 46.

Ödem sein, das eine vorübergehende Zunahme des Exophthalmus und dadurch schwere Schädigung der Hornhaut infolge mangelnder Bedeckung durch die Lider bewirken kann.

Die Erfolge der Unterbindung der erweiterten Vena ophthalmica superior in der Orbita sind als recht günstig zu bezeichnen (vgl. Abb. 31 S. 231 u. 33 S. 232). Sie hängen wie bei jeder Operation von der Indikationsstellung ab. In den Fällen mit starker Erweiterung der Vena ophthalmica und mit ausgeprägter pulsierender Geschwulst sind sie besser als in den Fällen mit verhältnismäßig geringfügigen Varikositäten der Orbitalvenen. In diesen letzteren Fällen kann die Operation mißlingen (vgl. die Fälle Nr. 23—26 der Zusammenstellung S. 234, sowie das über die Indikationsstellung S. 238 Gesagte).

Unter den 22 Unterbindungen der Vena ophthalmica in der Tiefe der Orbita ist in 19, also in etwa 86% Heilung, in 2 d. h. in ca 9% eine wesentliche Besserung und in 1 (Zenker 1905, Krecke 1911) (etwa 5%) keine Besserung erzielt worden.

Krecke (1911) erwähnt kurz noch einen zweiten Fall, in dem eine Orbitaloperation bei pulsierendem Exophthalmus ohne Erfolg geblieben sei; doch fehlt jede weitere Angabe. In einem seiner Fälle soll später allmähliche Umschnürung der Karotis mittelst eines Katgutfadens Heilung herbeigeführt haben.

Unter 11 primären Orbitaloperationen kamen 8 Fälle zur Heilung (73%), 2 wurden sehr wesentlich gebessert und nur in 1, in dem der Exophthalmus gering war, keine pulsierende Geschwulst und keine erheblichen Beschwerden bestanden, wurde keine Besserung erzielt.

In allen 10 Fällen, in denen früher die Karotis ohne Erfolg unterbunden worden war, führte die Ligatur der Vena ophthalmica superior in der Orbita Heilung herbei. In einem dieser Fälle (Bodon 1899) war sogar die vorausgehende Unterbindung beider Karotiden erfolglos geblieben.

Der eine Fall (Schwalbach 1905), in dem die Orbitaloperation unmittelbar an die Karotisligatur angeschlossen wurde, hatte ebenso vollen Erfolg. Die Operation war durch die äußerst geringe Blutung bedeutend erleichtert. Dieses Verfahren bietet in Fällen mit ausgeprägtem pulsierendem Exophthalmus die größte Aussicht auf Erfolg, da hierbei sowohl das zuführende wie das hauptsächlich abführende Gefäß unterbunden, dadurch die Blutzirkulation an der Rupturstelle völlig gehemmt, und somit der Gerinnungsprozeß am besten gefördert wird.

Unter den 5 Fällen von Unterbindung oder Unterbindungsversuch der Vena ophthalmica superior nach temporärer Resektion der äußeren Orbitalwand hatten nur 2 Fälle (Golowin 1900, Exner 1910) Erfolg, in einem (Orlow 1911) wurde eine wesentliche Besserung, in einem (Krecke 1911 — Zenker 1905) keinerlei Besserung erzielt, und in einem (Wecker 1867) gelang es nicht, die pulsierenden Gefäße zn unterbinden.

In den erfolgreichen Fällen können die Geräusche gleichzeitig mit der Pulsation sofort nach der Operation verschwunden sein, oder aber es können, während die Pulsation sofort aufhört, die Geräusche erst allmählich im Verlaufe von Wochen und Monaten unhörbar werden.

Als ungünstige Folgeerscheinung der Gefäßunterbindung in der Tiefe der Augenhöhle sei in erster Linie das häufig sich der Operation anschließende starke Ödem der Orbita genannt, welches Zunahme des Exophthalmus, der Lidschwellung und Chemosis zur Folge hat.

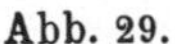

Abb. 29.

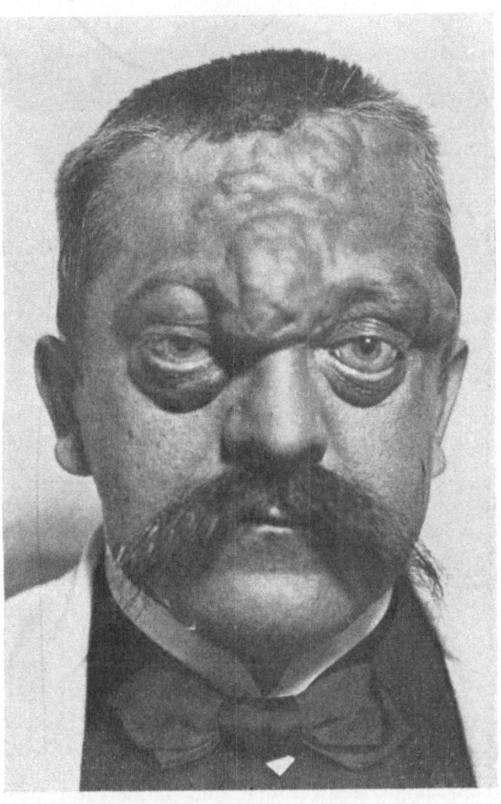

Doppelseitiger puls. Exophthalmus vor der orbitalen Operation. Fall Wiesinger 9. 6. 1903.

Es ist diese Reaktion auf die Durchschneidung und Durchtrennung so vieler Blut- und Lymphbahnen und die in zahlreichen Gefäßen der Orbita einsetzende Thrombosierung zurückzuführen. Da die Orbita seitlich vom Knochen umgeben ist, äußert sich die Zunahme ihres Inhalts nur nach vorne. (Abb. 30 S. 230, Abb. 32, S. 232.)

In nicht weniger als 10 Fällen sind nach der Unterbindung der erweiterten Orbitalvenen derartige Reaktionserscheinungen erwähnt. Infolge mangelhaften Lidschlusses kam es hierbei in den Fällen von Nicolini (1901), Gifford (1907) und Ginzburg (1912) zu mehr oder weniger schweren Geschwürsbildungen an der Hornhaut.

Im Falle Lystad (1912), in dem sich eine hochgradige Protrusion an die Unterbindung der Orbitalvenen anschloß, bestanden sehr heftige Schmerzen im Kopf und in der Orbita, die einige Wochen anhielten. Puls langsam, Sensorium frei. Nach 2 Monaten fand sich ein zur Erblindung führendes Glaukom. Möglicherweise hängen die besonders schweren Stauungserscheinungen in Lystads Fall mit der gleichzeitig mit der Karotisligatur ausgeführten Unterbindung der Vena jugularis zusammen.

Das Sehvermögen könnte möglicherweise einmal durch Übergreifen der Thrombose auf die Netzhautzentralgefäße eine Schädigung erfahren; doch hat das Sehvermögen in der überwiegenden Mehrzahl der durch Unterbindung der Orbitalvenen geheilten Fälle nicht gelitten; natürlich muß der Operateur die Unterbindung der Arteria ophthalmica vermeiden.

Abb. 30.

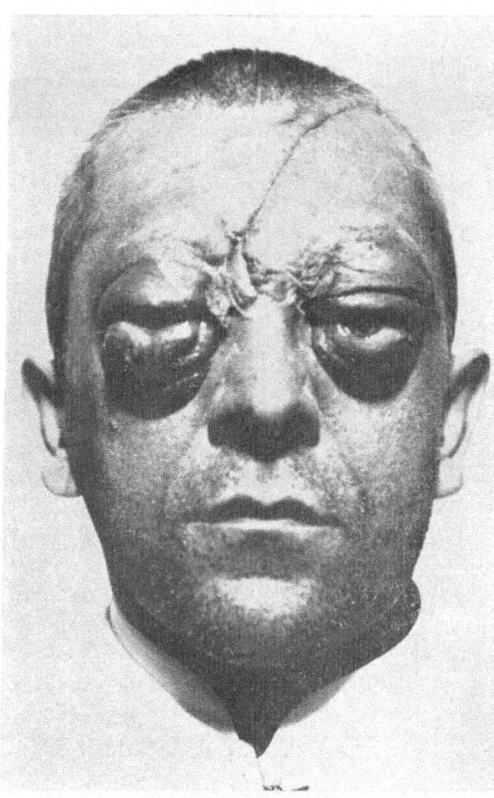

Hochgradige Schwellung der Lider und der Bindehaut ca. 3 Wochen nach doppelseitiger Unterbindung und Resektion der Vena ophthalmica sup. Fall Wiesinger. 21. 7. 1903.

Bei der Patientin von Lasarew (1898) kam es 14 Tage nach der Unterbindung der Orbitalvenen zu vorübergehenden Gehirnerscheinungen, die von ihm auf Übergreifen der Thrombose auf den Sinus zurückgeführt werden.

Unter Umständen können bei der Orbitaloperation Augenmuskeln geschädigt werden, so daß störendes Doppelsehen verbleibt.

Fälle von pulsierendem Exophthalmus mit orbitaler Operation.

Orbitaloperation als primare Operation.

1. Lansdown (1875). Mann; traumatischer Fall. Etwa $1/_4$ Jahr bestehend, typischer Symptomenkomplex, pulsierende Geschwulst. Operative Freilegung und doppelte Unterbindung einer großen nach rückwärts in die Orbita verlaufenden Vene. Dauernde Heilung.

2. Noyes (1881). Junges Mädchen. Spontan. Über 4 Jahre bestehend. Pulsierende Geschwulst. Unterbindung der Vena angularis und der Vena orbitalis inferior. Nach 6 Wochen völlige Heilung.

3. Golowin (1897). 19jähriges Mädchen. Spontaner typischer Fall mit ausgeprägter pulsierender Geschwulst. Über 6 Jahre lang bestehend. Rechts Unterbindung und Resektion von 5 oder 6 erweiterten pulsierenden Orbitalvenen. 24-stündiges Liegenlassen einer Klemmpinzette in der Orbita. Links Unterbindung und Resektion eines etwa $3^1/_2$ cm langen Stückes des Haupt-

stamms der Vena ophthalmica. Hiernach verschwanden alle übrigen Venenerweiterungen. Langere Zeit nach der Operation beträchtliches Ödem im Oberlid.
Völlige Heilung.

4. GOLOWIN (1900). 31jähriges Mädchen. Schußverletzung. 10 Monate
bestehender typischer Fall ohne pulsierende Geschwulst. Temporäre Resektion
der äußeren Orbitalwand; vor-
übergehende Abtrennung des
Musculus rectus externus; zwei
die stark erweiterte Vena ophthalmica superior an der Spitze
der Orbita fassende Klemmpin-
zetten werden 2 Tage liegen
gelassen. Ödem und Chemosis
bleiben ziemlich lange nach der
Operation bestehen. Völlige Heilung bis auf Schwäche der Aus-
wartswendung.

5. NICOLINI(1901). 56jäh-
rige Frau. Stricknadelverletzung.
Typischer Fall. Pulsierende Geschwulst. Nach $2\frac{1}{2}$ monatlichem
Bestehen doppelte Unterbindung
und Resektion der Vena ophthalmica superior; danach Zunahme des Ödems und der
Lidschwellung, Hornhautvereiterung. Im übrigen sehr wesentliche Besserung.

6. SATTLER(1904). 17jäh-
riges Mädchen. Traumatisch.
10 Jahre bestehend. Pulsierende
Geschwulst. Unterbindung und
Resektion der Vena ophthalmica
superior nach vorhergehender
Freilegung der Karotis, um, falls
es sich als notwendig erweisen
sollte, diese unterbindeu zu
können. Völlige Heilung. (Abb. 5
S. 50 Abb. 33 S. 232.)

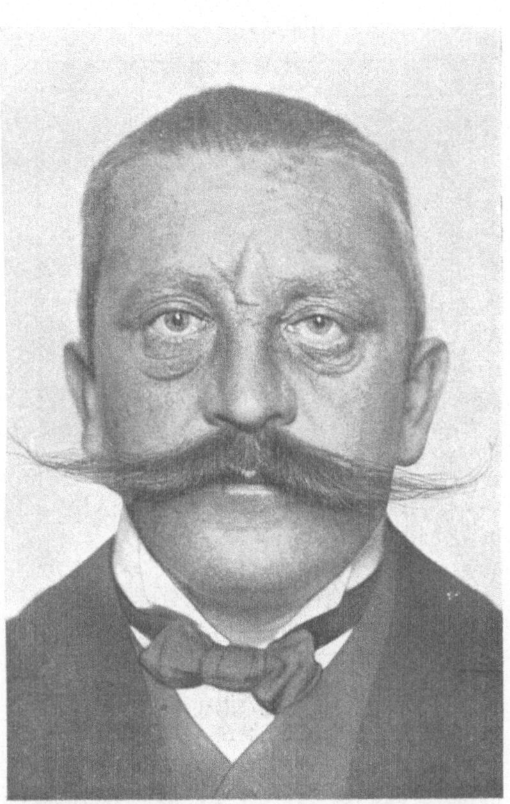

Abb. 31.

Fall Wiesinger geheilt; 17 Monate nach doppelseitiger orbitaler Operation. 30. 11. 1904.

7. ZENKER (schriftliche Mitteilung 1905) — KRECKE (1911). 4jähriger
Knabe. Scherenstich; geringer Exophthalmus, sonst typischer Fall ohne pulsierende Geschwulst. Temporäre Resektion der äußeren Orbitalwand, nur feder-
kieldicke Vene gefunden. Keine Besserung des keine wesentliche Beschwerden verursachenden Leidens.

8. LEVIS (1907). 26jähriger Patient. Traumatischer typischer Fall mit
pulsierender Geschwulst. Unterbindung und Resektion der »Arteria« ophthalmica (wohl sicher arterienähnliche Vena ophthalmica superior); völlige Heilung.

9. BECKER, HERMAN (1908). 19jähriger Mann. Revolverschußverletzung
der Schläfe. Geschoß am Sulcus caroticus. Starker Exophthalmus. Geräusch

und Pulsation. Heftige Blutungen aus der rechten stark blaurot verfärbten und geschwollenen Nasenschleimhaut. Inzision der Orbita; Abklemmen stark blutender Gefäße. Heilung.

10. ORLOW (1911). 30 jähriger Mann. Traumatischer typischer, über 10 Monate bestehender Fall. Wegen Enge der Orbita ließ sich die Vena ophthalmica nicht tief genug unterbinden; daher wurde die temporäre Resektion der

Abb. 32.

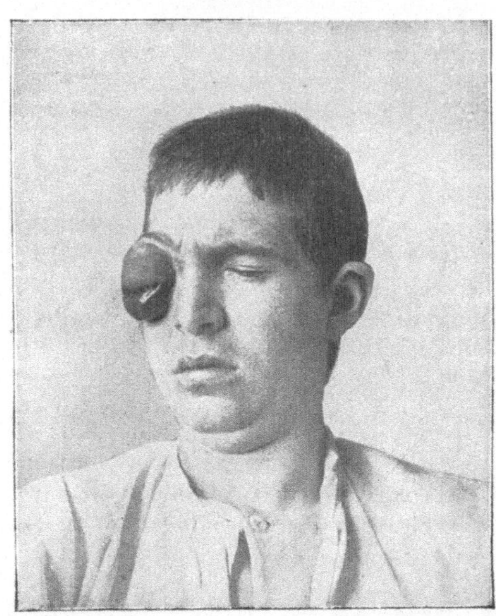

Abb. 33.

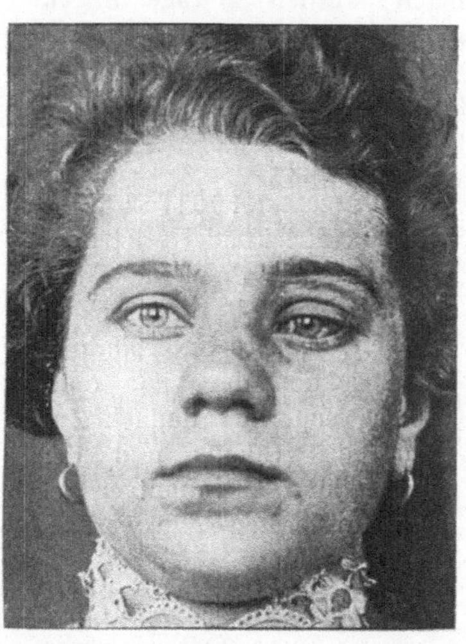

Hochgradige Schwellung der Lider und der Bindehaut 1 Tag nach Unterbindung der Vena ophthalm. sup. (Lystad 1912.) Vgl. Abb. 11 S. 63.

Fall Sattler (1904) nach Heilung durch orbitale Operation. Vgl. Abb. 5 S. 50.

äußeren Orbitalwand ausgeführt. Hiernach ließ sich die Unterbindung leichter ausführen. Wesentliche Besserung. Nur Abducensparese und leichtes Geräusch bleibt bestehen.

11. BUCHTEL (1913). 11 jähriger Junge. Traumatischer typischer Fall mit pulsierender Geschwulst. Nach 3 monatlichem Bestehen Unterbindung der Vena ophthalmica superior möglichst tief in der Orbita. Sofort nach der Ligatur Aufhören der Geräusche. 1 Monat noch starkes Ödem. Thromben als harte Stränge in der Orbita fühlbar.

Orbitaloperation nach vergeblicher, längere Zeit vorher ausgeführter Karotisunterbindung.

12. WOODWARD (1899). 39 jährige Frau. Spontaner typischer Fall. 7 Monate bestehend. Lidvenenerweiterung. Nach Karotisligatur Rückfall. Nach Un-

terbindung zweier sichtbar pulsierender »Arterien«[1]) von der Größe der Radialis am inneren Augenwinkel völlige Heilung.

13. LASAREFF (1889). 17 jähriges Mädchen. Spontaner typischer Fall. Über 3 Jahre bestehend. Pulsierende Geschwulst. Unterbindung der Carotis communis ohne Erfolg. Unterbindung der Vena ophthalmica superior; 3—4 Wochen danach vorübergehende Gehirnerscheinungen. 7 Wochen nach der Operation völlige Heilung.

14. BODON (1899). 36jähriger Mann. Traumatischer typischer Fall. Pulsierende Geschwulst. Unterbindung sowohl der rechten wie der linken Arteria carotis communis mit einem einmonatigen Zwischenraum, nach wenigen Tagen von einem Rückfall gefolgt. Ein halbes Jahr später Unterbindung und Resektion eines 1 cm großen Stückes der Vena ophthalmica superior; danach etwa 5 Tage lang sehr starkes Ödem des Augenlides; Verschwinden der Kopfschmerzen, der Geräusche und der Pulsation, Rückbildung des Exophthalmus.

15. WIESINGER (1903). 39jähriger Patient. Typischer traumatischer Fall mit hochgradiger pulsierender Geschwulst. 5 Jahre bestehend. Karotisligatur. 14 Tage später doppelseitige Unterbindung und Resektion der Vena ophthalmica superior. Gute Heilung. (Abb. 29—31 S. 229—231).

16. BURGHARD & PRITCHARD (1907). 59jährige Frau. Typischer traumatischer Fall mit pulsierender Geschwulst. Nach 3jährigem Bestehen vergebliche Ligatur der Carotis communis. Nach weiteren 3 Jahren Unterbindung der Arteria carotis interna und externa ohne Erfolg. Nach Unterbindung der Vena angularis 6 Wochen lang hochgradige Chemosis, dann völlige Heilung.

17. GIFFORD (1907). 25 jähriger Mann. Typischer traumatischer Fall. Venenerweiterung im Oberlid. 7 Jahre bestehend. Rückfall nach Unterbindung der Carotis communis und einer oberflächlichen Lidvene. Zunahme des Exophthalmus. Vereiterung der Hornhaut. Nach Unterbindung der Vena ophthalmica superior abgesehen von Ptosis guter Erfolg.

18. SPENCER (1907). 23jähriger Mann. Typischer traumatischer Fall. Haselnußgroße pulsierende Geschwulst; nach 2 1/2jährigem Bestehen Karotisligatur. 8 Tage später Rückfall. Nach weiteren 8 Tagen Resektion der Vena ophthalmica superior; sehr guter Erfolg.

19. EXNER (1910). 38jähriger Mann. Typischer Fall mit pulsierender Geschwulst. Mehrere Jahre bestehend. Nach Karotisligatur Rückfall. 2 Jahre später Unterbindung mehrerer retrobulbärer pulsierender Gefäße nach Resektion der äußeren Orbitalwand. Nach der Operation thrombosierte die pulsierende Geschwulst.

20. GINZBURG (1912). 18jähriger Mann. Traumatischer typischer Fall; Karotisligatur; Rückfall. Nach 9 monatlichem Bestehen Unterbindung der pulsierenden Gefäße in der Tiefe der Orbita. Danach starke Zunahme des Exophthalmus. Geräusche am 13. Tag subjektiv, am 17. Tag objektiv verschwunden. Heilung.

21. LYSTAD (1912). 15jähriger Junge. Schußverletzung. Über 5 Jahre bestehend. Nach Ligatur der Carotis interna und Vena jugularis Rückfall. Elektrolytische Behandlung erfolglos. Nach Schnitt durch den nasalen Teil der Augenbraue Unterbindung der pulsierenden Orbitalvene. Am folgenden Tage enorme Protrusion des Augapfels und seiner Umgebung. Heftige Kopfschmerzen.

---

1) Jedenfalls pulsierende Venen, deren Wandung verdickt und arterienähnlich geworden war.

Sensorium frei. Geräusche unverändert. In den nächsten Wochen Geräusche und Exophthalmus verschwunden. Glaukom. (Abb. 11 S. 63 u. Abb. 32 S. 232).

Fall mit unmittelbar an die Karotisligatur angeschlossener Orbitaloperation.

22. Schwalbach (1905). 12jähriger Junge. Stricknadelverletzung. Typischer Fall. Venenerweiterung am inneren oberen Orbitalwinkel. Da 2 Minuten nach der Karotisunterbindung die Geräusche wiederkehrten, wurde eine dicke Orbitalvene unterbunden und ein $3^1/_2$—4 cm langes Stück reseziert. Keine Blutung infolge der vorausgeschickten Karotisligatur. Völlige Heilung.

Fälle, in denen die Orbitaloperation abgebrochen wurde.

23. De Wecker (1867). 9jähriges Mädchen. Stricknadelverletzung der Orbita. Resektion eines keilförmigen Stückes der äußeren Orbitalwand. Vergeblicher Versuch, ein pulsierendes ·aneurysmatisches Gefäß zu unterbinden. Kein Erfolg.

24. Schiess-Gemuseus (1870). 40jährige Frau. Trauma. 2 Jahre bestehend. Pulsierende Geschwulst mit Stirnfortsatz. Bald nach Karotisligatur Rückfall. Versuch die „Arteria frontalis"[1] zu unterbinden. Man stieß auf ein weitverzweigtes Netz erweiterter „Arterien"; daher von der Operation Abstand genommen. Kein Erfolg.

25. Schäfer (1910). 74jährige Frau. Spontan sehr rasch sich entwickelnd. Große pulsierende Geschwulst. 11 Tage nach Beginn Versuch die Vena ophthalmica zu unterbinden, doch gelang dieses wegen zu starker Blutung nicht. 9 Tage später Enukleation des erblindeten Auges. Wegen der danach auftretenden äußerst starken Blutung Karotisunterbindung. Heilung.

26. Fall der Leipziger Universitäts-Augenklinik (Anna P. 1910). 17jähriges Mädchen. Schußverletzung. Nur fühlbare Pulsation innen oben. 3 Wochen nach Beginn Versuch der orbitalen Operation. Unterbindung wegen Zartheit der Gefäße nicht möglich. Daher Tamponade der Orbita und gleichzeitige Unterbindung der Carotis communis mit Erfolg.

Fälle, in denen die Unterbindung nicht in der Tiefe der Orbita, sondern nur am Orbitalrand ausgeführt wurde[2].

27. Warren (1837). 18jähriges Mädchen. Spontan; ein Jahr bestehend. Haselnußgroße pulsierende Geschwulst am inneren oberen Orbitalwinkel. Unterbindung des Endastes der „Arteria" ophthalmica. Nur vorübergehendes Aufhören der Pulsation in der pulsierenden Geschwulst. Erst nach Karotisligatur Heilung. Die apgebliche Arterie war zweifellos eine pulsierende Vene.

28. Gojtan (1897). 13jähriger Junge. Traumatischer typischer Fall ca. 4 Monate bestehend. Unterbindung der Vena angularis ohne Erfolg.

29. Hird & Haslam (1909). 24jähriges Mädchen. Spontaner typischer Fall mit pulsierender Geschwulst. Nach 6 Wochen Karotisligatur; Rückfall. 4 Wochen später Unterbindung der Vena angularis.

---

1) Jedenfall Vena ophthalmica superior.
2) In den Fällen Nr. 12 und Nr. 16 wurden pulsierende Gefäße anscheinend nahe dem Orbitalrand mit Erfolg unterbunden.

7. Nasale Operation des pulsierenden Exophthalmus.

§ 63. In einem Fall von traumatischem pulsierenden Exophthalmus mit schwersten Nasenblutungen infolge von Kommunikation des Sinus cavernosus mit der Keilbeinhöhle kam das Leiden nach operativer Freilegung, Ausräumung und Tamponade des Sinus sphenoidalis zur Ausheilung; vorher Karotisligatur vergeblich. Dieser von Jacques (Nancy) (1907, 1908) beschriebene Fall sei kurz berichtet.

25 jähriger Mann; Schädelbasisbruch infolge Sturz vom Motorrad. 3 Wochen danach Entwicklung eines typischen pulsierenden Exophthalmus. Innerhalb 6 Wochen 9 mal äußerst heftige Blutungen aus der Nase, angeblich mit Verlusten von über 1 Liter Blut. Ligatur der Carotis communis bewirkte Verminderung der Protrusion und des Geräusches, übte aber keinen Einfluß auf die Nasenblutungen, die sich in der gleichen das Leben gefährdenden Weise wiederholten.

Bei der Rhinoscopia posterior erkannte man, daß das Blut aus dem Sinus sphenoidalis, der durch zwei Polypen teilweise verlegt war, sich ergoß.

Operation: Resektion des aufsteigenden Astes des Oberkiefers, der äußeren Nasenwand und des Siebbeinlabyrinths; Freilegung der Keilbeinhöhle. Nach Abtragung der Polypen äußerst heftige Blutung aus dem Sinus sphenoidalis. Durch feste Tamponade des Sinus konnten die Blutungen endgültig zum Stehen gebracht werden. Innerhalb 6 Monaten Heilung des pulsierenden Exophthalmus.

8. Indikationsstellung für die Therapie des wahren pulsierenden Exophthalmus.

§ 64. Sowohl in den traumatischen, vor allem aber in den spontanen Fällen wird man zunächst unter Bettruhe und den S. 188 empfohlenen allgemeinen Maßnahmen die Kompression der Karotis methodisch (vgl. S. 196) durchführen und feststellen, ob auch nach längerer Kompression Gehirnerscheinungen nicht auftreten. Oft werden die Patienten durch die Kompression der Karotis eine Linderung der Beschwerden empfinden.

Wenn die Kompression anfangs schlecht vertragen wird, so darf man sich dadurch keineswegs von deren Fortsetzung abschrecken lassen, da bei einer Reihe von Patienten, die anfangs auf kurzdauernde Kompression mit Schwindel und Ohnmacht reagierten, nach konsequenter Fortführung der Kompressionsbehandlung auch länger dauernde Unterbrechung der Blutzirkulation in der Karotis keine Beschwerden verursachte. Bei spontanen Fällen führt die Kompression in nicht weniger als 29%, bei den traumatischen nur in 11% der Fälle zur Heilung.

Treten bei lange anhaltender regelrechter Karotiskompression keine Gehirnerscheinungen ein, und zeigt sich keine sehr wesentliche Besserung, so kann die Ligatur der Carotis interna am Hals in Lokalanästhesie (vgl. S. 210) ausgeführt werden. Sie ist in Fällen ohne pulsierende Geschwulst in der Regel der weiter unten besprochenen Unterbindung der Vena ophthalmica superior vorzuziehen. Vergleiche auch unten Anm. 2 S. 237.

Warum die Ligatur der Interna bessere Erfolge bietet als die der Communis wurde S. 219 näher auseinandergesetzt. Die intrakranielle Unterbindung der Carotis interna (vgl. S. 218) ist zu gefährlich; sie käme höchstens für die allerverzweifeltsten Fälle, in denen Ligatur der Carotis interna am Hals und Ligatur der Vena ophthalmica superior in der Tiefe der Orbita keinen Erfolg hatten, in Frage. In traumatischen Fällen kann die einfache Ligatur vorgenommen werden, in den spontanen empfiehlt sich mehr eine Methode der allmählichen Umschnürung (vgl. S. 214).

Als Indikation für möglichst rasche Unterbindung der Karotis kämen starke das Leben gefährdende Blutungen aus der Nase in Betracht und weiterhin vielleicht rascher Verfall des Sehvermögens infolge Kompression des Sehnerven; doch wird man in beiden Fällen zunächst feststellen, ob eine lange ununterbrochen fortgesetzte Kompression gut vertragen wird. Nasenblutungen wird man außerdem durch rhinologisches Vorgehen zu bekämpfen suchen (vgl. S. 235).

Nach der Ligatur ist äußerste körperliche und seelische Ruhe innezuhalten, um die günstigsten Bedingungen für eine Thrombosierung der Orbitalvenen zu erreichen. Über die Ausführung einer die Gerinnung befördernden intravenösen Gelatineinjektion kurz vor oder kurz nach der Ligatur liegen Erfahrungen noch nicht vor. Die eine Gerinnung begünstigenden Kalksalze dürften jedoch ohne Gefahr gegeben werden können.

Gehirnerscheinungen werden in den ersten Tagen[1]) nach der Karotisligatur unter der Vorraussetzung kaum zur Beobachtung kommen, daß
1. bei vorausgehender, längere Zeit regelmäßig fortgesetzter Karotiskompression Gehirnerscheinungen nicht aufgetreten sind,
2. bei spontanen Fällen der Zwischraum zwischen Ruptur und Unterbindung der Karotis genügend lang, d. h. einige Wochen ist,
3. bei spontanen Fällen in höherem Alter (etwa über 45 Jahre) mit allgemeiner Körperschwäche oder Erkrankung der Kreislaufsorgane die Ligatur der Karotis überhaupt möglichst vermieden wird, und wenn die Ligatur nicht zu umgehen ist, eine Methode der allmählichen Umschnürung der Karotis nach vorausgegangener genügend langer Karotiskompression zur Ausführung kommt.
Sollten sich trotzdem Gehirnerscheinungen einstellen, so müssen sofort Herzmittel und ein Aderlaß zur Kräftigung und Entlastung des Herzens angewandt werden (Siegrist 1900; S. 128).

Völlig kontraindiziert ist die Karotisligatur in den Fällen, in denen trotz mehrfach versuchter Karotiskompression schon nach kurzer Dauer Gehirnerscheinungen sich einstellen. Es wird dieses wohl nur bei spontanen Fällen und zwar solchen höheren Alters der Fall sein. Siegrist (1900) ist der Ansicht, daß Patienten mit

---

1) Die in einzelnen traumatischen Fällen erst 2—3 Wochen nach der Ligatur aufgetretenen Gehirnerscheinungen sind nicht durch Anämie, sondern durch Thrombose zu erklären. Sie waren vorübergehend. (Vgl. S. 210.)

Herzfehlern oder Gefäßdegenerationen, ferner Patienten, die aus irgend-
welchen Ursachen anämisch oder kachektisch sind, besonders, wenn sie
das 40. Jahr überschritten haben, nur in dringenden Notfällen ligiert werden.
Zuvor sollte man wenn möglich versuchen, die Anämie, die Erschöpfung
usw. durch geeignete allgemeine Therapie zu kräftigen und das Herz durch
Digitalis zu stärken.

Man wird mit der Karotisligatur allein kaum zum Ziel gelangen in denjenigen Fällen, in denen das Geräusch durch Karotiskompression gar
nicht zum Schwinden zu bringen ist, oder in denen es während
einer länger gut fortgeführten Kompression von selbst wieder
auftritt. (Z. B. Fälle von FRANCKE 1897, SCHIRMER 1902, TIETMEYER 1907.)

Unbedingt zu verwerfen ist die doppelseitige Ligatur der
Karotis, da diese infolge der eintretenden Anämie des Gehirns das Leben
sehr gefährdet; außerdem wird der nach Karotisligatur der einen Seite
rückfällig gewordene pulsierende Exophthalmus durch die Unterbindung
der zweiten Karotis in der Regel nicht zur Heilung gebracht.

Die Unterbindung der Vena ophthalmica superior ist angezeigt
1. bei hochgradiger Ektasie der Orbitalvenen und stark ausgeprägter
pulsierender Geschwulst. (Man wird sich in diesen Fällen zur Orbitaloperation
besonders leicht dann entschließen, wenn das Auge schon blind ist.)

2. in den Fällen, in denen bei Druck auf den pulsierenden Gefäßknoten
am inneren Orbitalwinkel die Geräusche zum Schwinden zu bringen sind[1]).

3. in den Fällen, in denen die Karotisligatur kontraindiziert ist.

4. bei Rückfällen nach Ligatur der Carotis communis, in den Fällen,
in denen kein Kollateralkreislauf am Hals besteht[2]), sowie bei Rückfällen
nach Ligatur der Carotis interna.

Bei den unter 2.—4. genannten Fällen darf die Orbitaloperation nicht
zu kurz nach Beginn des Leidens ausgeführt werden, und müssen sich
Andeutungen variköser Venen am inneren oberen Orbitalrand finden.

Will man seines Erfolges möglichst sicher sein, so können die Carotis
interna und die Vena ophthalmica superior unmittelbar nacheinander unterbunden werden. Es empfiehlt sich dieses Verfahren
vielleicht besonders in den Fällen, in denen während länger fortgesetzter
Karotiskompression das Geräusch wieder auftritt. Durch die vorhergehende
Karotisunterbindung wird die sonst äußerst blutige Orbitaloperation sehr
erleichtert und verläuft fast ohne Blutung.

---

[1]) Z. B. Fälle von WOODWARD (1896), BODON (1899).

[2]) Wenn bei Druck auf die schon unterbundene Karotis das Geräusch verschwindet ist bewiesen, daß sich ein Kollateralkreislauf am Hals ausgebildet hat.
Dann empfiehlt es sich, die den Kollateralkreislauf unterhaltenden Gefäße oder
die Carotis interna zu unterbinden (vgl. S. 249). Bei bestehender pulsierender
Geschwulst kann gleichzeitig auch die Unterbindung der Vena ophthalmica superior
ausgeführt werden.

Es kann im Anschluß an die Ligatur der Carotis interna die extra-
orbitale Unterbindung (Sattler 1920) bzw. perkutane Umstechung (Payr;
vgl. Nachtrag S. 242) der Venen an der Stirn genügen.

Temporäre Resektion der äußeren Orbitalwand kommt für die Orbitaloperation vorzugsweise in den Fällen in Betracht, in denen die pulsierende
Geschwulst oberhalb oder oberhalb und außerhalb des Augapfels sich findet.
Bei einem Sitz der pulsierenden Geschwulst am oberen inneren Winkel
der Augenhöhle würde man vielleicht beim operativen Vorgehen am Ort
der pulsierenden Geschwulst durch eine gleichzeitig ausgeführte temporäre
Resektion mehr Platz und Übersicht für die Unterbindung in der Orbita
gewinnen können, doch hat sich die temporäre Resektion in der Mehrzahl
der Fälle nicht als notwendig erwiesen.

Kontraindiziert erscheint die Unterbindung der Vena ophthalmica superior in allen den Fällen, in denen die Stauungserscheinungen in der Orbita gering sind, und keine Andeutung
von varikösen Orbitalvenen (pulsierenden Venenknoten am inneren
oberen Orbitalwinkel) besteht[1]).

Aus diesem Grunde eignen sich insbesondere ganz frische
Fälle von pulsierendem Exophthalmus nicht für Orbitaloperation.
Denn in solchen Fällen hat sich noch keine hochgradige Erweiterung und
sekundäre Wandverdickung der Vena ophthalmica ausgebildet. Erst bei
längerem Bestehen des Leidens werden die Venenwandungen dicker, der
Hauptstamm der Vena ophthalmica superior hebt sich durch seinen größeren
Umfang von den Seitenästen ab und läßt sich leichter unterbinden.

So waren z. B. in dem S. 234 erwähnten Fall Nr. 26 nach 3 wöchigem
Bestehen der Erkrankung die Orbitalvenen so dünnwandig, daß sie bei der
Operation schon durch den Druck der Klemmen zerrissen. Es gelang die Unterbindung der Venenkonvolute nicht. Die Orbita wurde daher tamponiert und
die Unterbindung der Karotis ausgeführt.

Ähnlich war es im Fall Nr. 25 (Schäfer 1910) bei dem vergeblichem
Versuch 11 Tage nach Beginn der Erkrankung die Vena ophthalmica superior
zu unterbinden.

Ebenso wie in den frischen Fällen fehlt die pulsierende
Geschwulst in den Fällen, in denen anscheinend die Hauptblut-
masse aus der Rupturstelle sich nicht in die Orbita, sondern
in die dem Sinus cavernosus benachbarten Hirnsinus ergießt.
In diesen ziemlich seltenen Fällen sind die Geräusche über dem ganzen
Kopf verhältnismäßig laut wahrnehmbar und es kann sich die Pulsation
auch auf die Hinterhauptsvenen und die Vena jugularis fortpflanzen. Bei
solchen Patienten kommt man mit einer Operation in der Orbita nicht
zum Ziel, sondern es ist die Ligatur der Carotis interna auszuführen; bei

---

1) Daher Mißerfolge in den Fällen Nr. 7, Nr. 25 u. Nr. 26.

gleichzeitig bestehender starker Pulsation in der Vena occipitalis und der Vena jugularis können diese Gefäße gleichzeitig mit der Karotis unterbunden werden.

Bei dem durch einseitige Karotisruptur entstandenen doppelseitigen pulsierenden Exophthalmus kann Karotisligatur einer Seite oder Orbitaloperation auf beiden Seiten Heilung herbeiführen.

Verläuft ein Fall von pulsierendem Exophthalmus mit äußerst heftigen Nasenblutungen und zeigt die rhinologische Untersuchung, daß das Blut aus der Keilbeinhöhle abfließt (Kommunikation mit dem Sinus cavernosus), so ist baldige operative Eröffnung und feste Tamponade des Sinus sphenoidalis nach vorheriger Unterbindung der Carotis interna angezeigt. Hierdurch wird nicht nur die lebensgefährliche Blutung (vgl. S. 57) gestillt, sondern es kann auch Heilung des pulsierenden Exophthalmus (,,durch unmittelbare Kompression des Sinus cavernosus" JACQUES 1908 vgl. S. 235) eintreten.

Bei Patienten, die jedes operative Vorgehen ablehnen, kann man unter Bettruhe gleichzeitig mit methodisch durchgeführter Karotiskompression (vgl. S. 196), und intravenösen Gelatineinjektionen (vgl. S. 189) lokale Kälteanwendung sowie Kompression der Orbita durch einen schweren mit Quecksilber gefüllten Sack entsprechend dem Vorgehen BECKERS (1907; vgl. S. 194) versuchen.

Sollten diese Verfahren nicht zum Ziele führen, so könnte man bei einem messerscheuen Patienten die Behandlung mit lokalen gerinnungsbefördernden Injektionen oder mit Elektrolyse in Anwendung bringen. Doch sind diese Methoden, über die nur verhältnismäßig wenig Erfahrungen vorliegen, zum Teil recht schmerzhaft.

Findet sich als Ursache des pulsierenden Exophthalmus ein Aneurysma arterio-venosum zwischen Karotis und Vena jugularis am Hals, so wird man beide Gefäße oberhalb und unterhalb des Aneurysmas unterbinden.

Keine künstliche Unterbrechung der Schwangerschaft.

Obwohl in der Regel durch das Überstehen von Geburten die Krankheitserscheinungen des pulsierenden Exophthalmus verstärkt werden, darf man meines Erachtens dessen Bestehen nicht als Grund für die künstliche Unterbrechung der Schwangerschaft in Betracht ziehen; denn meist läßt sich durch eine rechtzeitig eingeleitete sachgemäße Behandlung der pulsierende Exopthalmus heilen oder zum mindesten bessern. Vielleicht kann man auch durch Kompressionsbehandlung der Karotis und des Exophthalmus während des Partus die schädigende Wirkung der Bauchpresse verhindern.

Daß von einer Patientin mit pulsierendem Exophthalmus 10 Geburten gut vertragen werden können, beweist die Beobachtung von H. FRITSCH (1917).

Ein Fall in dem wegen eines pulsierenden Exophthalmus die Schwangerschaft künstlich unterbrochen wurde, ist mir nicht bekannt.

B. Therapie des falschen pulsierenden Exophthalmus.

§ 65. Bei den malignen pulsierenden Tumoren ist ein möglichst frühzeitiges und möglichst radikales operatives Eingreifen dringendes Erfordernis. Die Diagnose ist daher möglichst bald zu sichern. Sitzt die Geschwulst hauptsächlich im äußeren Teil der Orbita, so wird man die KRÖNLEIN'sche temporäre Resektion der äußeren Orbitalwand mit Vorteil anwenden. Läßt sich der Bulbus nicht erhalten, so ist die Exenteration der Orbita auszuführen. Bisweilen wird die Nachbarschaft der Orbita mit ergriffen sein, so daß es sich dann um einen größeren chirurgischen Eingriff handelt.

In inoperablen Fällen sowie zur Nachbehandlung nach Exstirpation der Geschwulst kann Bestrahlung mit Röntgenstrahlen, Radium oder Mesothorium versucht werden. In anscheinend operablen Fällen wird man mit der Strahlentherapie nicht lange die kostbare Zeit verlieren, sondern diese Kur nur fortsetzen, wenn sich schon in den ersten Tagen ihrer Anwendung ein deutlicher Erfolg zeigt.

Die in 7 Fällen von pulsierendem malignem Orbitaltumor mit Vortreibung und Pulsation des Augapfels ausgeführte Karotisunterbindung hatte, wie zu erwarten ist, nur ein vorübergehendes Aufhören der Pulsation und subjektive Erleichterung, in einzelnen Fällen auch eine Abnahme des Exophthalmus für 1—2 Monate, aber niemals eine Heilung zur Folge. Sie könnte zur Erleichterung der nachfolgenden Exstirpation des Tumors ausgeführt werden.

Näheres über die Therapie der Orbitalsarkome findet sich in der Bearbeitung von BIRCH-HIRSCHFELD, dieses Handbuch 2. Aufl. § 289 und § 290. Bezüglich der Operationstechnik bei Orbitaltumoren verweise ich auf die noch erscheinende Operationslehre in diesem Handbuch.

Ergibt die genaue Untersuchung, daß Pulsation und Vortreibung des Auges durch eine Cephalocele orbitae hervorgerufen wird, so kommt therapeutisch die Freilegung, Abschnürung und Exstirpation des Hirnbruchsacks in Betracht. Da aber die Resultate der operativen Behandlung nicht glänzend sind, wird man zunächst abwarten, ob das Krankheitsbild ein operatives Vorgehen nötig macht und nur bei Abnahme des Sehvermögens und stärkeren Beschwerden des Patienten sich zu Operation entschließen. Im übrigen sei bezüglich der Therapie der Cephalocele orbitae auf die Bearbeitung BIRCH-HIRSCHFELDS, dieses Handbuch Bd. 9, Kapitel 13, S. 545 u. 548 sowie auf die größeren chirurgischen Operationslehren verwiesen.

In den Fällen von Cephalocele orbitae unter dem Bild. des pulsierenden Exophthalmus wurde nur einmal (LÜCKE 1891) der sehr zerreißliche dünnwandige Sack abgebunden und exstirpiert. Der Patient kam 4 Tage später ad exitum. Die Sektion ergab, daß der Umschnürungsfaden durchgerissen war.

In einem Fall (DEMICHERI 1908) war die Gehirnpulsation durch eine Echinokokkuszyste, welche das Orbitaldach zum Schwund gebracht hatte, auf den Augapfel übertragen worden. Exstirpation der Zyste führte Heilung herbei.

Über die Behandlung von Rankenangiomen, die mit Vortreibung und Pulsation des Augapfels einhergehen, liegen bisher noch fast keine Erfahrungen vor. Sollte das Rankenangiom wegen beträchtlichen weiteren Wachstums und Schädigung des Sehvermögens therapeutisches Vorgehen erfordern, so kämen einerseits Exstirpation, andererseits Elektrolyse und koagulierende Injektionen in Betracht.

Nach BERGMANN[1] »empfiehlt es sich, kleinere in ihren Anfängen noch stehende razemöse Angiome«. nach »unmittelbar vorausgeschickter Ligatur der Carotis externa« (falls diese die ernährenden Blutgefäße liefert) »zu exstirpieren, größere bei älteren Individuen in Ruhe zu lassen und durch passende Kappen vor äußeren Insulten zu schützen, bei jüngeren aber mit Ferrum-sesquichloratum-Injektionen in Angriff zu nehmen, wobei durch Konstriktion um Stirn und Hinterhaupt oder durch Aufdrücken eines Gummirings in der Peripherie des Abschnittes, in dem man injiziert, für einige Zeit die Blutzirkulation aufzuheben ist«.

In dem aus dem Jahre 1877 stammenden Fall FROTHINGHAM (vergl. S. 98) wurde die Geschwulst mit dem Auge entfernt.

---

1) Handbuch der prakt. Chirurgie von BERGMANN u. BRUNS (1907) Bd. 1,Chirurgie des Kopfes, S. 36.

Nachtrag bei der Korrektur.
(Zu S. 101 bzw. S. 174).

Im nachstehend kurz mitgeteilten Falle R. KÜMMELLS (1918) wird Pulsation und Vortreibung des Auges vermutlich verursacht durch ein Angioma arteriale, das gleichzeitig mit erweiterten venösen Gefäßen oder Gefäßräumen (Angioma cavernosum) verbunden zu sein scheint — wohl ähnlich dem Operationsbefund im Falle FROTHINGHAMS (1877; S. 98).

Seit Geburt bestehende, bei Anstrengung zunehmende Vortreibung des rechten Auges. Subjektive Geräusche nur beim Bücken, sonst keine wesentlichen Beschwerden.

Rechtes Auge nach oben und außen vorgedrängt. Beim Bücken nimmt der Exophthalmus bis um 6 mm zu.

Bindehaut: An verschiedenen Stellen geschlängelte erweiterte Gefäße.

Iris: Knäuel schlangenähnlich gewundener arterieller Gefäße.

Augenhintergrund: Grubenbildung in Aderhaut und Netzhaut, sowie Gefäßknäuel. (Von Herrn Prof. OELLER gemalt und zur Veröffentlichung bestimmt.)

Nachtrag.
(Zu S. 192, 227 und 238.)

Nach Abschluß der Korrekturen erhielt ich durch Herrn Geh.-Rat PAYR (Leipzig) liebenswürdigerweise folgende Mitteilung über einige von ihm zur Behandlung des pulsierenden Exophthalmus erdachte und ausgeführte operative Methoden:

Um die schwierige Unterbindung der Vena ophthalmica superior in der Tiefe der Orbita zu vermeiden, hat PAYR nach Exstirpation des vorderen Teils der Vene den hinteren Teil mit kleinen Präpariertupfern ausgeschält; das sackartig erweiterte Gefäß wurde dann am hinteren Ende des mittleren Drittels unterbunden und ganz langsam um seine Längsachse mit Hilfe eines Péans torquiert. In beide Enden des Unterbindungsfadens wurden kleine Nadeln eingefädelt und diese Fäden in der Periorbita angenäht. Hierdurch wurde der »blutleer gedrehte Sack« in seiner Lage festgehalten.

In einem am 17. November 1919 operierten Fall hat PAYR das nach Unterbindung der Karotis noch schwach pulsierende Venenkonvolut an der Stirn mit feinsten drehrunden Nadeln und Paraffin-Sublimatseide perkutan umstochen und die von ihm früher zur Behandlung kavernöser Tumoren angegebene Spickung mit $1/2$—2 cm langen schmalen Magnesiumpfeilen ausgeführt, um Thrombosierung anzuregen. Leider trat hierbei eine eitrige Thrombophlebitis auf.

Literaturverzeichnis.

1807. **Freer, George**, Observations on aneurism and some diseases of the arterial system. p. 32.

1813. **Travers, Benjamin**, A case of aneurism by anastomosis in the orbit, cured by the ligature of the common artery. Medico-chirurgical transact. Vol. II. p. 1.

1815. **Dalrymple, William**, A case of aneurism by anastomosis in the left orbit, cured by tying the common trunk of the left carotid artery. Ibidem. Vol. VI. p. 111.

1823. **Guthrie**, Lectures on the operative surgery of the eye. London. p. 158.
Mac Gill, Two cases of vascular tumour in the orbit. New York med. and physical Journal. Vol. IV. p. 576.

1825. **Mc Clellan**, Erectil tumour in the orbit. Ibidem. Vol. V.

1831. **Roux**, Journal hebdomadaire und Gaz. hebdom. 1869. p. 631.

1834. **Rosas**, Handbuch der theoret. u. prakt. Augenhk., 2. Bd. S. 425 und Lehre von den Augenkrankh. S. 362.

1835. **Baron**, Bulletin de la société anatom. T. X. Févr. p. 178.

1837. **Warren, J. B.** Surgical observations on Tumours. p. 400.

1838. **Carron du Villards**, Guide pratique pour l'étude et le traitem. des maladies des yeux. T. I. p. 484.

1839. **Warren**, Praktische Bemerkungen über Diagnose u. Kur der Geschwülste. Deutsche Überstz. von Breßler. S. 220 u. 225.
Busk, G. A case of aneurismal tumour in the orbit cured by tying the common carotid artery. Medico-chirurgical transact. Vol. XXII. p. 124.
Velpeau, Bulletin de thérapeutique. T. XVII. p. 128.

1840. **Cadwell**, Erectile tumour of the orbit. Boston med. and surg. journ. Vol. XXIV.

1841. **Velpeau**, Leçons orales. T. III. p. 437 und Dictionnaire en XXX volumes. T. XXII. p. 321. Art. »Orbite.«
Jobert, Observation de ligat. de l'artère carotide primitive pour obtenir la guérison d'une tumeur érectile de l'orbite, etc. Mémoire de l'académie royale de med. T. IX. p. 57.
Parrish, American journ. of the med. sciences. Oct. p. 357.

1841—1842. **Gendrin**, Leçons sur les maladies du cœur et des grosses artères. T. I. p. 240.

1843. **Dudley**, Aneurism within the cranium. American Journ. of the Med. Sc. January. p. 173.
Lyon, De l'hydroencéphalocèle. Gaz. méd. p. 122.

1845. **Pétrequin**, Anévrysme de l'artère ophthalm. etc. Comptes rendus de l'académie des sciences. T. XXI. p. 994.

1846. **Pétrequin**, Gazette méd. de Paris.

1847. **Thibaut**, Diagnostic différentiel des phlegmasies vasculaires de l'orbite. Annales d'oculistique. T. XVIII. p. 270 und Gaz. des hôpitaux.

1851. **Gervasi**, Intorno alla ligatura della carotide primitiva destra. Spezzia. p. 132.

1852. **Herpin**, Tumeur eréctile de l'orbite gauche. Ligature de la Carotide primitive gauche. Guérison. Menace de récidive du coté droit. Réfrigérants. Guérison definitive. (Rapporté par M. Triquet.) Gaz. des hôp. Nr. 138. p. 500 und Ann. d'oculist. T. XXVIII. p. 184.
Lenoir, Bulletin de la société de chirurgie. T. II. p. 64 u. 84.
Walton Haynes, Successful application of a ligature to the common carotide artery in an infant for aneurism by anastomosis in the orbit. Med. times and gaz. July 10th. p. 34.

1853. Brainard, Case of erectile tumour of the orbit., cured by infiltration with
          the solution of the lactate of iron and puncture with hot needles,
          after the ligature of the carotide artery had failed etc. The Lancet,
          August 20th. p. 162.
       Walton Haynes, Operative Ophth. Surgery. p. 258. (Mit einer Abbildung.
          p. 259.)
1854. Critchett, G. Aneurism, by anastomosis. Med. Times and Gaz. Dec. 23th.
          und 1855. May 5th.
       Curling, T. B. Case of traumatic aneurism of the ophth. artery, conse-
          quent on injury of the head, cured by ligature of the common
          carotid artery. Med.-chirurg. transact. Vol. XXXVII. p. 221 und Dublin
          Med. Press. August 9th. Nr. 814.
       Walton Haynes. Case in which the common carotid ha'd been tied for
          aneurism by anastomosis in the Orbit. Med. Times and Gaz. Febr.
          p. 185.
1855. Bourguet, Note sur un cas d'anévrysme de l'artère ophthalm. et de ses
          principales branches guéri du moyen dés injections de perchlorure
          de fer. Gaz. méd. de Paris. No. 49. p. 772 und Arch. d'Opht. Nov.-
          Déc.
       France, Joh. Case of pulsating swelling in the orbit. Guy's hosp. rep.
          Ser. III. Vol. I. p. 58.
1856. Broca, Des anévrysmes et de leur traitement. Paris.
       Henry, Considérations sur l'Anévrysme artérioso-veineux. Thèse de Paris.
          Observ. 1. p. 13
1857. Giraudet, Gaz. des hôp. 7. Mars. p. 105.
       Wood, J. R. NewYork journ. of med. July.
1858. Carron du Villards, Études pathologiques et cliniques sur les différentes
          espèces d'exophthalmie. Ann. d'oculist. T. XL. Sept. et Oct. p. 122.
       Guersant, Bulletin de la soc. de chirurg. 9. 6. 58. T. I. p. 66.
       Gioppi, G. Aneurisma dell' arteria oftalmica. Giornale d'oftalmol. Italiana.
          Aprile e Maggio, und Annali univers. di med. Vol. CLXV. p. 145.
          Ann. d'oculist. T. XL. Nov. et. Déc. p. 215.
       Hirschfeld, Epanchement de sang dans le sinus caverneux du coté gauche
          diagnostiqué pendant la vie. Comptes rendus de la Sociéte de Bio-
          logie. T. V. 2. Série. p. 138 und Gaz. des hôp. 1859. p. 57.
       Mackenzie, Traité pratique des maladies de l'œil. Traduct. française par
          Warlomont et Testelin. Paris. T. I. p. 487 ff.
       Vanzetti, T. Secondo caso di aneurisma dell' arteria oftalmica guarito colla
          compressione digitali della carotide, e cenni pratice intorno a questo
          metodo di curare gli aneurismi. Padova, und Annali universali di me-
          dicina. Luglio. Vol. CLXV. p. 151.
1859. Demarquay, Des anévrysmes intraorbitaires. Gaz. hebdom. Nr. 38. p. 597.
          Nr. 40. p. 631 und Nr. 41. p. 661.
       Ficke, Dublin medical Press. Vol. XLII. p. 118 ref. Slomann (siehe 1898).
       Hulke, All the capital signs of orbital aneurism present, in a marked
          degree, but independently of aneurism or any erectile tumour.
          Ophth. Hospital Rep. Vol. II. p. 6.
       Hussey, Protrusion of the globe with some symptoms of aneurism. Ibidem.
          p. 127.
       Nunneley, Four cases of aneurisms of the orbit. etc. Medic.-chirurg. trans-
          act. Vol. XLII. p. 165.
       Nunneley, A circumscribed false aneurism of the cerebral portion of the
          left internal carotid artery. Transact. of the pathological society.
          Vol. XI. p. 8.
       Van Buren, NewYork journ. of med. July.

1860. **Bowman**, Med. times and gaz. Vol. II. August 4th, p. 107 und The Lancet, Vol. II. August 11th. (Derselbe Fall wie Hulke 1859.)

Demarquay, Traité des Tumeurs de l'orbite. Paris. p. 290 ff.

Poland, Supposed aneurism in the right orbit; Protrusion of the eye; ligature of the carotid of the same side; beneficial effects; subsequent recurrence. Ophth. Hosp. Vol. II. p. 219.

Syme, James, Observations in clinical surgery. p. 161.

1861. **Bell, Joseph**, Case of pulsating tumour in the orbit, under the care of Prof. Syme, cured by ligature of the common carotid artery. Edinburgh med. Journ. Vol. VI. June. p. 1064. (Derselbe Fall, wie vorher)

Bowman, Pulsating tumour of the orbit. Ligature of the common carotid. Med. times and gaz. Vol. II. July 27. p. 86.

Mason, Fr., A case of pulsating tumour of the orbit, for which the common carotid artery was tied. Ophth. hosp. rep. Vol. III. p. 234. (Derselbe Fall wie vorstehender.)

Firman, Arch. gén. de méd. Série XVIII. p. 715.

1862. **Greig, David**, Cas of intra-orbital aneurism cured by ligature of the common carotid artery. Edinburgh med. Journ. Vol. VIII. Nov. Nr. 80. p. 446.

Hart, E., On a case of orbital aneurism. The Lancet. I. march 15th.

1864. **Holmes, E. L.**, Aneurismal tumour of the orbit; recovery. American journ. of the med. sc. Vol. XLVII. July. p. 44.

Nunneley, On vascular protrusion of the eyeball, being a second series of three cases and two post-mortem examinations of so-called aneurism by anastomosis of the orbit with some observations of the affection. Med. times and gaz. Nr. 752. p. 602.

Legouest, Anévrysme traumatique de l'artère ophthalmique gauche. Insuccès de la compression indirecte; ligature du tronc carotidien et de la carotide externe; guérison. Bulletin de l'Académie Imp. de méd. Octobre, p. 156 und Gaz. hebdomad Nr. 15. p. 238 und Nr. 43. p. 711.

Aubry, Tumeur érectile de l'orbite, pulsation, bruit. Erreur de diagnostic. Dilatation de la veine opht. Gaz. des hôp. Nr. 43. p. 171.

Szokalski, Aneurysma traumaticum diffusum in der Augenhöhle. Klinische Monatsbl. f. Augenhk. S. 427.

Zander und Geißler, Die Verletzungen des Auges. S. 423 ff.

1865. **Dupont**, Des tumeurs de l'orbite formées par du sang en communication avec la circulation veineuse intracranienne. Paris.

Nunneley, On vascular protrusion of the eyeball. Med.-chirurgical transact. Vol. XLVIII. p. 15.

Morton, T. H. G. Aneurisms, with the history of a case of aneurism of the ophth. artery successfully treated by ligation of the common Carotid. American Journal of the Med. Sc. Vol. XLIX. p. 321.

1866. **v. Oettingen**, Klinische Studien. Ein Exophthalmus, durch Thrombose der Vena ophth. St. Petersburger Med. Zeitschr. XI. Bd. S. 1.

Virchow, Die krankhaften Geschwülste. III. Bd. S. 358.

Withusen, C. Ein Fall von Unterbindung der Carot. comm. wegen eines puls. Tumors in der Orbita. Ungeskrift for läger 3 R I S. 433—40, gleicher Fall Norrie 1898.

Mackenzie, Traité pratique des maladies de l'œil. Traduct. franç. par Warlomont et Testelin. Paris. T. III. p. 165.

Collard, Anévrysme traumatique de l'orbite gauche. Gaz. méd. de Paris Nr. 39. p. 631.

Clarkson, Freeman, Intra-orbital aneurism treated by compression. American journ. of the med. sc. Vol. III July. p. 277.

1867. **Wecker, L.**, Traité théorique et pratique des maladies des yeux. 2me Edit. T. I. p. 802.

Laburthe, Des varices artérielles et des tumeurs cirsoides. De leur traitement spécialement par des injections de perchlorure de fer. Thèse de Paris.

Bell, Joseph, Case of pulsating tumour of the orbit cured by ligature of the common carotid artery. Edinburgh med. journ. XIII. July. p. 36.

Laurence, Z., A case of traumatic aneurism of the orbit in which the common carotid artery was successfully tied. British med. Journ. Oct. 5th. p. 289 und Ophth. Review. Nr. 12.

1868. **Zehender, W.**, Rückblick auf die Erfolge der Carotisunterbindung bei pulsierenden Orbital-Geschwülsten. Klin. Mtbl. f. Augenhk. VI. S. 99.

Pilz, C. Zur Ligatur der Arteria carotis communis, nebst einer Statistik dieser Operation. Arch. f. klin. Chirurgie von Langenbeck. IX. Bd. S. 257.

Wecker, L. Über pulsierende Orbital-Geschwülste. Klin. Mtbl. f. Augenhk. VI. S. 406 (Sitzgsber. der Ophth. Gesellsch. und Ann. d'oculist. T. LXI. p. 186, 1869.

Williams, Case of traumatic aneurism of the orbit; Exophthalmos; Ligature of both carotid arteries and observations on the state of the retinal circulation afterwards. NewYork Med. Record. April 15th und

1869. Ophth. Hosp. Rep. Vol. VI. part III. p. 239.

Noyes, NewYork med. Journ. March. p. 664.

Lawson, Diffuse orbital Aneurism in a Boy. British Med. Journ. Dec. 11th. p. 631.

1870. **Schieß-Gemuseus**, Aneurysma orbitae, Exophthalmus. Klin. Mtbl. f. Augenhk. VIII. S. 56.

Erichson, The science and art of surgery. 6. Edit. Vol. II. p. 88.

Morton, Th. G.,§ Orbital aneurismal disease and protrusion of the eyeball from venous obstruction; with remarks and cases. (Mit 3 Holzschnitten.) American Journ. of the med. sc. Vol. LX. July. p. 36.

Harlan, G. C., Case of traumatic aneurism of orbit treated by compression. Ibidem. p. 46.

Delens, De la communication de la carotide interne et du sinus caverneux. Thèse de Paris.

Dumée, Essai sur quelques tumeurs pulsatiles de l'orbite par dilatation veineuse. Thèse de Paris.

1871. **Schmid**, Exophthalmus ex aneurysmate arteriae ophthalmicæ dextrae. Ligatura carotidis communis dextrae. Klin. Mtbl. f. Augenhk. IX. S. 219.

Galezowski, Sur l'exophthalmie consécutive à une tumeur vasculaire de l'orbite. Gaz. des hôp. p. 237. 241 u. 242 und Ann. d'oculist. T. LXVI. Juillet-Août. p. 104.

Terrier, Les tumeurs anévrysm. de l'orbite. Arch. gén. de méd. T XVIII.

1872. **Galezowski**, Traité des Maladies des Yeux. p. 829.

1873. **Derselbe**, Compte rendu du Congrès périodique international d'ophth. de Londres. p. 67.

Julliard, Anévrysme diffus primitif intra-orbitaire. Guérison par inflammation du sac. Gangrène du globe oculaire. Bulletin de la Soc. de chirurgie. 4. Juin und Gaz. des hôp. p. 740.

Holmes, Timothy, Lectures on the surgical treatment of aneurism in its various forms. Lecture III. The Lancet. Vol. II. July 26. p. 107. und August 2. p. 143 und Lect. IV. August 23. p. 255 und Med. Times and Gaz. Vol. II. p. 75 u. 102.

Lansdown. Siehe Higgins, Charles 1907.

1873. v. Oettingen, Linksseitige Ophthalmoptose bei einem 14jähr. Knaben. Dorpater med. Zeitschr. S. 480.

1874. Derselbe, Zur Casuistik und Diagnostik der Orbitaltumoren. Klin. Mtbl. f. Augenhk. XII. S.45 und XIV. 1876. S.315. (Vgl. auch XV. 1877. S.81.)

v. Hippel, Retrobulbäres Aneurysma mit hochgradigem Exophthalmus des rechten Auges. Unterbindung der Carotis communis dextra. Arch. f. Ophth. XX. 1. S. 183.

Corner, Transactions of Hunterian Society.

1875. Nieden, Ein Fall von retrobulbärem Aneurysma mit starkem Exophthalmus. Unterbindung der Carotis sinistra. Klin. Mtbl. f. Augenhk. XIII. S. 38.

Rivington, Walter, A case of pulsating tumour of the left orbit, consequent upon a fracture of the base of the skull, cured by ligature of the left common carotid artery, subsequently to injection of perchloride of iron after digital compression and other means of treatment bad failed; with remarks and an appendix containing a chronological résumé of recorded cases of orbital aneurism. Med.-chirurg. transact. Vol. LVIII. p. 183 und The Lancet. Vol. I. April 3. p. 473. Med. Times and Gaz. Vol. I. May 1. p. 184. British med. Journ. June 12. p. 426 u. 77.

Landsdown, A case of varicose aneurism in the left orbit, cured by ligature of the diseased vessels. Brit. med. Journ. June 5. p. 736 und June 26. p. 846.

Maklakoff, Über Aneurysmen in der Orbita. Annalen der chirurgischen Gesellschaft zu Moskau (russisch).

Nagel's Jahresber. über die Leist. und Fortsch. im Geb. der Ophth. VI. Jahrg. 1877 S. 444.

Noyes, Cases of Disease in the Orbit. NewYork.

Wolff, Über puls. Exophth. Dissert. Bonn.

1876. Grüning, E., Über einen Fall von Varix aneurysmaticus innerhalb der Schädelhöhle mit Prominenz beider Bulbi und totaler Blindheit; Unterbindung der Carotis communis sin.; Heilung. Arch. f. Augen- und Ohrenheilk. V. S. 280.

Morton, Th. G., Ligations of large arteries at the Pennsylvania hosp. between the years 1868 and 1876 etc. American Journ. of the med. sc. Vol. LXXI. p. 334. Case XI. Supposed Intra-cranial Aneurism; Ligation of the common carotid artery; Death; Autopsy. p.339. Case XII. Large pulsating tumour of the left orbit and temporal region, the frontal- and temporal-arteries and the tumour acupressed; Ligation of the common carotid artery. Death. p. 343.

Boggs, Deux cas d'anévrysmes arteriosoveineux de l'orbite. Rec. d'Opht. 1876 p. 77.

Harlan, G. C., Two cases of vascular disease of the orbit. Transact. of the American ophthalmological soc. Newport, July 1875. p. 327.

Hutchinson, Fall on the head, followed by blindness with proptosis of one eye and partical deafness of same ear. Death in twelve weeks. Ophth. hosp. rep. VIII. p. 489.

Raab, Fritz, Ein Beitrag zur Casuistik der Orbitaltumoren. Wiener med. Wochenschr. Nr. 11—13.

1877. Schalkhauser, F., Ein Fall von Aneurysma der Carotis interna dextra im Canalis caroticus ex traumate. Bericht der 50. Versamml. Deutscher Naturforscher, München. S. 333 und Inaug.-Dissert. (München) 1878. Cassel. Th. Fischer.

Blessig, R. Aneurisma traumaticum der Carotis interna sin. Exophthalmus und Erblindung des linken Auges; Unterbindung der Carotis communis sin. Tod durch späte Nachblutung. St. Petersburger med. Wochensch. Nr. 31. S. 269.

1877. Frothingham, Pulsating tumour of orbit, resembling true aneurism; ligation of common carotid, subsequent removal of tumour. (Mit 2 Holzschnitten.) American Journ. of the med. sc. Vol. LXXIII. p. 97.

Hjort, Exophthalmus, Norsk Magazin for Lägevidenskaben R. 3. B. 7. For-handl. S. 19. (Jahresber. über die Leist. u. Fortschr. d. Ophth. Jahrg. VIII. S. 350.)

1878. Mauthner, Über Exophthalmus. Wiener med. Presse. Nr. 7. S. 197.

1879. Nieden, A., Drei Fälle von retrobulbärer, pulsierender Gefäßgeschwulst, geheilt durch Unterbindung der Carotis. Arch. f. Augenheilk. VIII. S. 127.

Bitsch, Spontanheilung eines Aneurysmas der Arteria ophth. in der Orbita. Klin. Mtbl. f. Augenheilk. XVII. S. 16.

Schlaefke, W. Die Ätiologie des pulsierenden Exophthalmus. v. Graefe's Arch. f. Ophth. XXV. 4. S. 112.

Jeaffreson, C. S., Aneurism of carotid in left caverous sinus; ligature of common carotid. The Lancet. Vol. I. p. 329.

Bower, Penetrating wound of the orbit with laceration of the internal carotid artery etc. British Med. Journ. April.

Walker, G. E., Essays in ophth. London und Liverpool. On the differential diagnosis and treatment of exophthalmos of intra-cranial and intra-orbital origin. p. 101.

Romiéé, Exophthalmus. Recueil d'Opht. Nov. (Mtbl. f. Augenhk. S. 343.)

Gersuny, Die jüngsten Fortschritte in der unblutigen Behandlung der Aneurysmen. v. Langenbeck's Arch. f. klin. Chirurgie. XXIV. S. 798.

Wyeth, John A., Essays in surgical anatomy and surgery. New-York, W. Wood & Co.

De Wecker, L. Thérapeutique oculaire. Leçons recueillies et rédigées par le Dr. Masselon. Paris. p. 733.

Hjort, Norsk Magazin for Lägevidenskaben. Mitgeteilt durch den Assistenten Dr. Klem.

1880. Robin, Des Troubles oculaires dans les maladies de l'encéphale. Paris. p. 505.

Flatten, Ein Fall von Aneurysma der Art. ophth. und Carotis int. geheilt durch Ligatur der Carotis communis. Inaugural-Dissert. Berlin.

Hirschberg, Ein Fall von pulsierendem Exophthalmus. Centralbl. f. prakt. Augenheilk. S. 121. Vgl. 1863.

Schmidt-Rimpler, Pulsierender Exophthalmus. Klin. Mtbl. f. Augenheilk. S. 322. Nachtrag: Berl. Klin. Wochenschr. 1885 S. 61.

Bergmann, Die Lehre von den Kopfverletzungen. 30. Lief. der Deutschen Chirurgie von Billroth u. Lücke. § 257. S. 382.

Sattler, H., Pulsierender Exophthalmus. Graefe-Saemisch, Handbuch der Augenheilk. I. Auflage. Bd. VI. S. 745—948.

Pilz, Zur Ligatur der Arteria carotis communis. Arch. f. klin. Chirurgie IX. 1868.

Zimmermann, W., Über Gehirnerweichung nach Unterbindung der Carotis comm. Beiträge. zur klin. Chirurgie VIII. 1892.

1881. Badal, Anévrysme de l'orbite déterminé par un coup de parapluie. Gaz. hebd. des sc. méd. de Bordeaux. I. 603.

Carmalt, Trans. of the American Ophth. Soc. 1881. p. 310.

Gayet, Mitteilung gemacht in der Section des Sciences med. de l'Association française pour l'avancement des Sc. Gaz. hebdomad. 29 Avril. p. 269, ausführlich Ann. d'oculist T. 89. p. 35. 1883.

Harlan, Dr. G., Trans. of the American Ophth. Soc. 1881. p. 311.

Higgens, Ch., Case of vascular protrusion of the eyeball. British medical Journal p. 641. April 23. Transaction of the Royal med. & chir. Soc. p. 247. Med. Times und Gaz. Nr. 1610. The Lancet Nr. 17.

1881. Holmes, A case of aneurysm. tumor of the orbit. Arch. of Ophth. X. p. 167.

v. Hofmann, Arch. f. Psychiatrie. Bd. XII. 1882. p. 263 u. 264.

Klem, Pulsierende Orbitalwulst. Norsk Magaz. f. Läg. R. 3. 9. p. 213.

Martin, G., Exophtalmie pulsatile de l'orbite guéri par l'electropuncture Journal de médecine de Bordeaux. Nach Jahresbericht von Nagel 1881.

Nieden, A., Ein neuer Fall von pulsierendem Exophth. oc. utr. Arch. f. Augenhk. Bd. X. S. 641.

Noyes, Pulsating exophthalmus. Transact. of the Americ. ophth. Soc. Newport July 27. p. 308.

Rampoldi, Un caso singulare di esoftalmo pulsante. Annali di ottalmologia X. p. 128.

Schell, H. S., A pulsating tumor of the orb it. Trans. of the Americ. Ophth. Soc. 1881. p. 312.

Secondi, R., Esoftalmo pulsante. Storia e Conferenza clinica. Annali di ottalmol. X. p. 193.

Wolfe, J. R., Case of aneurysm of the orbit., cured by ligature of the common carotid artery. The Lancet II. p. 945.

1882. Berger, Anévrisme artériosoveineux etc. Bullet. et. mém. de la Soc. de chir. de Paris. VII. 11.

Bull, Ch. Stedmann, Pulsating vascular tumor, Eyelid, Temple and Forehead etc. Tr. of Am. Ophth. Soc. Vol. III. p. 337.

Eales, Birmingham Med. Review. Jan. 4. p. 46. Ref. Arch. f. Augenheilk. XI. S. 482.

Gallenga, Cavernöser Gefäßtumor. Giorn. d. R. Acad. d. M. d. Torino Nr. 5 u. 6. 382.

Glascott, Spontaneous cure of arterio-venous aneurysm of the orbit. British med. Journ. p. 1042.

Heinecke, Die chirurgischen Krankheiten des Kopfes. Deutsche Chirurgie. Aneurysmen der Orbita S. 44. Cephalocele S. 220—44.

Lloyd, W. E., A case of intraorbital aneurism etc. The Lancet 1882. Vol. II. p. 799.

Mooren, A. Fünf Lustren ophth. Wirksamkeit. p. 75—78. (3 Fälle.)

Sklifassowsky, Aneurysma arterio venos. etc. Wratsch 1882. Nr. 13. Centralbl. f. A. 1882. S. 388.

Weiß, Th., Tumeur pulsatile de l'orbite, ligature de l'artère carot. primit., guérison. Revue méd. de l'est. Nancy XVI. p. 289. Revue générale d'oc. 1882. p. 355.

1883. Frost, W. A., Pulsating exophthalmos affecting both orbits. Ophth. Soc. of the United Kingd. The Lancet I. Nr. 11 p. 456. — Trans. of the Ophth. Soc. of the United Kingd. 1896. Vol. XVI. p. 181. Brit. med. Journ. I. 516.

Gauran, Anévrisme orbitaire double. Gaz. des hôp. Oct. p. 900. Nach Müller Dissert. 1891.

Gayet, A., Tumeur pulsatile de l'orbite suivie de guérison. Annales d'oculist. T. 89. p. 35.

Glascott, Case of traumatic aneurysm. etc. Ophth. Review Vol. II. p. 193.

Glover, J. G., A Note on the curability of cerebral aneurism. The Lancet. 1. 31. III. 83. p. 539.

Hirschberg, Nachtrag zu seiner Mitteilung. Centralbl. f. prakt. Augenh. S. 185 vgl. Lit. 1880.

Lubrecht, Zur Casuistik des puls. Exophth. Deutsche med. Wochenschr. Nr. 35. 29. Aug. S. 509.

1884. Alexander, Pulsating tumour of the orbit; ligature of common carotid; relief and cessation of pulsation, epilepsy, death subsequent. Med. Times and Gaz. I. p. 247.

1884. Börne Betmann, Journ. of the amer. med. Ass. 26. Jan. Vol. I. und Cen-
          tralbl. f. prakt. Augenh. Bd. VIII. S. 118.
       Coggin, D., Ein Fall von puls. Exophthalmus. Unterbindung der linken
          Carotis comm. Tod. Arch. f. Augenheilk. Bd. XIV. S. 172.
       Carréras-Arago, Tumor voluminoso intraorbit. Arch. ophth. di Lisboa IV.
          Nr. 2. p. 3.
       Emerys, Jones, A Case of orbital abscess communicating with the brain.
          Brit. med. Journ. I. p. 355. 884.
       Knapp, H., Ein Fall von traum. puls. Exophth. Arch. f. Augenheilk. Bd. 13.
          S. 375.
       Lloyd, Jordan, Case of proptosis from thrombosis of the cavernous sinuses;
          Aneurism of the internal carotid and basilar arteries from suppura-
          tive periarteritis. Death, Post mortem Appearances. Ophth. Review.
          Vol. III Nr. 37. p. 906.
       Rübel, Ein Fall von traum. puls. Exophth. Centralbl. f. prakt. Augenh.
          Bd. 8. S. 293.
1885. Bradbury, Brit. medical journ. 23. May 1885.
       Coggin, D., Ein Fall von puls. Exophth. Arch. f. Augenheilk. Bd. 14.
          S. 172.
       Gosse, A case of pulsating exophth. Common Carot. art. ligat. Proc. South.
          Austr. Record II. p. 75. (Nagel's Jahresbericht.)
       Sattler, Rob., Pulsating proptosis and elastic tumor. etc. The NewYork
          med. Record. 1885. Nach Arch. f. A. Bd. XVI. p. 103.
       Schmidt-Rimpler, Vorstellung eines Falls von puls. Exophth. Berl. klin.
          Wochenschr. Nr. 23. S. 61. vgl. 1880.
1886. Burney, Mc., Orbital aneurism. NewYork medical journ. Vol. XVIII. Nr. 12.
          p. 333. Rey. génér. p. 175.
       Dempsey, Alex., A Case of orbital aneurism. The British med. journ.
          Sept. 18. II. p. 541.
       Drake-Brockmann, Orbital aneurism. The Brit. med. Journ. July 24.
          p. 169.
       Köhler, A., Zur Casuistik der Gaumenschüsse (puls. Exophth.). Deutsche
          Zeitschr. für Chirurgie 23. S. 384.
       Derselbe, Ein Fall von puls. Exophth. Berl. klin. Wochenschr. 23. S. 550.
       Silcock, A., Pulsating tumor of the orbit. Ophth. Review July 20. p. 72.
          Trans. of the Ophth. Soc. of the Unit. Kingd. Vol. VI. p. 124.
1887. Carréras-Arago, Exophth. per aneurysma traumat. etc. Revue des sc.
          méd. Barcelona VIII. 97.
       Clark, H. E., Pulsierender Exophth. nach Trauma des Stirnbeins. Glasgow
          Med. Journ. IXXVIII. 4. p. 270. Okt.
       Dolschenkow, Tumor cavernosus orbitae sin. Wjestnik Ophth. B. III.
          p. 34.
       Eckerlein, Ein Fall von puls. Exophth. Dissert. Königsberg.
       Haase, C. G., Pulsierender Exophth. d. rechten Auges. Arch. f. A. Bd. 17.
          S. 25.
       Nieden, A., Ibidem. p. 275.
       Peschel, Un caso di esoftalmo puls. etc. Annali di ottalm. XVI. p. 419.
       Ritter, Präparat einer aneurysmatischen und geborstenen Arteria ophth.
          Jahresbericht d. Ges. f. Natur- u. Heilkunde. Dresden 1. X. 87. S. 61.
       Walker, G. E., A case of pulsating exophth. Trans. of the Ophth. Soc. of
          the United Kingd. 1887. V. VII. p. 124.
1888. Bronner, Ad., Cases of pulsating Ex. O. Soc. 13. XII. 88. Vol. 8. p. 52. The
          Lancet p. 1280.
       Buller, I., A case of pulsating exophth. probably due to rupture of the carotis
          art. in the cavern. sinus etc. Transact. of the Americ. Ophth. Soc.
          Vol. V. p. 22. u. Americ. Journ. of ophth. Vol. V. Nr. 11. p. 323.

1888. Eales, Transact. of the Ophth. Soc. of U. K. Vol. XIV. 1894. p. 205 u. Birming-
       ham med. review. Ref. C. f. A. VI. S. 596 u. A. f. A. XI. S. 482.
Hulke, J. W., Pulsating tumor of orbit. Transact. of ophth. Soc. of the
       · United Kingd. VIII. p. 52. 1888.
Kipp, Charles J., A case of double vascular exophth. etc. Transact. of the
       Americ. O. Soc. p. 26.
Le Fort, Acad. de méd. Sitzung vom 13. 11. 1880.
Rossander, Exophth. pulsans utriusque oculi. Svensca Läkare-sällskapets
       förhandl. p. 113.
Risley, Diskussion Vortrag Buller. Transact. of the Americ. O. Soc. V.
       p. 32.
Rutherford Morrison, Orbital aneurism. The Lancet I. p. 227.
Pritchard, A case of orbital aneurism. Bristol med. and surg. Journ. Nr. 18.
Tansley, Diskussion zu Vortrag Buller. Transact of the Americ. O. Soc. V
       p. 34.
Williams, C. Ein Fall von Ruptur der Carotis interna im Sinus cavernosus.
       Puls. Exophth. Unterbindung. Tod. Sektion. Ophth. Soc. of United
       Kingd.
1889. Benson, Pulsating tumor of orbit etc. Brit. med. assoc. Ophth. Review.
       p. 303.
Berry, G. A., Diseases of the eye. p. 377—380.
Bronner, Ad., A rare case of pulsating exophth. Ophth. Soc. of the United
       Kingd. Vol. IX. p. 63.
Hirschberg, J., Ein Fall von puls. Exophth. Deutsche med. Wochenschr.
       S. 295. Centralbl. f. Augenheilk. S. 181.
Hofmann, Wiener med. Wochenschr. 1889. S. 453.
Kretschmer, Schußverletzung des Auges usw. Centralbl. f. Augenheilk.
       Bd. 13. S. 112.
1890. Abercrombie, J., A case of uniocular proptosis with double papillitis
       and intracranial bruit. Transact. of the Ophth. Soc. of the United Kingd.
Cross-Richardson, Brit. med. Journ. 1890.
Eißen, W., Ein Fall von puls. Exophth. Arch. f. Augenheilk. Bd. 21. S. 75.
Fort, De l'exophtalmie pulsatile à propos d'une opération de ligature des
       deux carotides primitives pour l'exopht. Revue de Chirurgie Nr. 5
       und 6. S. 369 und 457.
Poirier, Un cas d' anévrysme artério-veineux etc. Arch. génér. de Médecine
       Nov. p. 515—538.
Prichard, A., Pulsating Exophth. Brit. med. Journ. p. 724.
1891. Dieu, Anévrisme artério-veineux de la carotide interne et du sinus caver-
       neux. Ann. d'oculist. T. CVI. p: 116. Soc. de chir. 15. 7. 1891. La
       Semaine médicale p. 293.
Israel, Mitteilung in der Berliner med. Gesellschaft a. 9. 12 1891. Deutsche
       med. Wochenschr. S. 1383. Nr. 51.
Buller, J. F., A case of puls. of the orbit. Brit. med. Journ. 1891. p. 597.
Kalt, Anévrysme artério-veineux de la carotide etc. Ann. d'oculist.
       T. CVI. p. 27. La Semaine médicale XCI. S. 236.
Lücke, A., Ein Fall von Meningocele orbitalis. Deutsche Zeitschr. f. Chir.
       Bd. 32. S. 582.
Müller, Erdmann, F., Zur Casuistik des pulsierenden Exophth. Dissert.
       Halle a/S. (Gleicher Fall Nissen 1891, Braunschweig 1895.)
Nissen, Ein geheilter Fall von arteriell-venösem Aneurysma der Carotis
       cerebral. usw. Verhdlg. d. deutschen Ges. f. Chirurgie S. 1891. (Gleicher
       Fall Müller, Erdmann 1891.
Panas, Revue gén. p. 476 u. 479.
Périer, Mitteilung i. d. Société de chir. 15. 7. 1891. Ref.: Semaine méd.
       1891. p. 293.

1891. **Puzey, Chauncy,** A case of intracranial Aneur. Liverp. Northern hosp. The Lancet 1891, 14. Febr. p. 368.

Reeve, Case of puls. Exophth. Transact. of the Americ. ophth. Society 1891. Ibidem 1893. Vol. VI. p. 605. Referiert Centralbl. f. prakt. Augenheilk. 1892. S. 205. Arch. f. Augenheilk. 1895. Bericht über die Leist. u. Fortschr. usw. S. 19—20. Ann. d'oculist. T. CVI. p. 432. T. CVIII. p. 299.

Wherry, G., A case of uniocular proptosis with intracranial bruit and Ophthalmoplegia; Ligature of Carotide. The Lancet p. 476. The practitioner 1891. September. Ref. Centralbl. f. Chir. 1892. S. 102.

Williams, A case of arterio-venous communication in the orbit. Trans. of the Ophth. Soc. of the U. K. XI. 31. Diskuss. p. 34—36.

Wing, A case of pulsating exophth. Arch. of ophth. Vol. XX Nr. 4. Ref. Ann. d'oculist. 1892. T. CVII. p. 140.

Wölfler, Disk. zu Vortrag Nissen. Verhandl. d. deutschen Gesellsch. f. Chir., Bd. 20 des Centralbl. f. Chir. 1891. S. 95, i. Kongreßbericht S. 176.

Zimmermann, W., Über Gehirnerweichung nach Unterbindung der Art. carotis comm. Beiträge zur klin. Chir. VIII. S. 364—420.

1892. **Dubuisson,** Anévrysme artério-veineux de la carotide dans le sinus cavern. etc. Union médicale Déc. Nach Michel's Jahresbericht 1892. S. 500. (Gleicher Fall Bide 1867 und Picqué 1897.)

Gouvéa, Ann. d'oculist. T. CIX, referiert S. 114.

Pulvermacher, Puls. Exophth. Centralbl. f. Augenheilk. Bd. 16. S. 330.

Recoe, American Ophth. Society 28. Kongr. zu New-London Ref. Centralbl. f. Augenheilk. S. 418.

Smith, Mitteilung i. d. Manchester med. soc. 6. 4. 92. Ref. Ann. d'oculist. 1892 T. CVIII. Aug. p. 144.

1893. **Despagnet,** Exopht. pulsat. de l'œil droit consécutive à une fracture de la base du crâne et traitée par la compression directe. Amélioration notable. Nach Jahresbericht M. 1892. S. 457. Congrès de la Société française d'ophtalmologie 1—4 Mai 1893. Ann. d'oculist. T. CIX. 6. Juin 1893. Recueil d'opht. 1893 S. 262.

Dubuisson, Arch. d'opht. T. XIV. p. 269.

Gayet, Discuss.-Bemerkung nach Picqués Vortrag. Société de chir. séance 3. S. 1893. Ref. Rev. de chir. 1883 p. 517. Sem. méd. 1893 p. 228. Nr. 181.

Gayet, Exophth. avec anévrysme intracranien d'origine traumat. Recueil d'ophth. 1893 p. 102.

Hirsch, Mitteilung i. Wiener Verein. d. deutsch. Ärzte 28. Apr. 1893. Centralbl. f. prakt. Augenheilk. S. 504. Wiener klin. Wochenschr. Nr. 24 S. 440.

Picqué, Exophth. pulsatile consécutive à une fracture de la base du crâne; compression directe; guérison. Bull. et mém. de la soc. de chir. de Paris. T. 19. 1893; séance du 3. Mai. Ann. d'oculistique, T. CIX. 1893 p. 466. Le semaine médicale. VIII année p. 228. (Gleicher Fall Despagnet 1893.)

Reeve, Case of puls. exophth. Trans. of the Americ. Ophth. Soc. Vol. VI. p. 605. Ref. Centralbl. f. Augenheilk. 1892. S. 205 und Arch. f. Augenheilk. 1895. Ber. über d. Leistungen und Fortschritte usw. S. 19—20.

1894. **Bayer, F.,** Über puls. Exophth. Prager med. Wochenschr. Nr. 19. S. 348. (2 Fälle) Ref. Jahresbericht f. Ophth. Centralbl. f. Augenheilk. 1894. S. 495.

Carless, Diskussion zu Vortrag Clarke.

Clarke, Puls. Exophth. Trans. of the Ophth. Soc. of the United Kingd. Vol. XIV. p. 202. Vol. XV. p. 198. Gleicher Fall 1895 u. 1900.)

De Vincentiis, Lavori della clinica oculistica della R. università di Napoli: Vol. IV. Marzo 1894. p. 34. (5 Fälle.)

1894. De Vincentiis, Atti delle R. accad. Med.-Chir. di Napoli. Vol. 46 1892. p. 457.

Griffitt, Diskussion zu Vortrag Clarke.

Hansen, Puls. Exophth. Münchener med. Wochenschr. 1894. S. 1044.

Knaggs, Case of puls. exophth. following labour and complicated with glaucoma, cured by ligature of the common carotid artery. The Lancet 7. 4. 1894. p. 857.

Meyer, Ein Fall von puls. Exophth. mit Spontanheilung. 11. intern. med. Kongr. zu Rom. Centralbl. f. Augenheilk. S. 197.

Power, Mitteilung a. d. 11. internat. med. Kongreß Rom 1894. Centralbl. f. Augenheilk. S. 197.

Richardson, Diskuss. zu Vortrag Clarke.

Walker, G. E., An adress on Pulsat. exophth. The Lancet. 27. January 1894 I. p. 191.

Williamson, Brit. med. journal 1894. Vol. II. p. 806.

1895. Bowater, Vernon, Transact. of Ophth. Soc. Vol. XV. p. 191.

Braunschweig, Pulsierender Exophth. Tafel 55 in Neissers stereoskop. mediz. Atlas. Lieferung V. (Th. G. Fischer & Co., Cassel.) (Gleicher Fall Müller 1891 und Nissen 1891.)

Bronner, A case of pulsating Exophth. The Lancet May 4. Vol. I. p. 1112.

Clarke, Ernst, Pulsating Exophth. Transact. of the Ophth. Soc. of the Un. Kingd. Vol. XV. p. 198. Vgl. 1894 u. 1900.

Churchmann, V. T., Puls. Exoph. Ann. of Ophth. and Otol. Vol. IV. p. 486. Trans. med. soc W. Virginia Wheeling p. 1249.

Dollinger, Orv. Hetilap 1895 p. 212. Deutsche Zeitschr. f. Chirurgie Bd. 51. S. 618.

Frank, A., Mitteilung eines Falls v. puls. Exophth. Prag. med. Wochenschr. Nr. 39 u. 43.

Francke, V., Demonstr. eines Falles v. puls. Exophth. Münch. med. Wochenschr. Nr. 51. Ausf. Bericht Deutsche med. Wochenschr. 1896. Beil. 1 zu Nr. 16. S. 76. Vgl. 1897.

Fryer, Transact. of the Americ. Ophth. Soc. 1895 Ref. Arch. f. Augenheilk. 1896 Bericht über d. Leist. und Fortschr. usw. S. 22—25.

Guibert, Anévrisme artériel de la carotide interne au niveau du sinus caverneux gauche. Ann. d'oculist. T. CXIII. p. 314.

Guibert et Blé, Tentative de viol; coups et blessures graves. Anévrisme artériosoveineux de l'orbite droit. Atrophie optique gauche, suivie d'une incapacité de travail permanente. Arch. d'opht. T. XV. p. 229.

Hulke, Pulsating tumor of orbit. Transact. of Ophth. Soc. Vol. XV. p. 191. Vgl. 1888.

Jocqs, Contribution au diagnost. des tumeurs vasc. de l'orbite. Ann. d'oculist. T. CXIII. p. 347. Bull. et mém. de la soc. franç. d'opht. 1895 p. 294.

Jocqs, Un nouveau cas de dilatation veineuse de l'orbite. Clin. Opht. Aug.

Johnson, Clinical Soc. of London 24. 1. 1895.

Morton, Annals of surgery Vol. II. p. 389 (Transact. of the section on general surgery of the college of physicians of Philadelphia).

Mulder, Société néerlandaise d'opht., huitième session 15. déc.

De Schweinitz, Internat. medical magazine, Febr. Ref. Centralbl. f. Chirurgie S. 1032 Jahresber. S. 525.

Stuelp, Ein Fall von traum. puls. Exophth. Sektionsbefund. Arch. f. Augenheilk. Bd. 31. S. 23.

1896. Bertram, Über puls. Exophth. Ärztlicher Verein Düsseldorf 7. 5. 1894. Centralbl. f. Augenheilk. 1896. S. 17. Deutsche med. Wochenschr. 1898. S. 640. Nr. 40.

De Bono, L., Esoftalmo puls. per adeno-angioma dell' orbita. Archivio di ottalm. 1896 Vol. 3. F. 7—8. p. 215. Ref. Arch. f. Augenheilk. H. 1. Jahresber. f. Ophthalm.

1896. **Bouvin**, Oogh. Vessel & Bybl. 1896. Nr. 37. p. 38. Med. Weekblad II. p. 521.
      Ref. Ann. d'oculist. 1896. p. 50.
  Cohn, Max, Puls. Exophth. nach Schußverletzung. Dissertat. Jena 1896.
  Francke, V., Vgl. 1895 u. 97. Deutsche med. Wochenschr. 1896. Vereinsbeil.
      S. 76. Münchn. med. Wochenschr. 1896. S. 1196.
  Frost, Adams, Pulsating Exophthalmos undergoing spontaneous cure after
      an inflammatory attack (Spontanheilung des 1883 mitgeteilten Falls).
      Transact. of the Ophth. Soc. of the U. K. Vol. XVI. p. 181.
  Gunn, Marcus, R. Sudden onset of proptosis of one eye with swelling of
      eyelids, impaired movements of globe and blindnes. Transact. of the
      Ophth. soc. of the Un. Kingd. Vol. XVI. p. 177.
  Higgens, Diskuss. z. Vortrag **Frost**. Transact. of Ophth. Soc. Vol. XVI.
      p. 181.
  Johnson, Reymond, Traumatic orbital aneurysm. Clinical Soc. of London
      24. 1. 1896. The Brit. med. Journ. Febr. 1. 1896. p. 276.
  Pearce Gould, Diskuss. zu Vortrag **Frost**. Transact. of Ophth. Soc.
      Vol. XVI. p. 181.
  Rivington, Walter, Pulsating exophthalmos. The Lancet, 6. Juny 1896 I.
      p. 1559—1561.
  Silex, Siehe Sonnenburg. (Berl. Med. Gesellsch. 13. Jan.) Deutsche med.
      Wochenschr. Vereinsbeil. S. 23. Allg. med. Centr.-Ztg. Nr. 7. S. 79.
  Sonnenburg u. Silex, Traum. puls. Exophth. Deutsche med. Wochenschr.
      1896. Vereinsbeilage (fr. Vereinigung d. Chir. Berlin 9. Juli 1896).
      Berl. klin. Wochenschr. Nr. 20. S. 447.
  Woodward, J. H., Exophth. puls. etc. Ann. d'oculist. T. XXV. Lit. Bericht
      d. Arch. f. Augenheilk. 1896. S. 97.
1897. **Beaumont**, Anévrysme cirsoide. Ann. d'oculist. Vol. XVIII. p. 465. Brit.
      med. Journ. Vol. II. July 31.
  Bide, Soc. de chirurg. de Paris. Séance 10. Febr. 1897. Revue de chir. 1897.
      p. 254. (Gleicher Fall Dubuisson 1892 und Picqué 1897.
  Cramer, Zu den Verletzungen der Augenhöhle. Fall B. Puls. Exophth.
      durch Aneurysm. spurium i. d. Orbita. Monatsschr. f. Unfallheilk. 1897.
  Eversbusch, Puls. Exophth. Münch. med. Wochenschr. 1897. S. 1180.
  Francke, V., Ein Fall von puls. Exophth. geheilt nach beiderseitiger Unter-
      bindung der Carotis communis. Deutschmann's Beiträge z. Augen-
      heilk. 1897. H. 29. S. 19. (783.)
  Fryer, Vgl. 1895. Report of a case of trauma of left Orbit etc. Trans. of
      the Am. Ophth. Soc. Vol. VII. p. 2.
  Gallemarts, Exophth. puls. La policlinique de Bruxelles 15. 7.
  Golowin, Ein Fall von Aneur. arteriovenos. der Lider und der Orbita.
      Chronik der chirurg. Gesellschaft zu Moskau. Bd. 16. Nr. 3. S. 170.
      Westnik Ophthal. 1898 Juli—Okt. Comptes rendus du cercle opht.
      de Moscau, Sitzung am 31. März 1897. Vgl. **Golowin** 1900.
  Gojtan, St., Exophth. pulsans. Liecnicki Vjestnik 1897. Nr. 7.
  Hinde, Successful treatment of circumscribed traumat. aneurism. etc.
      Journ. of the americ. M. assoc. Dec. 4. 1897. Med. Record Vol. LII.
      p. 887.
  Hirsch, Camill., Ein Fall von traum. puls. Exoph. Deutschmann's Beiträge
      zur Augenheilkunde 1897. H. 29. S. 31. (794.)
  Kibbe, A. B., Arch. of ophth. T. XXVI. Ann. d'oculist. T. CXVIII. p. 60.
      Arch. f. Augenheilk. Bd. 37. S. 290.
  Madelung, Unterelsäss. Ärzteverein in Straßburg. Sitzung 26. 6. 1897.
      Deutsch. med. Wochenschr. 1898. Nr. 6. Vereinsbeil. S. 36.
  Picqué, Un cas d'exopht. puls. Société de chirurg. Séance 10. Févr. Ann.
      d'oculist. T. CXVII. p. 197. Mars. (Gleicher Fall **Bide** 1897 u. **Dubuisson**
      1892.)

1897. Pincus, Ein Fall von traum. puls. Exophth. Deutsch. med. Wochenschr.
1897. Vereinsbeil. S. 136. Nr. 29.
Sachsalber, Mitteilung des Vereins der Ärzte in Steiermark. Jahrg. 34.
S. 49. Ref. Jahresber. f. Ophth. 1897. S. 365.
Szimanowsky, A., Westnik Ophthalm. Jan. Febr. S. 1—29. Ref. Jahresber.
f. Ophth. S. 365. Centralblatt f. Augenheilk. 1897. S. 583. Ann. of
Ophth. Vol. VI. H. 4. p. 813.
Tansley, Disk. zu Vortrag Burnett Double Exophth. from sarcoma. Trans.
Am. O. Soc. p. 35.
Wilder, William H., Report of cases of puls. Exoph. Trans. of the Americ.
Ophth. Soc. Vol. VIII. p. 25. (3 Fälle.) 33. annual meeting Washington.
1898. Batten, D. Rayner, Orbital pulsating tumour. Transact. of. Ophth. Soc.
Vol. XVIII. p. 178.
Beselin, Demonstr. eines 58 jährigen Mannes m. puls. Exophth. Ärztl. Verein
in Hamburg, Sitzung v. 1. 3. 1898. Deutsch. med. Wochenschr. Ver-
einsbeil. Nr. 30. S. 220. Münch. med. Wochenschr. Nr. 10. S. 314.
Cant, W. J., Puls. Exophth. with visible tumour. Transact. of the Ophth. Soc.
of the Un. K. Sitzung vom 8. Dez. 1898. Vol. 19. p. 132. Ref. Clin. ophth.
1899. p. 10. Annal. d'oculist. Vol. CLXXI. p. 138. The Ophth. Review
p. 376. Centralbl. f. Augenheilk. 1898. S. 427.
Coggin, D., A case of Exophth. without puls., but with a bruit, which ended
in spontaneous recovery. Archives of Ophth. Vol. XXVII. p. 89. Ref.
Zeitschr. f. Augenh. Bd. 1. S. 399. 1899.
Gräfe, A. (Berlin), Ophth. Mitteilung. Deutsche med. Wochenschr. 1898. Nr. 40.
S. 638.
Grunert, Carl, Ein Fall von pulsierendem Enophthalmus. Ophth. Klinik
1898. Nr. 15. S. 272 u. Nr. 23. S. 437. (Gleicher Fall Krumm 1898,
Schmidt-Rimpler 1900, Axenfeld 1903, Sobernheim 1903, Birch-
Hirschfeld, Gräfe-Säm. II. Aufl. Bd. IX Kap. 13 S. 122, Meltzer
1905.)
Hitschmann, Richard, Aneurysma cirsoid. Wiener klin. Wochenschr.
1898 Nr. 10. S. 243. Sitzung vom 4. 3. 1898 d. k. k. Ges. d. Ärzte.
Keller, Emil, Beitrag z. Kasuistik d. puls. Exophth. Dissert. 1898 Zürich.
(Gleicher Fall Brun 1903; S. 283.)
Lasarew, E. G., Zur Kasuistik d. puls. Exophth. Chirurgia Bd. 3. Nr. 14.
(Russisch.) Ref. Ophth. Klinik 1899. S. 79. Centralbl. f. prakt. Augenh.
1898. S. 604. Zeitschr. f. Augenheilk. S. 293. Jahresber. f. O. S. 611.
Laqueur, Diskuss. zu Vortrag Siegrist. Heidelberger Ber. S. 25.
Nieden, Diskuss. zu Vortrag Siegrist. S. 20.
Norrie, G., Pulsierender Exophthalmus. Hosp. Tid. p. 348. Ref. Jahresber.
f. Ophth. 1898. S. 615. (Gleicher Fall Withusen 1866.)
Pflüger, Diskuss. zu Vortrag Siegrist S. 23.
Rotgans, J., Exophth. pulsans. Nederlandsch Tijdschrift voor Geneeskunde
Bd. I. S. 353 u. 484.
Ryan, Puls. Exophth. Intern. med. Journ. of Australia.
Schirmer, Demonstr. zweier Fälle v. geheilt. puls. Exophth. Greifswalder
med. Verein. Sitzung v. 29. 10. 1898. Münch. med. Wochenschr. Nr. 49.
S. 1576. Deutsche med. Wochenschr. Vereinsbeil. Nr. 36. S. 272. (Gleicher
Fall Reif 1899.)
Schreiber, Puls. Exophth. Demonstr. i. d. med. Ges. z. Magdeburg. Münch.
med. Wochenschr. Nr. 25. S. 803 u. Bericht über die Augenheilanstalt
i. Magdeburg über die in den Jahren 1897 u. 98 entwickelte Tätigkeit.
Vgl. 1899.
Siegrist, A., Die Gefahren der Ligatur d. Carotis communis u. interna f.
d. menschliche Sehorgan. Bericht über d. 27. Vers. d. Ophth. Ges.
Heidelberg 1898, Wiesbaden 1899.

1898. **Silex**, Ein Fall v. puls. Exophth. Diskuss. z. Vortrag **Siegrist** S. 23.

Slomann, H. C., Bidrag til Laeren om d. puls. Exophth. Dissert. Kopenhagen 1898.

Weiß, **Hugo**, Zur Lehre vcn den subjektiven Kopfgeräuschen. Ein Fall v. doppels. traum. puls. Exophth. Wien. Klin. Wochenschr. Nr. 47. S. 1071.

Werner, **Ernst**, Zur Casuistik p. puls. Exophth. Dissert. Tübingen 1898.

Woodward, J. H., A case of puls. Exophth. Rupture of the left carot. New-York med. Journ. Nr. 24. p. 823. Journ. of Ophth. Otol. and Laryng. Vol. X. p. 275.

Zimmermann, Diskuss. z. Vortrag **Siegrist** S. 24 u. 25.

1899. **Argyll**, **Robertson**, In der Diskuss. z. **Rockliffe** (s. u.)

Belt, O., A case of puls. Exophth. Society of Ophth. Otol. of Washington. Opht. Rec. Vol. VIII. H. 5. p. 249.

Bodon, K., Die chir. Behandlung d. Exophth. pulsans durch einseitige resp. doppelseitige Unterbindung der Carotis communis. Deutsche Zeitschr. f. Chirurg. Bd. 51. H. 5 u. 6. S. 605 und Orvosi Hetilap. 5. 2. 99.

Gerhardt, Puls. Exophth. d. rechten Auges. Festsitzung z. Feier d. 25jähr. Bestehens d. Gesellsch. d. Charitéärzte in Berlin am 29. Juni 1899. Münch. med. Wochenschr. H. 26. S. 974. Deutsche med. Wochenschr. H. 37. Vereinsbeil. Nr. 35. S. 209. (Gleicher Fall **Widenmann** siehe 1900.)

Gifford, H., Puls. Exoph. from aneurysmal varix in the neck. The Ophth. Rec. Vol. VIII April. p. 174.

Derselbe, Trombosis or Embolism of the central artery of the retina after ligation of the vessels of the neck. Ebenda. Vol. VIII. H. 12. p. 595.

Kooyker, H. A. u. **Mulder**, M. E., Ein Fall v. intermitt. Exophth. m. Pulsation d. Auges. Zeitschr. f. klin. Med. Bd. 36. S. 335.

Krumm, F., Anmerkung zu dem von Grunert (siehe 1898) publizierten Fall. Centralbl. f. Chirurgie Nr. 9. S. 284—85.

Lawson, **Arnold**, A case of traum. puls. exophthalm; ligation of the rigth commun carotid artery; partial cure. Ophth. Royal London Hosp. Rép. Vol. XV, I. p. 41.

Praun, Die Verletzungen des Auges. Ein Handbuch für den Praktiker. Wiesbaden. S. 436.

Reif, **Ernst**, Ein Fall von doppelseit., hauptsächlich gekreuzt. puls. Exophth. Beiträge z. Augenheilk. H. 38. S. 25. (2 Fälle.) (2 gleiche Fälle Schirmer 1898)

Rockliffe, Puls. Exophth. (Congenital.) Ophth. Review 1899. p. 340. Transact. of the Ophth. Soc. of the Un. Kingd. 19. 10. 1899. XX. p. 170.

Schreiber, Demonstr. eines Patienten mit Exophth. pulsans. i. d. med. Gesellschaft zu Magdeburg am 7. Dez. 1899. Münch. med. Wochenschr. 1900. H. 8. S. 272. Vgl. 1898.

1900. **Barth**, A. E., Ein Fall v. Exophth. pulsans (aus dem Kanton-Spital i. Winterthur). Correspbl. f. Schweizer Ärzte 30. Jahrg. Nr. 21. S. 669. Ref. Centralbl. f. Augenheilk. 1901. S. 255.

Bull, **Chr**. **Stedman**, Three cases of vascular tumour of the orbit: two cured by operation, one apparently cured spontaneously. The med. Rec. Vol. LVIII. Nr. 1.

Derselbe, Transact. of the Americ. Ophth. Soc. Vol. IX. p. 27.

Clarke, E., Diskuss. zu Vortrag Rockliffe. (Gleicher Fall 1894, 1895.)

Gabszewicz, **Anton**, Ein Fall v. spontanem Exophth. pulsans. Heilung durch Ligatur der carotis comm. Gaz. lekarska. Ref. Wiener Klin. Wochenschr. H. 13. S. 307. Zeitschr. f. Augenheilk. 1901. S. 393/4. Ref. Jahresb. f. Ophth. S. 463. Centralbl. f. Chirurg. 1901. S. 509.

Golowin, S., Die operative Behandlung d. puls. Exophth. Zeitschr. f. Augenheilk. Bd. 4. S. 181.

1900. Derselbe, Ein Fall v. puls. Exophth. Mosk. ophth. Gesellsch. Sitzung v. 19./12.
1900. Zeitschr. f. Augenheilk. Bd. 7. S. 247. 1902.

Gruner, Exophth. pulsans. Finska Läkaresälskab Handlingar, Juli. S. 609.
(Helsingfors.) Jahresber. f. Ophth.

Karplus, P., Pulsier. Exophth. infolge rupturiert. Aneurysm. der Carot.
int. an der Hirnbasis. Unterbindung d. Car. communis. Sitzungsbericht
d. k. k. Gesellsch. d. Ärzte in Wien v. 6. 4. Bericht d. Wiener Klin.
Wochenschr. H. 15. S. 357.

Keschmann, R., Zur Lehre v. puls. Exophth. Wiener klin. Wochenschr.
Nr. 33. S. 747. Ref. Centralbl. f. Augenheilk. S. 284.

Mulder, Über intermittierend. Exophth. mit Puls. des Auges. Klin. Monatsbl.
f. Augenheilk. Bd. 38. S. 3.

Oliver, C. A., Case of traumatic varix of the orbit in which ligation of
the left common carotid artery was succesfully performed. The ophth.
Record Vol. IX. Nr. 2. p. 91. College of Physicians of Philadelphia.
Meeting Dec. 19. 1899. American Journ. of the med. Sciences. March 1900.

Prieur, Ad., Ein Fall v. Aneurysm. traumat. der Carot. cerebral. dextra.
Diss. Kiel.

Schmidt-Rimpler, Über puls. Exophth. Demonstr. i. d. Sitzung am 14. 6.
der med. Gesellsch. in Göttingen. Deutsche med. Wochenschr. Vereinsbeil. Nr. 34. S. 192. (Vgl. Grunert 1898.)

Schoeler, Friedrich, 4 Fälle von Orbitalverletzungen. Diss. Berlin 1900.

Siegrist, Aug., Die Gefahren der Ligatur der großen Halschlagadern für
das menschliche Auge. Arch. f. Ophth. Bd. 50. S. 511—646.

Wagenmann, Puls. Exophth. nach Schußverletzung. Sitzung v. 11. 1. der
med.-nat. wissensch.- Gesellsch. zu Jena. Münch. med. Wochenschr.
Nr. 9. S. 304 und Deutsche med. Wochenschr. Vereinsbeil. Nr. 22 S. 137.
1901. Nr. 34. S. 236. Correspondenzbl. d. allgem. Ärztevereins von
Thüringen. Nr. 3.

Waller Zeper, Vorstellung eines Kranken mit puls. Exophth. nach einem
Sturz. 17. Sitzung der Niederländ. Ophth. Gesellsch. 17. Juni zu Harlem.
Klin. Monatsbl. f. Augenheilk. 1900. S. 500.

Widenmann, Weitere Mitteilungen über einen Fall v. puls. Exophth. (Bericht
über den Obdukt.-Befund d. Falles Gerhardt 1899.) Sitzung d. Gesellsch.
der Charité-Ärzte in Berlin v. 18. 1. Münch. med. Wochenschr. Nr. 5.
S. 168. Deutsche med. Wochenschr. Lit.-Beil. Nr. 8. S. 47. Berl. Klin.
Wochenschr. Nr. 8.

1901. Aubaret, Anévrysme artérioso-veineux. Bulletins et mémoires de la
société de méd. et de chir. Oct., Nov., Déc. Ref. Ann. d'oculist. T. 22.
p. 480. Rev. génér. d'ophth. 1902. p. 282.

Armaignac, Disk. zu Aubaret. Ebenda.

Bach u. Knapp, Abbildungen von Thrombose der Netzhautvenen bei traumatischem Exophth. pulsans. Bericht über d. 29. Vers. d. ophth.
Gesellsch. zu Heidelberg. S. 219.

Barlag, J. v., Exophth. pulsans; Orvosi hetilap. Szemészet Nr. 35. Ref. 1.
Zeitschr. f. Augenheilk. Bd. 7. 1902. S. 483. Ann. d'oc. Vol. CXXVIII.
p. 74.

Belt, E. Oliver, Puls. Exophth., read in the soc. of ophth. and otolog.,
Washington, Oct. 19. 1900. The Ophth. Record Vol. X. No. 3. p. 148.
Centralbl. f. pr. Augenheilk. 1901. S. 391. Arch. f. Augenheilk. Bd. 46.
S. 293. Arch. of Ophth. Vol. XXX. Nr. 4. p. 391.

Bossalino, D., Un caso di Esottalmo pulsante associato a morbo di Flajani.
Guarigione. Clin. Oc. Napoli. Arch. di ott. Vol. XXX. p. 128. Ann. di
ottalm. Napoli. Vol. XXX. p. 459.

Calderaro, Sull' esottalmo pulsante. Rottura per contracolpo della carotide
interna nel seno cavernoso. Clinica oculist. p. 611. Palermo.

1901. Coppez, H., Un cas d'anévrisme de la carotide interne. Bull. de la soc.
      royale des scienc. natur. et méd. de Bruxelles 1. Déc. p. 167.
  Debayle, Aneurysma arterio venoso por ruptura de la carotida en el seno
      cavernoso. Annal. de Oftalmol. (Mexico) p. 308. Ref. Ann. d'oculist.
      Vol. CXXVI. p. 72.
  Ercklentz, W., Puls. Exophth. hervorgerufen durch Encephalocele orbitalis.
      Klin. Monatsbl. f. Augenheilk. Bd. 39. S. 755.
  Derselbe, Zur pathologischen Anatomie des puls. Exophth. Demonstration
      am klin. Abend d. schlesischen Gesellsch. für vaterländ. Kultur in
      Breslau am 5. Juli. Deutsche med. Wochenschr. Vereinsbeil. Nr. 32.
      S. 246.
  Gayet, Soc. de chir. de Lyon 1901. Juin et Juil.
  Golowin, S., Demonstration einer Kranken mit einseitigem pulsierenden
      Exophth. i. d. Sitzung der Moskauer augenärztl. Gesellsch. am 23. Nov.
      1901. Jahresber. f. Ophth. 1901. S. 437. Ophth. Klin. 1902. S. 72. Klin.
      Monatsbl. 1902 I. S. 343. Zeitschr. f. Augenheilk. 1902. Bd. 8. S. 294.
      Wratsch Bd. 22. 1901.
  Derselbe, Über die Veränderung des intraocul. Druckes bei Kompression der
      Carotis. Sitzung am 27. Nov. 1901. Mosk. augenärztl. Gesellsch. Klin.
      Monatsbl. 1902 I. S. 346.
  Knapp, Paul, Über einen Fall v. Exophth. pulsans. Zeitschr. f. Augen-
      heilk. Bd. 8. S. 466.
  Mariani, Un caso di esottalmo pulsante bilaterale. Il policlinico. Vol. X.
      Ref. Münch. med. Wochenschr. Nr. 48. S. 1941. Corriere sanit. 1902.
      Vol. XXIII. p. 133.
  Nettleship, E., siehe Vortrag Wood 1901.
  Nicolini, Aneurisma traumatico intraorbitario. Clinica oculist p. 601.
  Noiczewski, Aneurysma der Carot. int. am Chiasma. Klin. Monatsbl. f.
      Augenheilk. 1901 I. S. 402. Soc. d'opht. de Pétersbourg. 2. Nov. 1900.
      Ann. d'oculist. Vol. CXXVI. p. 218.
  Nuel, J. P., Externe Oculomotoriusparese als einziges Symptom einer trau-
      matischen Verbindung der Carotis int. u. d. Sinus cavernosus. Soc.
      belge d'opht. 24. Nov. 1901. Centralbl. f. Ophth. 1902. S. 43.
  Rascalou, P., De la compression et de la ligature de la carotide primitive
      dans le traitement de l'exophtalmie pulsatile. Accidents et résultats
      thérapeutiques. Thèse de Paris 1901 und Recueil d'ophtalm. Nr. 10.
      p. 577—591 u. Nr. 11. p. 652—668.
  Reclus et Despagnel, Bulletin Soc. de Chir. Paris.
  Treacher Collins, Disk. zu Vortrag Wood.
  Wood, D. J., A case of pulsating exophthalmos, following injury to the
      head. Transact. of the Ophth. Soc. of the Un. Kingd. Vol. XXI. p. 135.
1902. Golowin, S., Operative Behandlung des puls. Exophthal. Zeitschr. f. Augen-
      heilk. Bd. 7. S. 484. Klin. Monatsbl. 1902 I. S. 257. Arch. f. Augenheilk.
      Bd. 45. S. 141.
  Lambert, Arch. of Ophth. Vol. XXXI. p. 281.
  Lavagna, Sull' aneurisma retrobulbare. 16. Congr. dell' assoc. oftal. ital.
      Ann. di ottalm. Vol. XXXI. p. 774.
  Lebon, Sur les ruptures de la carotide int. dans le sinus caverneux. Thèse
      de Paris 1902 (gleicher Fall Reynier).
  Neff, Zwei Fälle von Exophth. pulsans traumaticus. Inaug.-Diss. Heidel-
      berg 1901.
  Reuchlin, Hermann, Zur Kasuistik des doppelseitigen puls. Exophthalmus.
      Diss. Tübingen 1902.
  Reynier, Anévrisme artério-veineux traumatique du sinus caverneux droit.
      Rec. d'opht. 1902. p. 257 (gleicher Fall Lebon).

1902. Rohmer, Revue médicale de l'Est. Sept. (ausführlich ref. bei Houillon. Thèse de Nancy 1903).

Schou, Jens, Kirurgiske Meddelelser, Ugeskrift for Laeger Nr. 23—24. I. Tilfaelde af Exophthalmus pulsans; Operation Helbredelse. Ref. Ophth. Rec. XII. 1903 Nr. 8 p. 400—402.

Starkey, H. M., A case of pulsating Exoph. with spontaneous recovery. Chicago ophthalm. and otolog. society Meeting of april 8th. The Ophthalmic. Record XI., 12., 358.

Surow, Zur Kasuistik seltener Augenerkrankungen. (Exophthalmus intermittens.) Wjestn. Ophth. Bd. 19. Nr. 2.

Wiemuth, Puls. Exophth. nach Schußverletzung. Freie Vereinigung der Chirurg. Berlins. Sitz. v. 10. März 1902. Deutsch. med. Wochenschr. Vereinsbeil. S. 183.

1903. Axenfeld, Linksseitiger puls. Exophth. u. puls. Enoph. Verein Freiburger Ärzte. Sitz. v. 28. Nov. 1902. Münch. med. Wochenschr. 1903. S. 576.

Bartels, Rolf, Ein Fall von Aneurysma der Carotis interna dextra im Sinus cavernosus mit doppelseitiger Stauungspapille. Inaug.-Diss. 1903.

Bertram, E., Über Exophthalmus. Klin. Monatsbl. f. Augenheilk. XLI, 2.

Bull, C. S., Ein Fall v. puls. Exophth. Heilung durch Carotisligatur. Transact. of Amer. Ophth. Soc. Vol. X. p. 38. Ref. Centralbl. f. Augenheilhk. S. 418.

Brun, Der Schädelverletzte und sein Schicksal. Beiträge zur klin. Chir. Bd. 38. S. 192.

Collíns, W. J., 3 Fälle von Unterb. d. Art. carotis communis. The Lancet I. p. 1090.

Deridder, Anévrisme intracranien de la carotide interne. Cercle medical à Bruxelles. Journ. méd. de Brux. p. 700.

Van Duyse, Exophtalmie pulsatile par pseudoanévrisme. Fibrosarcome muqueux cystique. Soc. belge d'opht. p. 902. Klin. Monatsbl. 1903.. Bd. 41. 1. 290 u. 1904. 42. 1. 279. Zeitschr. f. Augenheilk. Bd. 9 S. 226 (vgl. 1904).

Gallenga, Aneurisma anastomotico della regione sopraciliare. Annali di ottalm. 1903.

Gallozzi, Carlo, Aneur. arterio-venos. d. Augenhöhle. Deutsche med. Wochenschr. XXIX. Nr. 34. S. 614.

Hartridge, G., A Case of pulsating Exophth. (traumatic). Transact. of the Ophth. Soc. of the Unit. Kingd. June 11.

Houillon, Considérations à propos de deux cas d'exophtalmus pulsatile. Thèse de Nancy.

Kreutz, A., Exophthalmus pulsans mit enormen Schlängelungen u. Varicositäten d. Netzhautgefäße. Wiener med. Wochenschr. 1903. Nr. 37. Ophth. Klinik 1905. Bd. 9. S. 73. Münchn. med. Wochenschr. Nr. 37. S. 1725.

Leber, Th., Die Circulationsverhältnisse der Orbita u. deren Zusammenhang mit denen d. Schädelhöhle. Graefe-Saemisch Handb. I. Teil, 2. Bd. 11. Kap. S. 478.

Neff, Joh. H., 2 Fälle von Exophth. pulsans traumat. Inaug.-Diss. Heidelberg.

Oliver, Ch. A., A case of right pulsating Exophth. read in the section of ophthalm. college of physicians of Philadelph. The Ophth. Record XII. 12. p. 588 u. Diskussionsbem. New York Med. Journ. 1904. April 9.

Pröbsting, Pulsierender Exophthalmus. Münchn. med. Wochenschr 1903. Nr. 32. S. 1404.

Ridley, N. C., Arterio-venous aneurysm of Orbit recurring six months after ligature of the commoh Carotid. Transact. of the Ophth. Soc. of the Unit. Kingd. Dec. 10. 1903.

Schirmer, O., Studien zur Physiologie und Pathologie und der Tränenabsonderung und Tränenabfuhr. Arch. f. Ophth. LVI. S. 263.

1903. Sobernheim, W., Beitrag zur Kenntnis des puls. Exophth. u. Enophth.
    Inaug.-Diss. Freiburg.
Stadfeld, Über die Encephalocele der Orbita. Nord. med. Arch. S. 11.
Terc, Ein Fall von beiderseitigem Exophth. pulsans. Wiener ophth. Gesellsch.
    9. Dez. 1903. Zeitschr. f. Augenheilk. Bd. 11. S. 87.
Thiérry (Valparaiso), Zur Kasuistik des Exophth. pulsans. Deutsche Zeitschr.
    f. Chirurg. LXVIII. Heft 5 u. 6.   Arch. f. klin. Chirurg. Bd. 68. S. 577.
Uhthoff, Stereoskop. mediz. Atlas Taf. 607 (gleicher Fall Ercklentz 1901).
Wiesinger, Über ein auf traumatischer Basis entstandenes Aneurysma
    arterio-venos. zwischen Carotis interna u. Sin. cav. Deutsche med.
    Wochenschr. 1904. Vereinsbeil. S. 157. Nr. 4. Ärztl. Verein Hamburg.
    Sitzung 20. Okt. 1903.
Würdemann, Cure of pulsating exophth. by ligature of the common carotid
    artery. Annal. of Ophth. XII. p. 235.
1904. Blanco, Aneurysma der Orbita. Arch. de oftalm. hispano-amer. 1904 Juni
    p. 357. Ref. Klin. Monatsbl. 1904 Juli—August. Annales de Oftalm.
    Vol. X. p. 117.
Barnard, Harold L., Pulsating exophthalmos with aneurysma of the internal
    carotid. Soc. of London 5. Jan. Lancet I. Jahresber. f. Ophth. S. 703
    u. Annals of Surgery 1904. p. 649. u. Brit. med. Journ. I. p. 77.
Beykowsky, Oculomotoriuslähmung und plötzlicher Tod inf. Aneurysma
    der Arteria carotis int. Wien. med. Wochenschr. Heft 19. Ref. Deutsche
    med. Wochenschr. Heft 22. S. 822.
Cheatham, W., Louisville Month. Journ. of Med. and Surg. 1903—1904. X.
    p. 425 u. 439.
Clarke, E., Diskuss. zu Ridley. S. 195.
Collins, Treacher, Diskuss. zu Ridley. S. 196.
Van Duyse, Exophtalmie pulsatile par fibrosarcome muqueux pseudo-
    cistique d'origine ethmoidale. Arch. d. Opht. XXIV. p. 288—309.
Flemming, P., Diskuss. zu Ridley. S. 196.
Frost, Adams, Diskuss. zu Ridley.
Fruginele, Sull' occhio pulsante congenito. Giorn. internaz. d. sc. med.
    Napoli XXVI. p. 777.
Hannecourt, Anévrisme artérioveineux de la carotide int. La Policlinique
    p. 97.
Heitmüller, Aneurysma cirsoid. von Ästen der Carotis interna und der
    Basilararterien. The Journ. of the Americ. med. Assoc. Nr. 10.
Kennedy, R., Case of traumatic Exophthalmos pulsans. Ligature of Common
    Carotid, Cure. The Glasgow Med. Journ. LXII. p. 426. Jahresber. für
    Ophth. S. 702.
Lagrange, F., Traité des tumeurs de l'œil, de l'orbite et des annexes
    Vol. II. p. 261—315 u. 552—560.
Loeser, Zur Kenntnis der ocularen Symptome bei Aneurysmen der Carotis
    int. Arch. f. Augenheilk. S. 183.
Derselbe, Aneurysma der Carotis interna. Berl. ophth. Gesellsch. Sitzung
    von 18. Febr. 1904. Deutsche med. Wochenschr. Vereinsbeil. Nr. 11.
    S. 411. Klin. Monatsbl. f. Augenheilk. XLII, I. S. 274.
Maynard et Rogers, Pulsating exophth. due to dilatation and dropsy of
    the optic nerve accompanying internal Hydrocephalus. Ophth. Review
    1904. 23. p. 86. Ophth. Soc. Un. Kingd. 1904. 24. p. 174.
Murray, Francis W., The treatment of pulsating exophth. Americ. Journ
    of Surgery, March. p. 421.
Oliver, Right pulsating exophthalmos; ligation of both the right common
    carotid artery and the left internal carotid artery; accidental traumatism;
    cure. The New York med. Journ. and Philadelphia med. journ. con-
    solidated. April 9.

1904. Perthes, Ergänzung zur Mitteilung von Sattler.

Picqué, L., Exophtalmos pulsatile d'origine traumatique. Bull. d. l. Soc. d. Chir. de Paris. p. 471. Revue gén. d'Opht. 1904. p. 281. Recueil d'Opht. p. 567.

Pritchard, E. L., A case of arterio-venous aneurysm. Transact. of the Ophth. Soc. of the Unit. Kingd. XXIV. p. 191. Ophth. Rev. 1904. p. 61.

Ridley, A case of pulsating tumor of orbit, probably arterio-venous, aneurysm. Transact. of the Ophth. Soc. of the Unit. Kingd. XXIV. p. 190 and Ophth. Rev. p. 58.

Robbers, Theodor, Bericht über 43 klinisch behandelte Orbitaltumoren. Diss. Halle 1904. Fall Nr. 31.

Rugby, On pulsating exophth. Ann. of surgery, May.

Sattler, H., Ein Fall von pulsierendem Exophthalmus. Med. Gesellsch. Leipzig 3. Mai 1904. Münch. med. Wochenschr. Bd. 51. Nr. 26. S. 1176.

Derselbe, Über ein neues Verfahren bei der Behandlung des puls. Exophth. Klin. Monatsbl. f. Augenheilk. Bd. 43. II. S. 1.

Schlüpmann, Zwei Fälle von puls. Exophth. Diss. Tübingen.

Siegmund, demonstriert einen Fall von Aneurysma arterio-venosum im Sinus cavernosus. Gesellsch. prakt. Ärzte zu Riga. 18. Dez. 1902. St. Petersb. med. Wochenschr. 1904. Bd. 29. S. 3.

Silcock, A. O., Diskuss. zu Ridley. Transact. of the Ophth. Soc. of Unit. Kingd. p. 197.

Taylor, Johnson, Diskuss. zu Ridley. S. 194.

Tweedy, J., Diskuss. p. 197.

Usher, C. H., Notes on some cases of pulsating Exophth. The Ophth. Review XXIII. Nov.

Zur Mühlen, A. v., Aneurysma der rechten Arteria carotis int. ohne puls. Exophth. Sitzung d. Gesellsch. prakt. Ärzte zu Riga. 18. Dez. 1902. St. Petersb. med. Wochenschr. Jahrg. 39. S. 3.

Derselbe, 2 Fälle von Aneurysma der carotis cerebri. Zeitschr. f. Ohrenheilk. Bd. 45. 1. Heft. S. 57.

1905. Ballin, Pulsating Exophthalmos with successful ligation of the carotid. Detroit med. Journ. April 1905. V. p. 20.

Barlag, Joh. v., Exophth. pulsans. Pester med. chirurg. Presse. Budapester ärztlicher Verein. Sitzung am 18. März 1905.

Berry, A case of orbital aneurysma. Lancet 1905. p. 221.

Birch-Hirschfeld u. Meltzer, Beitrag zur Kenntnis des traumatischen Enophthalmus. Arch. f. Augenheilk. LIII. S. 344.

Brandés, Anévrisme de l'orbite (ligature de la carotide primitive, Autopsie). Jahresber. f. Opht. 1905. S. 692. Ann. de la Soc. med. chir. d'Anvers 1905. p. 245. Soc. belge d'opht. 11. Juin 1905.

Braunschweig, Zur Diagnostik des pulsierenden Exophthalmus. Klin. Monatsbl. f. Augenheilk. XLIII, I. S. 356.

De Bruin, J., Ein Fall von pulsierendem Exophthalmos. Nederlandsch Tijdschrift voor Geneesk. 1005 u. 1467.

Gibson, J. L., Austr. med. gaz. 1905. 24. p. 107.

Hansell, Howard F., Pulsating Exophthalmos; ligation of both common carotid arteries; death. The Journ. of Americ. Assoc. XLIV. Nr. 7. p. 536 and 543. Febr. 18. 1905.

Johnson, Pulsierender Exophthalmus. Transact. of Ophth. Soc. 4. Mai 1905.

Meltzer, Beitrag zur Kenntnis des traumatischen Enophthalmus. Diss. Leipzig. (Fall 1.)

Orlandini, Rivista Veneta d. sc. med. 1905. 42. p. 314—325.

Plenk, F. L., Ein Beitrag zur Kenntnis des pulsierenden Exophthalmus. Wiener med. Presse. Nr. 10. Ref. Deutsche med. Wochenschr. S. 439.

1905. Punzo, G., Esoftalmo pulsante traumatico. Napoli 1905. 20. p. 129—147.
   Robinson and Corner, Aneurisme of intra-cranial part of the left internal
      carotid artery. Transact. Clin. Soc. 1905.
   Schwalbach, G., Aneurysma arterio-venosum d. Car. int.; freie Vereinig.
      d. Chir. Berlins. Sitzung 13. Febr. Deutsche med. Wochenschr. XXXI.
      Nr. 18. S. 729. Sitzung 13. März. Deutsche med. Wochenschr. Nr. 26.
      S. 1050. Zentralbl. f. Chirurg. Nr. 13. S. 408. Zur Behandlung des
      pulsierenden Exophthalmus. Klin. Monatsbl. f. Augenheilk. XLIII.
      Jahrg. 25. S. 475.
   Taylor, S. and Johnson, Notes on a case of pulsating exophth. cured by
      ligature of the common Carotid. Transact. of the Ophth. Soc. of the
      Unit. Kingd. 25. p. 177. Jahresber. f. Ophth. S. 692.
1906. Cantonnet et Cérise, Anévrisme artério-veineux de l'orbite. Soc. d'opht.
      de Paris. Séance du 6. Déc. Ann. d'oculist. Vol. CXXXVII. p. 69. Arch.
      d'opht. 1907. 27. p. 34. Ophth. Klinik. 11. Nr. 5. S. 147.
   Delanglade et Pons, Marseille Méd. 1906. p. 11.
   Evans, J.,Brit. med. Journ. 1906. 2. S. 1305.
   Gasparrini, E., Un caso di esoftalmo pulsatile guarito con instillazioni
      di adrenalina. La Clin. oculist. Ann. VII. Guigno. Ann. d'oculist. 1907.
      Vol. CXXXVII. p. 168.
   Geißler, Militärärztl. Vereinigung Hannover.   19. Jan. 1906.   Deutsche
      militärärztl. Zeitschr. 1906. S. 657.
   Guibal, Tumeur pulsatile traumatique de l'orbite. Arch. d'Opht. Vol. XXVIII.
      p. 622.
   Ransohoff, J., Pulsating Exophthalmos. Surgery, gynaecologie and obste-
      trics. Aug. 1906. Ref. Rev. génér. d'opht. XXVII. p. 46.
   Zentmayer, Unilateral exophthalmos of traumatic origin. Ophth. Record.
      p. 290.
1907. Adam, Puls. Exophth. Berliner ophth. Gesellsch. Sitzung vom 21. Nov.
      Centralbl. f. Augenheilk. 31. S. 359. Deutsche med. Wochenschr. 1908.
      Nr. 2. S. 83.
   Barbieri, Puls. Exophth. Zeitschr. f. Augenheilk. XXI. S. 286.
   Beauvois, A., Traitement de l'exophtalmie pulsatile par la méthode de
      Lancereaux-Paulesco.   Bull. et M. de la Soc. franç. d'opht. XXIV.
      p. 522. Ann. d'oculist. XXXVII. 474. et Recueil d'opht. Juin. p. 317.
   Becker (Koblenz), Traumat. Aneurysma arteriovenosum der Carotis cere-
      bralis und Exophth. pulsans. XXXVI. Congr. d. Deutsch. Gesellsch. f.
      Chirurg. 3. April. Münch. med. Wochenschr. LVI. H. 17. S. 853. Neurol.
      Centralbl. S. 381. Arch. f. klin. Chirurg. H. 3. S. 134.
   Bergmann, E. v., Verletzung der Knochen des Schädels. Handb. d. prak.
      Chirurg. d. Kopfes. 3. Aufl. S. 51.
   Blanco, Thomas, Exophtalmie pulsatile de l'orbite droite. Ligature de la
      carotide primitive. Soc. ophth. hispano-americ. 4. Vers. Madrid 15.—
      16. April. Ann. d'oculist. 1907. Vol. CXXXVIII. p. 295.
   Burghard, J. F., and Pritchard, E., Cavernous Sinus Aneurisma cured by
      a new method after failure of the usual operation. Transact. of the
      Ophth. Soc. of the Unit. Kingd. (14. March 1907.) Vol. XXVII. p. 184.
   Carlotti, Ph., Anévrisme intracranien avec exophtalmie pulsatile et oph-
      talmoplégie totale. Soc. d'opht. de Paris. Séance du 2. Juillet et
      5. Nov. 1907. Arch. d'opht. T. XXVII. p. 614 et Ann. d'oculist.
      T. CXXXVIII. p. 126 et p. 425.
   Cushing, H, New York med. Journ. Jan. 19 und 26. Febr. 2. 1907. The
      W. M. Carpenter lecture before New York Acad. of med. 1906.
   Gifford, H., Pulsating exophth. treated by excision of a dilated orbital vein.
      Ophthalmology, Oct. Vol. IV, p. 21. Centralbl. f. prakt. Augenheilk.
      S. 432.

1907. Higgens, Charles, Puls. Exophth. Diskuss. zu Vortrag Pritchard.
Jack, Edwin, and Verhoeff, F. H., A case of pulsating Exophth. Ligation of the common Carotid; Death. The Ophthalmic Record. Vol. XVI. 10. p. 463. Transact. Amer. Ophth. Soc. 1907. Vol. XI.
Jacques, Exophtalmos pulsatile traumatique avec hémorrhagies nasales graves guéri par compression directe du sinus caverneux. 20. Congr. franç. de Chirurg. tenu à Paris du 7 au 12. Oct. 1907. La semaine médicale, 9. Oct: 1907. Nr. 41. p. 489. Rev. de chirurg. XXVII. Nr. 2. Zentralbl. f. Chirurg. 1908. S. 793. (Vgl. 1908.)
Krauss, W., Über die Orbitalvenen des Menschen. Bericht über d. 34. Vers. d. ophth. Gesellsch. Heidelberg 1907.
Derselbe, Ein Fall von pulsierendem intermittierendem Exophthalmus. Münch. med. Wochenschr. 1907. Nr. 8.
Lancereaux et Paulesco, Anévrisme de l'artère ophtalmique guéri par des injections de gélatine. (Acad. des Sciences 25. Febr.) Revue gén. d'Opht. p. 519. Münch. med. Wochenschr. Nr. 14. S. 700.
Lewis, F., Park, (Buffallo). Pulsating Exophthalmos. Ligation of orbital artery-Recovery. The Ophthalmic Record. Vol. XVI. 2. p. 66.
Marple, Exophtalmie pulsatile. Ann. d'oculist. CXXXVII. p. 408. Acad. de méd. de New York. Section d'opht. Séance du 18. Oct. 1905.
Mackay, C., Traumatic arterio-venous Aneurism of right orbit with puls. Exophth. Transact. of the Ophth. Soc. of the Unit. Kingd. XXVII. p. 178 and Ophth. Review. p. 243. May 25th 1907. (Vgl. 1908.)
Menacho, Soc. opht. hispano-americ. 4. Vers. Madrid. 15.—16. April. Ann. d'oculist. 1907. Vol. CXXXVIII. 4. 295.
Moutinho, Mario (Lissabon), Anévrisme traumatique de l'orbite gauche. Ligature de la carotide primitive correspondante. Amélioration importante. Arch. d'opht. XXVII. 510.
Pinkus, Fr., Spontanheilung eines traumatischen puls. Exophth. Zeitschr. f. Augenheilk. XVIII. S. 33.
Santos Fernandez, Juan, Exoftalmia pulsatile por anevrysma curado por las injecciones de gelatina. Archivos de oftalmolog. hispano-americ. Ref. Wochenschr. f. Therapie u. Hygiene des Auges 1908. X. 36. 281.
Schlüpmann, Zwei Fälle von puls. Exophth. geheilt durch Unterbindung der Carotis communis. Inaug.-Dissert. Tübingen 1904.
Spencer, A case of arterio-venous aneurysm of the orbit. Lancet 13. April. p. 1015.
Tietmeyer, Puls. Exophth. infolge von Schädelbasisfraktur. Méd. Verein Greifswald. Sitzung vom 10. Dez. 1906. Münch. med. Wochenschr. LIV. Nr. 11. S. 542. u. Deutsche med. Wochenschr. XXXIII. Nr. 11. S. 445.
Vaughan, Tully, G., Aneurismal varix: A case of pulsating exophth. Am. surg. associat. The Journ. of the Amer. med. Assoc. XLVIII. 23. 1983.
Walker, Nimmo, A., Puls. exophth. The Brit. med. Journ. I. 501.
Wiesmann, P., Exophth. puls. Arteriell-venöses Aneurysma d. Carotis interna. Bergmann und Bruns, Handb. d. prakt. Chirurg. Chirurg. des Kopfes. 3. Aufl. S. 214.
1908. Adam, C., Puls. Exophth. Übersichtsref. Med. Klinik. Bd. 4.
Becker, Hermann, Traumat. puls. Exophth. Gesellsch. f. Natur- u. Heilk. Dresden. Sitzung 3. Okt. 1908. Münch. med. Wochenschr. Jahrg. 55. Heft 45. S. 2364.
Carlotti, Ph., Un cas de rupture de la carotide interne dans le sinus caverneux traité par les injéctions de serum gélatiné. Ann. d'oculist. CXXXIX. p. 450.
Demicheri, J., Exophth. puls. par kyste hydatique intra-crânien. Ann. d'oculist. CXL. p. 102.

1908. Eysen, Joh., Über die Behandlung d. traum. puls. Exophth. Dissert. Berlin.
    Guibal, Tumeur pulsatile traumatique de l'orbite. Arch. d'Opht. XXVIII. 10.
        p. 622.
    Jsupow, Ein Fall von traumat. puls. Exophthalmus. Wjestnɪk Ophthalm.
        p. 473.
    Jacques, Exophthalmos pulsatile traumatique guéri par la compression
        directe transphénoidale du sinus cav. Rev. hebdom. de laryng., otolog.
        et rhinol. Rev. gén. de l'opht. 1910. p. 271. Med. Klin. 1909. Bd. 5.
        p. 789. (Vgl. 1907.)
    Königshöfer, Orbitalverletzungen mit tödlichem Ausgang. Vereinigung d.
        Württemberger Augenärzte. Sitz. v. 24. Mai 1908. Klin. Monatsbl. f.
        Augenh. Bd. 46. S. 92.
    Kupor, Traumat. puls. Exophth. Wjestnik Ophthalmol., Juli-Aug.
    Lagrange, Felix, Exophtalmie pulsatile in der Encyclopédie Franç.
        d'opht. T. VIII. 1908. p. 729—737.
    Mackay, G., Note on a case of arterio-venous aneurysm treated by ligature
        of the common carotid artery. Tr. of the O. Soc. XXVIII. May 7th,
        1908.
    Natanson I, Pulsierende Varices in beiden Áugenhöhlen. Klin. Monatsbl.
        I, 565.
    Reclus, Sur une observation d'Exophtalmos pulsatile.   Gaz. des hôp.
        Nr. 85. 1908. p. 1011—1016.
    Schweinitz, G. E. de and Th. B. Holloway, Pulsating Exophth. Phila-
        delphia and London.   W. B. Saunders Comp. (124 p.)
    Wessely, Über den Einfluß der Carotisunterbindung auf die Blutversorgung
        d. Auges. Zeitschr. f. Augenheilk. Bd. 20, S. 395.
1909. Albertin et Desgouttes, Exophtalmos pulsatile; ligat. de la carotide pri-
        mitive; guérison. Province méd. Nr. 27 u. Journ. méd. Franç. Nr. 8.
    Bettremieux, Exophthalmie traumatique avec souffle qui disparait par
        compression de la veine angulaire. Ann. d'oculist. CXLI. p. 28.
    Barbieri, A., Exoftalmia pulsatil bilateral (ligatura de ambas carotidas
        primitivas). Archivos de oftalmol. hispano-americanos 1909. p. 9.
    Hird B. and W. F. Haslam, A case of spontaneous pulsat. Exophth. The
        Lancet I. Nr. 4459. Febr. 13th. p. 462.
    Krauss, W., Zur Kasuistik der Orbitalerkrankungen. Münch. med. Wochen-
        schr. 1909.
    Lauber, Demonstration eines Falls von pulsierendem Exophth. Wiener
        ophth. Gesellsch. Sitz. 22. Dez. Arch. f. Augenheilk. Bd. 46. S. 224.
    Natanson sen., Ein Fall von beiders. puls. Exophth. Moskauer augenärztl.
        Gesellsch. Sitz. 28. April (11. Mai). Zeitschr. f. Augenheilk. Bd. 22. S. 81.
    Ryan, E., Pulsating Exophth. of rigtht eye cured by ligature of common
        and external carotid arteries. Transact. of the VIII. Session of the
        australian med. Congress Vol. III. p. 111. Klin. Monatsbl. 1909. II. 631.
1910. Barret, J. W., Traumatic pulsat. Exophth. Intercolonial med. J. of Austral-
        asia, October.
    Cotterill, J. M., Traumatic arterio-venous aneurism of right orbit with
        pulsating exophthalmos cured by ligature of the common carotid artery.
        Edinb. med. journ. 1910, July. Ref. Zentralbl. f. Chir. 1910. Nr. 40.
        S. 1380.
    Dollinger, J., Die Ursachen u. die chir. Behandlung des Exophth. 6. Vers.
        d. ungar. ophth. Gesellsch. Budapest, 15. Mai 1910. Zeitschr. f. Augen-
        heilk. Bd. 24. S. 359.
    Exner, Aneurysma an der Schädelbasis mit Exophthalmus. K. k. Gesellsch.
        d. Ärzte. Münch. med. Wochenschr. S. 1421.
    Halstead, A. E., and A. J. Bender, Pulsat. Exoph. Ligat. of internal
        Carotid. Surgery, Gynecol. & Obstetrics. Chicago, Jan.

1910. Krauss, W., Über den pulsierenden Augapfel, speciell den congenit. puls. intermittierenden Exophthalmus. Arch. f. Augenh. LXVI, 309.

Derselbe, Beiträge zur Anatomie, Physiologie und Pathologie des orbitalen Venensystems; zugleich über orbitale Plethysmographie. Arch. f. Augenheilk. Bd. 66. 1910. Abschn. V. S. 309.

Schaefer, J. R., Ein Fall von pulsierendem Exophth. Deutsche med. Wochenschr. XXXVI. Nr. 3. S. 124.

Straeten, van der, Exophtalmie pulsatile. Bull. de la Soc. Belge de l'Opht. Nr. 29. Séance du Sept. 25ième.

Weinkauff, K., Doppelseitiger idiopathischer Exophth. puls ans mit spontan. Rückbildung. v. Graefes Arch. f. Ophth. Bd. 74. S. 352.

Wagenmann, Verletzungen des Auges. I. Graefe-Saemisch, Handb. d. gesamten Augenheilk. 2. Aufl. 9. Bd. 5. Abt. S. 804.

1911. Allmann, Wjestnik Ophthalmologui p. 1010.

Dodd, Diskuss. zu Vortrag **Schenk.**

Elschnig, A., Die Folgen der Carotisunterbindung f. d. Centralgefäßsystem d. Retina. Med. Klinik Nr. 39.

Fisher, C., Diskuss. zu Vortrag **Wilder.**

Friedenwald, Harry, A case of pulsating exophth. without bruit. Amer. Journ. of Ophth. Vol. XXVIII. 5. p. 131. May.

Gruening, E., Diskuss. zu Vortrag **Wilder.**

Kraupa, E., Zur Kenntnis der Erkrankung der Netzhautgefäße bei puls. Exophth. Klin. Monatsbl. f. Augenheilk. 49 II. S. 191.

Krecke, Exophth. puls. Tagung d. Vereinigung der Bayrischen Chirurg. 1. Juli 1911. Münch. med. Wochenschr. Heft 32. S. 1747.

Lane, Puls. Exophth. Chicago Ophth. Soc. Ophth. Record. p. 27.

Löb, Über Exophth. puls. Inaug.-Diss. München 1911.

Lystad, H., Traumat. Exophth. pulsans. Norsk magas. f. L. LXXII. Nr. 4. p. 417.

Mc Clellan, W. E., Puls. Exophth. due to aneurism of the internal carotid. The Journ. of the Amer. med. Assoc. LVI. Nr. 21. p. 1552.

Orlow, Traum. puls. Exophth. Wjestn. Ophth. p. 669. (Russisch.) Monatsbl. f. Augenheilk. S. 354, 1912.

Derselbe, Traitement de l'exophtalmie pulsatile traumatique. Ann. d'oculist. CXLVI. Juillet. 40. Klin. Monatsbl. L. I. S. 354.

Poulard, Anévrisme arterio-veineux de la carotide interne d'origine traum. Ann. d'oculist. CXLV. 294. et Ann. d'Opht. XXXI. 618.

Risley, Samuel D., Diskuss. zu Vortrag **Wilder.**

Schenk, C. P., A case of puls. Exophth. Chicago ophth. society, meeting of March 10. The Ophth. Record. XX. 5. p. 262.

Wilder, W., Two cases of puls. exophth. Cure by ligature of the common and internal carotide. Transact. of the Americ. Ophth. Soc. 57. annual meeting held in New London, Conn.

Zeller, O., Die chirurg. Behandlung des durch Aneurysma arterio-venosum d. Carotis int. im Sinus cavern. hervorgerufenen puls. Exophth. — Ein neues Verfahren. Deutsche Zeitschr. f. Chirurg. Bd. 111. S. 1.

1912. Bach, Exophth. puls. Ärzte-Verein Marburg. 2. März 1912. Münch. med. Wochenschr. S. 1250. (Gleicher Fall **Knapp** 1901.)

Ginzburg, J., Beitrag zur Behandlung d. puls. Exophth. Klin. Monatsbl. f. Augenheilk. Bd. 50. II. S. 698.

Hildebrand, Ein Fall von Exophth. puls. nach Verletzung. Ärztl. Sach-verständigen-Zeitung. S. 10.

Hippel, E. v., Ein Fall von Enophthalmus puls. u. compl. Abducenslähmung combiniert mit multiplen Hautfibromen. Klin. Monatsbl. f. Augenheilk. Bd. 50. I. S. 761.

1912. Ipsen, Et Tilfälde af Exophth. pulsans. Hospitalstidende. Nr. 37. p. 1009. (Dänisch.) Jahresber. über die Leistung u. Fortschr. d. Ophth. S. 601. Centralbl. f. Chirurg. S. 1678.

James, R., et Fedden, W. F., Two cases of puls. exophth. in which the carotid artery was ligatured. The Lancet II. p. 237.

Lystad, Harald, Zur Behandlung des puls. Exophth. (orbitale Operation nach Ligatur der·Carotis und Vena jugularis comm.). Klin. Monatsbl. f. Augenheilk. (N. F. Bd. 13) 1912. I. S. 88.

Pagenstecher, E., Puls. Angiom der Orbita. Verein d. Ärzte Wiesbadens. Berl. klin. Wochenschr. S. 2102.

1913. Axenfeld, Rétinite externe à la suite d'exophtalmie pulsatile. Soc. belge d'ophtalm. Gand. Août.

Balbuena, J. F., Tratamiento de la exophtalmia pulsatil por las inyecciones intravenosas de suero gelatinizado. Archivos de oftalmologia hispano-americanos. Vol. XIII. Febr. 1913. p. 72.

Buchtel, Frost, C., The treatment of pulsating exophthalmos with case report. The Ophth. Record XXII. 2. 75.

Dibernado, Amato Lucio, Aneurisma traumatico arterio-venoso della carotide primitiva e della giugulare interna sinistra: estirpatione, guarigione. Clin. chirurg. Ann. 21. Nr. 10. p. 2189/99. Ref. Zentralbl. f. d. ges. Chirurg. u. ihre Grenzgebiete. Bd. 3. 1913. S. 824—25.

Feruglio, Aldo, Esoftalmo pulsante; aneurisma arterio-venoso della carotide interna. Annali di ottalm. 1913. Vol. 42. p. 286—293. Ref. Klin. Monatsbl. f. Augenheilk. 1913. (N. F. Bd. 16.) Okt.—Nov. S. 620. Zentralbl. f. d. ges. Chirurg. u. ihre Grenzgebiete. Bd. 3. S. 103.

Fisher, Arterio-venous communication in the cavernous sinus successfully treated by ligature of the common carotid. Proceed. of the Royal Soc. of Med. Sect. of Ophth. Vol. VI. p. 99.

Ginsburg, Über die Therapie des Exophthalmus pulsans. Wjestnik Ophth. Bd. 30. S. 279—330. Nr. 4. Ref. Centralbl. f. d. ges. Chirurg. u. ihre Grenzgebiete. Bd. 3. S. 819.

Mathewson, G. H., A case of pulsating Exophthalmos. The Ophth. Record XXII. 9. p. 294 u. 549.

Rübel, Eugen, Ophthalmoskopischer Befund bei puls. Exophth. Klin. Monatsbl. f. Augenheilk. 1913. II. 51. Jahrg. n. F. Bd. 16. S. 62.

Wagenmann, Verletzungen des Auges. II. Graefe-Saemisch. Handb. der gesamten Augenheilk. 2. Aufl. 9. Bd. 5. Abt. S. 1826.

Weill, Ein Fall von puls. Exophth. zugleich Demonstration eines Apparates für die Carotiscompression. Berl. klin. Wochenschr. XXXVI. S. 1685. Deutsche med. Wochenschr. Nr. 35. S. 1710.

1914. Cunningham, A. T. R., Report of a case of gradual occlusion of the common carotid artery in the treatment of pulsating exophthalmos. Journ. of the Americ. med. assoc. Vol. LXII. Nr. 5. p. 373—374.

Maher, W. Odillo, Notes on two unusual cases of pulsating exophthalmos. Australas. med. gaz. Vol. XXXV. Nr. 3. p. 43. Ophthalmic. rev. Vol. XXXIII. Nr. 390. p. 97—99. Ophthalmology Vol. X. Nr. 3. p. 407—409.

Martens, Puls. Exophth. 9. Vers. d. Vereinigung niedersächs. Augenärzte. Klin. Monatsbl. f. Augenheilk. 1914. I. S. 523.

Weill, G., Traumatischer puls. Exophth. Sitzungsber. Vereinigung Südwestd. Augenärzte. Klin. Monatsbl. f. Augenheilk. Jahrg. 1914. I. Bd. 52. S. 119.

1915. Beck, Varix aneurysmaticus d. Vena ophth. sup. Kriegsmed. Abend d. naturhistor.-med. Vereins in Heidelberg. Deutsche med. Wochenschr. Nr. 12. S. 357.

Bedell, Traumatic pulsating exophthalmos with complet bibliography. Arch. of Ophth. Vol. XLIV. March. 15. p. 139 .

1915. Campbell Posey, William, Puls. Exophth. Ophthalmic Record XXIV. Nr. 3. p. 140.

Cantonnet, Blessures de guerre. Arch. d'opht. Vol. XXXIV. Nr. 9. Ref. Klin. Monatsbl. 1915. Juni. S. 712.

Elschnig, Demonstration eines Falls von puls. Exophth. nach Durchschuß durch den Schädel. Wissenschaftl. Gesellsch. der Deutschen Ärzte in Böhmen. Wiener klin. Wochenschr. 1915. S. 692. Ref. Klin. Monatsbl. 1915. II. S. 178.

Kraupa, Ernst, Die Anastomosen an Papillen- und Netzhautvenen. Arch. f. Augenheilk. Bd. 78. S. 200. Vgl. 1914.

Ruata, V., Di un caso di esoftalmo traumatico pulsante con reperto oftalmoscopico. Guarigione. Archivio di ottalmologia 1915. Vol. XXII. Ref. Klin. Monatsbl. f. Augenheilk. 1916. I. 608.

Silvan, Sopra un caso di esoftalmo pulsante guarito in seguito alla legatura della carotide commune. Policlinico Sez. Chirurg. Vol. XXII.

Syn, W. G., et Miles, A., Ophth. Review. p. 6.

1916. Augstein, Herbert, Doppelseitiger puls. Exophth. als Kriegsverletzung. Klin. Monatsbl. f. Augenheilk. 1916. I. S. 484—92.

Brazean, Puls. Exophth. treated by slow occlusion of the common carotid artery with the Neff clamp. Ophthalmology. April. Ref. Klin. Monatsbl. f. Augenheilk. 1917 I. S. 326.

Elschnig, A., Beiträge zur Glaukomlehre. 1. Puls. Exophth. und Glaukom. v. Graefe's Archiv f. Ophth. Bd. 92. H. 1. S. 101—114.

Francke, Puls. Exophth. Ärztl. Verein Hamburg, 31. Okt. 1916. Münch. med. Wochenschr. S. 1667.

Geis, Franz, Die Erkrankungen der Orbita. Puls. Exophth. Ergebnisse der Chirurgie und Orthopädie. Bd. 9. Berlin, Springer 1916. S. 256—261.

Heuer, Pulsating Exophthalmos. Americ. Journ. of Med. Sciences. March.

Meyer, Cent, Pulsating Exophthalmos. Journ. of Americ. Med. Assoc. 15. Juli 1916.

Morax et Ducamp, Anévrisme artériosoveineux non traumatique consécutif à la rupture d'une poche aneurysmale de la carotide interne dans le sinus caverneux. Annales d'oculist. Juin 1916. Ref. Klin. Monatsbl. f. Augenheilk. 1916. II. S. 443.

Riesmann, D., Bruit over the eyeball in exophthalmic goiter. Journ. of Americ. Med. Ass. Vol. 66. S. 18.

Sattler, C. H., Vorstellung eines Falls von puls. Exophth. Verein f. wissenschaftl. Heilkunde in Königsberg. Sitzung vom 22. Mai 1916. Deutsche med. Wochenschr. Nr. 42. S. 1306.

Zentmayer, William, Traumatic puls. Exophth. Sect. of Ophth. Americ. Med. Assoc. June 1916.

1917. Augstein, Herbert, Beitrag zur Kenntnis der diffusen uud abgekapselten Angiome der Orbita, des intermittierenden Exophthalmus, sowie der abgekapselten orbitalen Hämatome. Klin. Monatsbl. f. Augenheilk. 1917. Bd. 59. II. 593—610.

Caillaud, M., Un cas d'exophtalmie pulsatile double par blessure de guerre. Arch. d'opht. Déc. p. 680.

Fritsch, Hans, Zur Casuistik des Exophth. puls. Zeitschr. f. Augenheilk. Bd. 38. S. 186.

Golowin, S. S., Unterbindung der V. ophth. sup. bei puls. Exophth. Wjestnik Ophth. Nr. 2. 3. 4. 5. Ref. Klin. Monatsbl. f. Augenheilk. 1918. Bd. 60. I. S. 844. u. Brit. Journ. of Ophth. Vol. II. Nr. 3. 1918.

Peters, Richard, Über einen Fall von doppelseitiger Encephalocele der Orbita. Klin. Monatsbl. f. Augenheilk. Bd. 59. 1917. II. S. 553—572.

v. Szily, Aurel, Atlas der Kriegsaugenheilkunde. Verlag F. Enke. Stuttgart.

1918. Cords, R., Die pralle Durchblutung der Orbita. Klin. Monatsbl. f. Augenheilk. Bd. 60. S. 759.

Elschnig, A., Beiträge zur Glaukomlehre. 4. Zeitschr. f. Augenheilk. Bd. 39.
S. 189.

Fowelin und Idelson, Gehirnaneurysma nach Schußverletzung, geheilt
durch Ligatur der Art. carot. comm. Deutsche med. Wochenschr. S. 345.

Kümmell, R., Über pulsier. Angiome der Augenhöhle. Arch. f. Augenh.
Bd. 88. S. 261.

Neugebauer, Fr., Der Einstich ins Ganglion Gasseri nach Härtel eine
Gefahr fürs Auge. Centralbl. f. Chirurgie Nr. 33.

Penna, Anibal, Über Exophthal. pulsans. Diss. Berlin.

Salus, R., Doppelseitiger puls. Exophth. Klin. Monatsbl. f. Augenheilk.
Bd. 60. S. 253.

Zeemann, Exophth. puls. und intermittens. Niederländ. ophth. Gesellsch.
Sitzungsber. Klin. Monatsbl. f. Augenheilk. Bd. 60. S. 400.

Derselbe, Exophth. puls. door Myelomen. Nederlandsch Tijdschr. voor
Geneeskunde 1918. I. S. 778. Zeitschr. f. Augenh. Bd. 39. S. 355.

1919. Coenen, H., Puls. Exophth. nach Schädelbasisfraktur mit Sektionsbefund.
Diss. Leipzig 1919.

1920. Sattler, C. H., Beitrag zur Kenntnis des pulsierenden Exophthalmus. Fest-
schrift für Kuhnt. Zeitschrift für Augenheilkunde. Verlag S. Karger,
Berlin.

Druck von Breitkopf & Härtel in Leipzig.

Fortsetzung auf der vierten Seite des Umschlags

In 3. Auflage sind erschienen:

Druck von Breitkopf & Härtel in Leipzig.